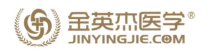

临床执业（含助理）医师资格考试
超级大脑之思维导图

张 伟 ◎ 主编

金英杰医学教育研究院 ◎ 组织

全国百佳图书出版单位

化学工业出版社

·北京·

图书在版编目（CIP）数据

临床执业（含助理）医师资格考试超级大脑之思维导图/张伟主编；金英杰医学教育研究院组织. —北京：化学工业出版社，2020.8（2025.1重印）

ISBN 978-7-122-36994-9

Ⅰ.①临… Ⅱ.①张… ②金… Ⅲ.①临床医学-资格考试-自学参考资料 Ⅳ.①R4-44

中国版本图书馆CIP数据核字（2020）第081944号

责任编辑：邱飞婵　杨燕玲　满孝涵　　　　　　　　装帧设计：关　飞
责任校对：赵懿桐

出版发行：化学工业出版社（北京市东城区青年湖南街13号　邮政编码100011）
印　　装：河北京平诚乾印刷有限公司
880mm×1230mm　1/16　印张25½　字数962千字　2025年1月北京第1版第7次印刷

购书咨询：010-64518888　　　　　　　　　　　　　售后服务：010-64518899
网　　址：http://www.cip.com.cn
凡购买本书，如有缺损质量问题，本社销售中心负责调换。

定　价：128.00元　　　　　　　　　　　　　　　　　　　　　　版权所有　违者必究

编写人员名单

主 编 张 伟

编 者 张 伟　　时 岩　　刘亚敏　　张 艳　　孙 慧
　　　　 路丽娜　　宏 胜　　冯桂灵　　刘芝江　　任一一
　　　　 吴启明　　马素好　　王文秀　　孟 一　　刘宽浩
　　　　 陈阳杰　　刘一燃

组 织 金英杰医学教育研究院

编写说明

从2017年开始，国家执业（含助理）医师资格考试合格分数线固定不变，而出题难度逐年增加。与此同时，报考人数呈现逐年上升趋势。且今年来，考生学历和专业水平越发提升，考生之间的竞争也越发激烈。所以考生开始纷纷寻求高效的备考方法和配套学习资料。但是面对厚厚的官方教材，很多考生不知从何入手，不知方向、不知考点。对此，金英杰医学教育研究院根据《国家医师资格考试大纲》的要求和特点，研发了"医考四重奏"系列教辅图书，致力于打造助力医考通关、减负图书。

思维导图又叫心智图，是表达发散型思维的有效图形思维工具。思维导图是通过使用一个中央关键词引起形象化的构造和分类来展现主要知识框架和相关联知识内容的图解方式。它运用图文并重的技巧，把各级主题的关系用相互隶属与相关的层级图表现出来，利用记忆、阅读、思维的规律，协助人们在科学与艺术、逻辑与想象之间平衡发展，从而开启人类大脑的无限潜能。思维导图概念的提出，标志着人类对大脑潜能的开发进入了一个全新的阶段。

通过金英杰医学教育研究院各教研室经过众多市场调研，使得在医学教辅资料的空白区域"思维导图"得以填充，它所带来的价值，正是考生们的刚需，因为医考知识体系的庞大而渊博，想要记忆真是难上加难，要么是记不住，要么是记忆混淆。针对于此，金英杰医学教育研究院强力推出了本书。

本书将系统性、实用性融于一体，以思维导图的形式构建临床执业（含助理）医师资格考试知识框架，展现各章节的重点知识与知识内容之间的逻辑关系，用简明易懂的图示和色彩鲜明的标记，挖掘学员的思维潜能、记忆潜能，使学习更加轻松、更富成效。

目录 contents

第一章	解剖学（助理不考）	001
第二章	生物化学	017
第三章	生理学	025
第四章	医学微生物学（助理不考）	031
第五章	医学免疫学（助理不考）	039
第六章	病理学	045
第七章	病理生理学（助理不考）	059
第八章	药理学	077
第九章	预防医学	085
第十章	医学心理学	093
第十一章	医学伦理学	101
第十二章	卫生法规	113
第十三章	心血管系统	149
第十四章	呼吸系统	167
第十五章	消化系统	191
第十六章	泌尿系统	217
第十七章	女性生殖系统	235
第十八章	血液系统	275

第十九章　代谢、内分泌系统 ... 285

第二十章　精神、神经系统 ... 297

第二十一章　运动系统 ... 323

第二十二章　风湿免疫性疾病 ... 339

第二十三章　儿科学 ... 345

第二十四章　传染病、性传播疾病 ... 377

第二十五章　其他 ... 387

第一章 解剖学（助理不考）

- 第一节 运动系统
- 第二节 消化系统
- 第三节 呼吸系统
- 第四节 泌尿系统
- 第五节 生殖系统
- 第六节 腹膜
- 第七节 脉管系统
- 第八节 感觉器
- 第九节 神经系统
- 第十节 内分泌系统

运动系统

骨学与关节学

骨的分类
- 按部位：颅骨、躯干骨、四肢骨
- 按形态：长骨、短骨、扁骨、不规则骨

骨的构造
骨质、骨膜、骨髓

关节的基本结构和辅助结构
- 基本构造：关节面、关节囊、关节腔
- 辅助结构：韧带、关节盘和关节唇、滑膜囊和滑膜皱襞

颅骨
- 翼点（H点）：额骨、顶骨、颞骨、蝶骨汇合处
- 鼻旁窦：
  - 减轻颅骨重量，对发音起共鸣作用
  - 中鼻道开口多：额窦、筛窦、上颌窦；筛窦后群开口于上鼻道，蝶筛隐窝通蝶窦

椎骨的形态及其连结、脊柱
- 椎骨：成人26块；幼儿33块
- 椎骨组成：椎体+椎弓
- 椎骨特点：
  - 颈椎：C_7长而无分叉，作为体表定位椎骨序数的标志
  - 胸椎：棘突较长，呈叠瓦状
  - 腰椎：呈板状，水平向后伸
- 椎骨的连接：包括椎间盘和韧带
- 脊柱：有4个生理弯曲：颈前胸后，腰前骶后

胸廓的组成和胸骨角
- 胸骨（1块）、肋骨（12对）、胸椎（12块）
- 胸骨角：平第2肋软骨，是计数肋骨的重要标志

骨盆
- 由骶骨、尾骨和两侧髋骨及其连结构成
- 关节和韧带：骶髂关节、耻骨联合、骶结节韧带

上肢骨及其连结
锁骨、肩胛骨、肱骨、桡骨、尺骨、手骨，共计64块

下肢骨及其连接
髋骨、股骨、髌骨、胫骨、腓骨、足骨，共计62块

肌学

- **咀嚼肌**：咬肌、颞肌、翼内肌、翼外肌

- **胸锁乳突肌和斜角肌间隙**
  - 胸锁乳突肌
    - 单侧收缩：使头向同侧倾斜
    - 两侧收缩：可使头后仰
  - 斜角肌间隙：内有臂丛神经、锁骨下动脉通过

- **斜方肌和背阔肌**
  - 斜方肌
  - 背阔肌：使肩关节内收、旋内和后伸

- **膈肌**
  - 主动脉裂孔：平对 T_{12}，有降主动脉和胸导管通过
  - 食管裂孔：平对 T_{10}，有食管和迷走神经通过
  - 腔静脉裂孔：平对 T_8，有下腔静脉通过
  - 作用：膈为主要的呼吸肌

- **腹股沟韧带、腹股沟管、腹股沟三角**
  - 腹股沟韧带：腹外斜肌腱膜下缘增厚卷曲形成
  - 腹股沟管
    - 两口：内口（腹股沟管深环）；外口（腹股沟管浅环）
    - 四壁：
      - 前壁：腹外斜肌腱膜
      - 后壁：腹横筋膜和腹股沟镰
      - 上壁：腹内斜肌和腹横肌的弓状下缘
      - 下壁：腹股沟韧带。腹内结构由此突出形成斜疝
  - 腹股沟三角（海氏三角）：由腹直肌外侧缘、腹股沟韧带和腹壁下动脉围成的三角区

- **上肢肌**
  - 上肢带肌：此肌瘫痪→方肩
  - 前臂前群肌：作用为屈肘、屈腕、屈指及前臂旋前
  - 前臂后群肌：作用为伸腕、伸指及前臂旋后

- **下肢肌**
  - 大腿前群肌：主要作用是屈髋伸膝
  - 大腿后群肌：主要作用是伸髋屈膝
  - 股三角：三角内有股神经、股动脉和股静脉等

解剖学 - 运动系统

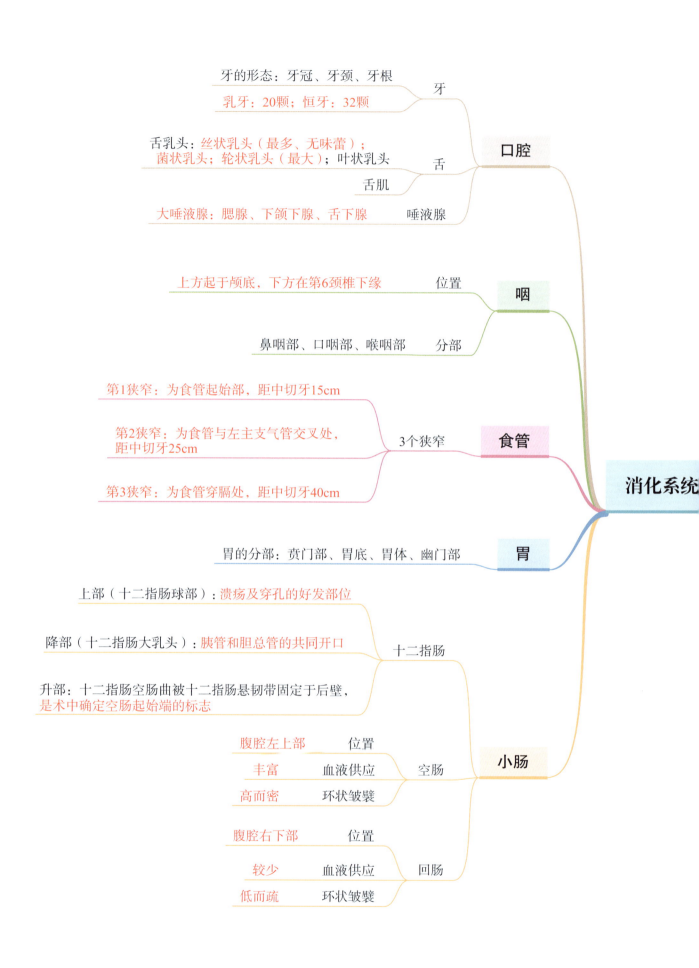

大肠

- **结肠**
  - 分为升结肠、横结肠、降结肠、乙状结肠
  - 结构特征：结肠袋、结肠带、肠脂垂
- **阑尾**
  - 体表投影：脐与右髂前上棘连线的中、外1/3交点（McBurney点）
- **肛管**
  - 齿状线以上　单层柱状上皮
  - 齿状线以下　复层扁平上皮

肝

- **位置**
  - 肝上界——平对右侧第5肋间隙
  - 肝下界——与右侧肋弓一致
  - 剑突下3cm（成人）
- **肝门**　有肝固有动脉，肝门静脉，肝左、右管

胆囊

- 胆囊可分为：底、体、颈、管4部
- **胆囊三角（Calot三角）**
  - 由胆囊管、肝总管和肝的脏面围成
  - 手术中寻找胆囊动脉的标志
- 体表投影　右锁骨中线与肋弓的交点稍下方

胰腺

- 位置　相当于第1~2腰椎水平
- 分部　胰头、胰颈、胰体、胰尾

解剖学 - 呼吸系统

呼吸系统

鼻
- 外鼻
- 鼻腔：固有鼻腔：易出血区（Little区）
- 鼻旁窦
  - 额窦、筛窦前组和中组、上颌窦——开口于中鼻道
  - 筛窦后组——开口于上鼻道
  - 蝶窦——开口于蝶筛隐窝

喉
- 构造
  - 成对软骨：甲状软骨、环状软骨、会厌软骨
  - 不成对软骨：杓状软骨
- 喉腔内有两襞、两裂，分三部分

气管与主支气管
- 胸部：于胸骨角平面分左、右支气管
- 左、右主支气管的形态
  - 左主支气管：细、长、倾斜
  - 右主支气管：粗、短、陡直

肺
- 形态
  - 肺呈圆锥形，有一尖、一底、两面、三缘
  - 肺尖：达锁骨内侧1/3上方2~3cm
- 肺根内结构的排列：从前向后：肺静脉、肺动脉、支气管
- 分叶
  - 左肺被斜裂分为上、下两叶
  - 右肺被斜裂和水平裂分为上、中、下三叶
- 肺的界限
  - 肺上界：锁骨内侧1/3上方2~3cm
  - 肺下界：锁骨中线第6肋间，腋中线第8肋间，肩胛线第10肋间

胸膜
- 胸膜腔：内呈负压，有少量浆液
- 肋膈隐窝：临床穿刺抽液的首选部位

纵隔
- 以胸骨角平面分上纵隔和下纵隔
- 下纵隔又以心包为界，分为前纵隔、中纵隔和后纵隔

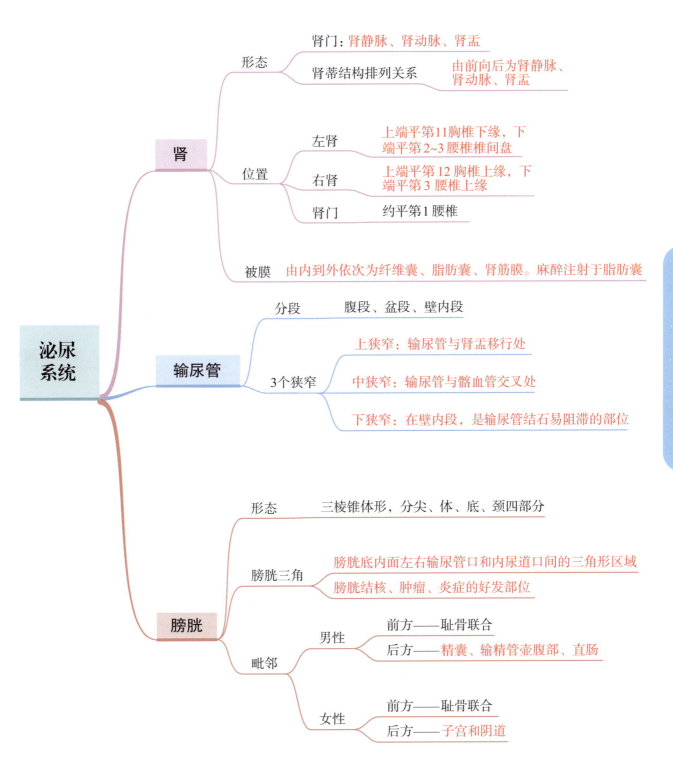

女性生殖器

女性内生殖器

卵巢
- 上端借卵巢悬韧带悬附于骨盆上口 **手术中寻找卵巢血管的标志**
- 下端借**卵巢固有韧带**连于子宫底的两侧

输卵管
- **漏斗部——手术识别输卵管的标志**
- **壶腹部——受精的部位**
- **峡部——结扎的部位**
- **子宫部——通子宫腔**

子宫
- 长7~8cm，宽4~5cm，厚2~3cm
- **子宫下段：长约7~11cm，是剖宫产的位置**
- 子宫的位置：前倾前屈位
- 限制子宫向两侧移动　　**子宫阔韧带**
- **维持子宫前倾位　　子宫圆韧带**
- 固定子宫颈，防止子宫脱垂　　**子宫主韧带**
- 维持子宫前屈位　　**子宫骶韧带**

阴道
- 前方——膀胱和尿道
- 后方——直肠和肛管
- **阴道后穹最深，是进行穿刺和引流的部位**

女性外生殖器
- 阴阜、大阴唇、小阴唇、阴蒂、前庭球、阴道前庭

生殖系统

男性生殖器

男性内生殖器
- 睾丸
  - 精曲小管：产生精子的场所
  - 间质细胞分泌雄激素
- 附睾：结核的好发部位
- 输精管：分为4部：睾丸部、精索部、腹股沟管部、盆部

男性外生殖器
- 阴囊
- 阴茎：由2条阴茎海绵体和1条尿道海绵体组成

男性尿道
- 尿道前列腺部：最宽、最易扩张的部分
- 尿道膜部：穿过尿生殖膈的部分
- 尿道球部：尿道球腺开口于此
- 3个狭窄：
  - 尿道内口、尿道膜部、尿道外口
  - 结石易嵌顿的部位
- 3个膨大：尿道前列腺部、尿道球部、尿道舟状窝
- 2个弯曲：
  - 耻骨下弯：耻骨联合下方2cm
  - 耻骨前弯：耻骨联合前下方

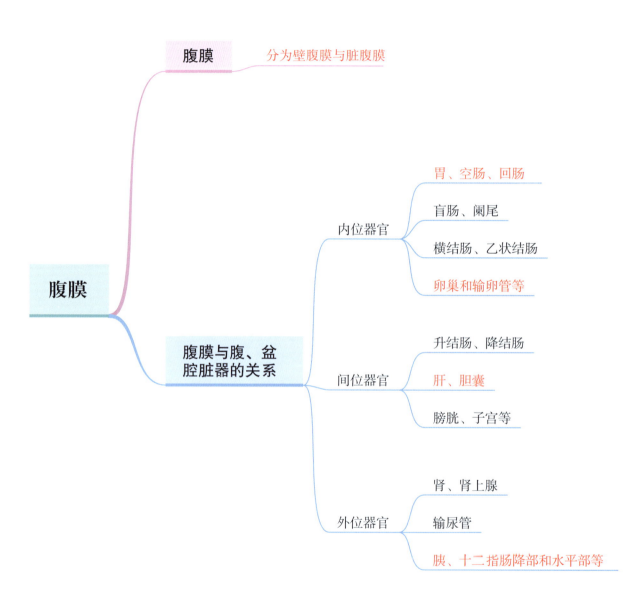

脉管系统（一）

心血管系统

体循环和肺循环
- 体循环（大循环）
- 肺循环（小循环）

心壁的构造
- 心壁：从内向外由心内膜、心肌层、心外膜构成
- 房间隔卵圆窝处最薄弱，易发生房间隔缺损
- 室间隔膜部较薄，为室间隔缺损好发部位

心脏的传导系统
窦房结、房室结、房室束及左右束支、浦肯野纤维等

心的血管
- 左冠状动脉分支供血区：左心房、左心室、右室前壁一部分、室间隔前2/3
- 右冠状动脉分支供血区：窦房结、房室结、右心室、右心房、室间隔后下1/3和左室后壁一部分

肺循环的血管
肺静脉：上、下两条肺静脉分别注入左心房

体循环的血管

主动脉弓三大分支：由右向左为头臂干、左颈总动脉、左锁骨下动脉

头颈部动脉
- 颈总动脉
  - 颈内动脉起始处为颈动脉窦，其内有压力感受器
  - 颈总动脉分叉处后方为颈动脉小球化学感受器
- 锁骨下动脉

上肢动脉：腋动脉、肱动脉、桡动脉、尺动脉、掌深弓、掌浅弓

腹主动脉
- 壁支：腰动脉（4对）和膈下动脉
- 单一的脏支：腹腔干，肠系膜上、下动脉

体循环静脉
- 特点：腔大、壁薄、属支多、总容量大，有静脉瓣
- 上腔静脉：由左、右头臂静脉汇合而成
- 下腔静脉：最大的静脉，由左、右髂总静脉在第5腰椎平面汇合

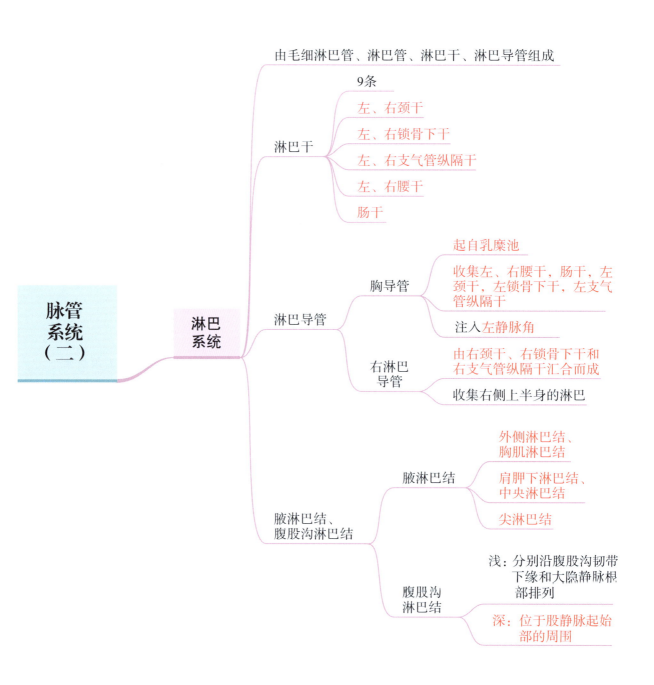

```
                                              ┌─ 外膜：角膜（前1/6）和巩膜（后5/6）
                                   ┌─ 眼球壁 ─┼─ 中膜：从前向后为虹膜、睫状体、脉络膜
                                   │          └─ 内膜：虹膜部、睫状体部、脉络膜部
                                   │
                                   │                  ┌─ 房水、晶状体、玻璃体和角膜
                                   │                  │   共同构成折光系统
                           ┌─ 视器 ┼─ 眼球内容物 ─────┼─ 房水循环 ── 循环受阻导致青光眼
                           │       │                  ├─ 晶状体 ──── 浑浊导致白内障
                           │       │                  └─ 玻璃体
                           │       │
                           │       │          ┌─ 运动眼睑的肌肉 ── 上睑提肌
                           │       └─ 眼球外肌─┤
                           │                  │                    "四直两斜"
                           │                  └─ 运动眼球的肌肉 ──（上直肌、下直肌、
                           │                                        内直肌、外直肌、
                感觉器 ────┤                                        上斜肌、下斜肌）
                           │
                           │             ┌─ 由外耳、中耳、内耳组成
                           │             ├─ 鼓室 ──── 鼓室内有三块听小骨：锤骨、砧骨和镫骨
                           │             ├─ 骨迷路 ── 包括前庭、骨半规管和耳蜗
                           │             │
                           │             │          ┌─ 分为膜半规管、椭圆囊和球囊、蜗管
                           │             │          ├─ 膜半规管感受旋转运动的刺激
                           └─ 前庭蜗器 ──┼─ 膜迷路 ─┼─ 椭圆囊和球囊感受直线运动的刺激
                                         │          └─ 蜗管感受声波的刺激
                                         │
                                         │                    气传导途径：声波→耳郭→
                                         │                    外耳道→鼓膜→听骨链→前庭窗→
                                         │                    前庭阶、鼓阶外淋巴→蜗管
                                         └─ 声波的传导途径 ──┤内淋巴→螺旋器→听神经
                                                              └─ 骨传导途径：声波→颅骨→外淋巴→
                                                                  内淋巴→螺旋器→听神经
```

解剖学-神经系统

脑

脑干

外形
- 分为端脑、间脑、脑干、小脑；脑干包括 延髓、脑桥、中脑
- 延髓：舌咽、迷走、副、舌下神经根出入
- 脑桥：展、面、前庭蜗、三叉神经根出入
- 中脑：动眼、滑车神经根（唯一从背侧面穿出的神经根）
- 第四脑室：延髓、脑桥和小脑间的四棱锥型腔室

内部结构
- 灰质：又称神经核
- 白质：
  - 上行纤维素：内侧丘系、脊髓丘系、三叉丘系、外侧丘系
  - 下行纤维素：锥体系

功能
- 传导功能
- 反射功能：中脑——瞳孔对光反射；脑桥——角膜反射；延髓——吞咽反射、心血管和呼吸中枢
- 网状结构：维持大脑皮质觉醒

小脑

分叶：绒球小结叶（古小叶）、前叶（旧小脑）、后叶（新小脑）

功能
- 维持身体平衡：为古小叶的功能
- 调节肌紧张：为旧小脑的功能
- 协调骨骼肌运动：为新小脑的功能

间脑

- 背侧丘脑：损伤后出现感觉丧失、痛觉过敏
- 后丘脑：
  - 内侧膝状体——听觉纤维——中继后→颞叶听觉中枢
  - 外侧膝状体——视束纤维——中继后→枕叶视觉中枢
- 下丘脑：
  - 室上核和室旁核分泌催产素、血管加压素
  - 功能：体液、情绪行为、体温、水盐代谢调节等

端脑

- 3沟（中央沟、顶枕沟、外侧沟）；5叶（额叶、顶叶、枕叶、颞叶、岛叶）

主要功能区
- 躯体运动区：倒置投影，但头为正；左、右交叉支配
- 躯体感觉区：倒置投影，但头为正；左、右交叉支配
- 视觉区、听觉区
- 语言中枢：
  - 运动性语言区：额下回后部
  - 书写区：额中回后部
  - 听觉性语言区：颞上回后部
  - 视觉性语言区：位于角回

内部结构：内囊损伤→三偏征

神经系统

脊髓

- **位置**
  - 下端：成人平第1腰椎下缘，新生儿平第3腰椎下缘
  - 腰椎穿刺常在第3、4或第4、5腰椎棘突间
- **脊髓节段**：31个节段：颈（C）8、胸（T）12、腰（L）5、骶（S）5、尾（Co）1
- **灰质**
  - 前角　躯体运动神经元
  - 后角　与感觉传入有关
  - 侧角　内含交感神经元
- **白质**
  - 分为前索、后索、外侧索
  - 上行纤维束
    - 薄束和楔束：传导躯干、四肢的意识性本体感觉和精细触觉
    - 脊髓丘脑束：传导来自躯干和四肢的痛温觉、粗触觉和压觉
  - 下行纤维束　皮质脊髓束、红核脊髓束、前庭脊髓束
- **功能**
  - 传导功能
  - 反射功能　如膝反射、屈肌反射、排尿排便反射

周围神经系统

- 包括：脊神经、脑神经和内脏神经
- **脊神经**
  - 前根管运动、后根管感觉
  - 颈丛：浅支是颈部浸润麻醉的阻滞点
  - 臂丛损伤：腋神经："方肩"；正中神经："猿手"；尺神经："爪形手"；桡神经："垂腕症"
  - 腰丛损伤：股神经："突髌症"畸形；闭孔神经：大腿内收困难，架不起二郎腿
  - 骶丛损伤：胫神经："钩状足"；腓总神经："马蹄内翻足"
- **脑神经**
  - 12对脑神经：一嗅二视三动眼，四滑五叉六外展，七面八听九舌咽，迷副舌下神经全
  - 分类
    - 感觉性脑神经
    - 运动性脑神经
    - 混合性脑神经　三叉神经、迷走神经
- **内脏神经**　内脏感觉神经的特点：定位不准确
- **感觉传导通路**
  - 一侧视神经损伤可致该侧视野全盲；
  - 视交叉损伤可致双眼颞侧半视野偏盲；
  - 一侧视束受损，可致双眼视野对侧同向性偏盲

解剖学-神经系统

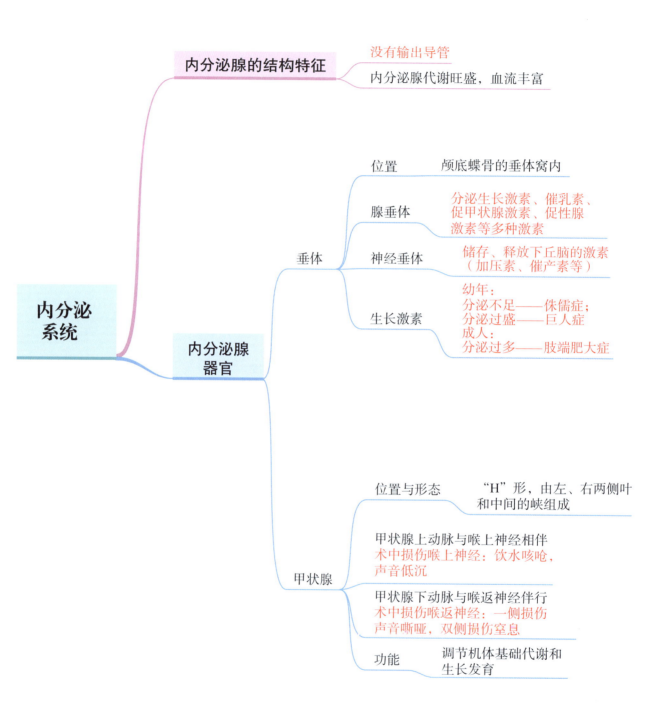

第二章 生物化学

- 第一节 蛋白质的结构与功能
- 第二节 核酸的结构和功能
- 第三节 酶
- 第四节 糖代谢
- 第五节 生物氧化
- 第六节 脂类代谢
- 第七节 氨基酸代谢
- 第八节 核苷酸代谢
- 第九节 遗传信息的传递（助理不考）
- 第十节 蛋白质生物合成（助理不考）
- 第十一节 基因表达调控（助理不考）
- 第十二节 细胞信号转导（助理不考）
- 第十三节 重组DNA技术（助理不考）
- 第十四节 癌基因与抑癌基因（助理不考）
- 第十五节 血液生化（助理不考）
- 第十六节 肝生化
- 第十七节 维生素

生物化学（一）

蛋白质的结构与功能

氨基酸的分类
- ★ 氨基酸 蛋白质的基本结构单位
- 非极性脂肪族氨基酸：甘氨酸、丙氨酸、缬氨酸、亮氨酸、异亮氨酸及脯氨酸
- ★ 极性中性氨基酸：丝氨酸、苏氨酸、半胱氨酸、蛋氨酸、天冬酰胺及谷氨酰胺
- 含芳香环氨基酸：苯丙氨酸、酪氨酸及色氨酸
- ★ 酸性氨基酸：天冬氨酸、谷氨酸
- ★ 碱性氨基酸：精氨酸、赖氨酸及组氨酸

蛋白质的结构
- ★ 一级结构：化学键是肽键
- ★ 二、三、四级结构：化学键——氢键

蛋白质的理化性质
- 蛋白质的变性：空间构象被破坏
- 蛋白质变性特点：生物活性丧失、溶解度降低、黏度增加等

蛋白质的生理功能及营养作用
- 营养必需氨基酸：赖氨酸、色氨酸、苯丙氨酸、甲硫氨酸、苏氨酸、亮氨酸、异亮氨酸、缬氨酸、组氨酸

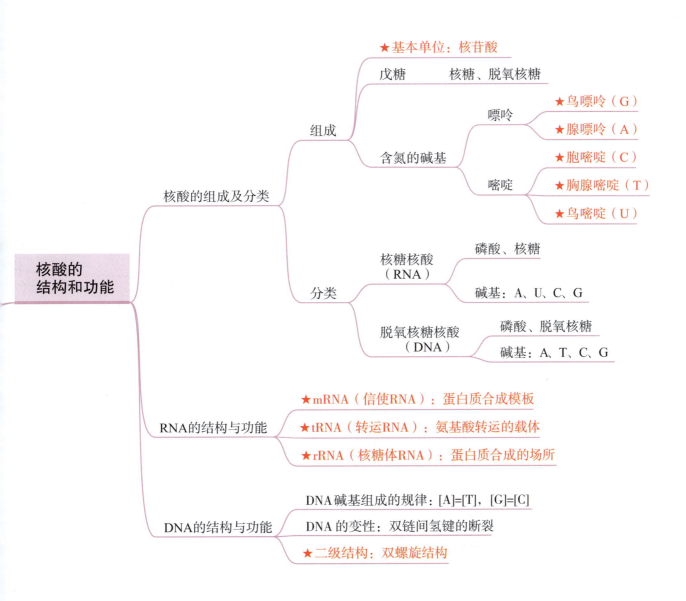

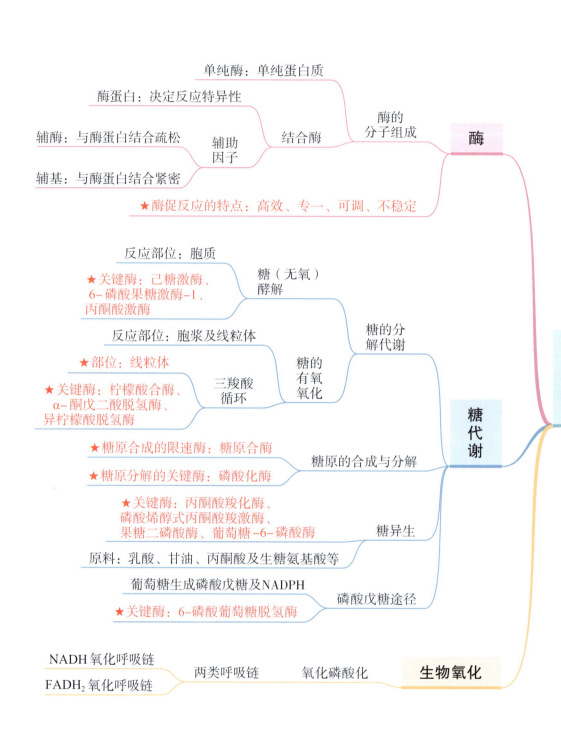

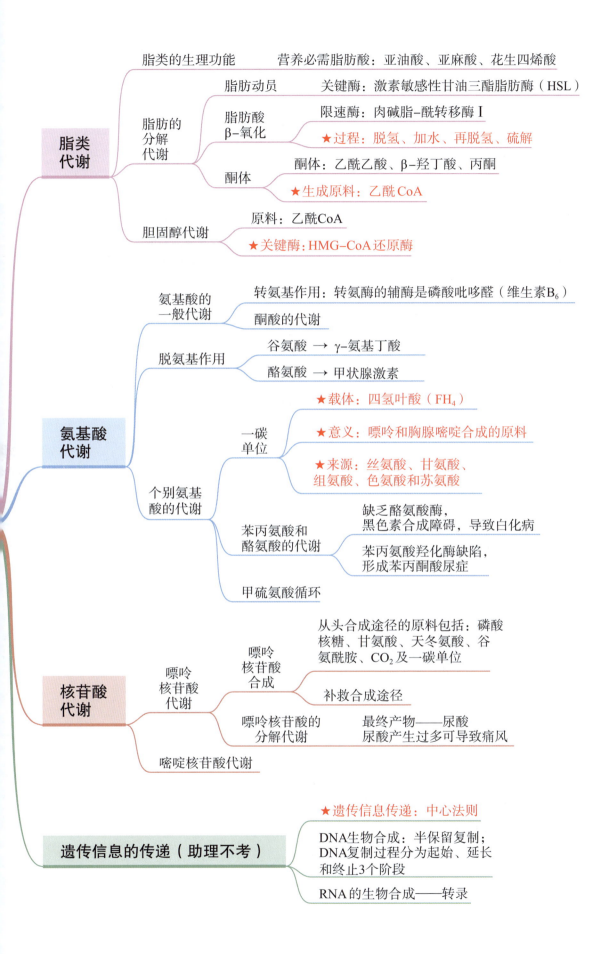

生物化学（三）

蛋白质生物合成（助理不考）

概述
- 蛋白质生物合成体系
  - 原料：20种氨基酸
  - 模板：mRNA
  - 场所：核糖体
  - "搬运工具"：tRNA

★遗传密码
- 起始密码子：AUG
- 终止密码子：UAA、UAG、UGA
- ★遗传密码的特点：方向性、连续性、简并性、通用性、摆动性

基本过程
氨基酸的活化、肽链合成的起始、肽链的延长、肽链合成的终止

基因表达调控（助理不考）

- 基因表达的时空性：时间特异性+空间特异性
- 基因的组成性表达、诱导与阻遏
  - ★管家基因（持续表达的基因）
- ★基因表达的多级调控：遗传信息水平、转录水平（起始阶段是调控点）、翻译水平
- 基因表达调控的基本原理
  - 原核基因表达调控（乳糖操纵子）
  - 真核基因表达调控（顺式作用元件与反式作用因子）

细胞信号转导（助理不考）

受体和信号转导分子
- 信号分子
- 受体的分类和作用特点
  - 受体的分类：膜受体、胞内受体
  - ★作用特点：高度专一性、高度亲和力、可饱和性、可逆性、特定的作用模式
- 蛋白激酶和蛋白磷酸酶
- G蛋白

膜受体介导的信号转导机制
- 蛋白激酶A通路
- 蛋白激酶C通路
- 酪氨酸蛋白激酶通路

重组DNA技术（助理不考）

- **概念**：重组DNA技术又称分子克隆；自然界基因转移和重组是指细菌的基因转移
- **基本原理**：目的DNA分离获取→载体选择与构建→目的DNA与载体链接→重组DNA转入受体细胞→重组体筛选与鉴定→克隆基因表达

癌基因与抑癌基因（助理不考）

- **抑癌基因种类**：p53、RB、p16、APC、DCC
- ★**基因特点**：
  - RB基因是最早发现的抑癌基因；
  - p53基因是目前与人类肿瘤相关性最高的基因

血液生化（助理不考）

- **血液的化学成分**：水和无机盐、血浆蛋白质、非蛋白质含氮物质、不含氮的有机化合物
- **血浆蛋白质**：清蛋白（白蛋白）、α_1-球蛋白、α_2-球蛋白、β-球蛋白、γ-球蛋白
- **红细胞的代谢**：红细胞代谢的主要成分是血红蛋白；血红蛋白是由球蛋白和血红素构成的

肝生化

- **生物转化类型**：
  - ★第一相反应：氧化、还原和水解
  - ★第二相反应：结合反应（葡萄糖醛酸结合反应、硫酸结合反应）
- **胆汁酸代谢**：促进脂质消化与吸收；维持胆固醇的溶解以抑制析出；参与生化调节
- **胆色素代谢**：胆红素在肠道内转化为胆红素和胆素；肝肠循环小部分生成尿胆素原

维生素

- ★**脂溶性维生素**：维生素A、维生素D、维生素E、维生素K（凝血因子Ⅱ、Ⅶ、Ⅸ、Ⅹ）
- ★**水溶性维生素** B_1、维生素B_2、维生素B_6、维生素B_{12}、叶酸、维生素PP、维生素C等

生物化学（三）

第三章 生理学

- 第一节 绪论
- 第二节 细胞的基本功能
- 第三节 血液
- 第四节 呼吸
- 第五节 血液循环
- 第六节 消化和吸收
- 第七节 能量代谢和体温
- 第八节 尿的生成和排出
- 第九节 神经系统的功能
- 第十节 内分泌
- 第十一节 生殖

生理学（一）

绪论

生理功能的调节
- ★神经调节：感受器→传入神经→反射中枢→传出神经→效应器
- 体液调节：通过内分泌活动进行
- 反馈
  - 负反馈：减压反射、肺牵张反射
  - 正反馈：排尿反射、分娩过程

机体内环境
- 体液占体重的60%
  - 细胞内液占体重的40%
  - 细胞外液占体重的20%

细胞的基本功能

细胞膜的物质转运功能
- ★主动转运：离子、葡萄糖、氨基酸，★低浓度→高浓度
- 单纯扩散：氧、二氧化碳、水，高浓度→低浓度（不耗能）
- 易化扩散：非脂溶性物质；钾、钠、氯、钙，★高浓度→低浓度
- 膜泡运输
  - 出胞：排出细胞的过程
  - 入胞：进入细胞的过程

细胞的生物电运动
- ★静息电位和动作电位
  - 静息电位：钾外流
  - ★动作电位：钾外流、钠通道失活；钾通道开放

肌细胞的收缩
- 神经-肌肉接头特点
  - 单向传递、时间延搁
  - 阈刺激或阈上刺激
  - 易受环境因素和药物的影响

血液

- ★血浆蛋白：球蛋白、纤维蛋白原
- ★血液凝固的基本步骤
  - 凝血酶原酶复合物的生成
  - 凝血酶原的激活
  - 纤维蛋白的生成
- 红细胞生理
  - ★特性：可塑变性、渗透脆性、悬浮稳定性
  - 功能：运输氧和二氧化碳
  - 原料：蛋白质和铁

呼吸

胸膜腔内负压的意义
- 作用于腔静脉和胸导管
- 有利于静脉血和淋巴回流
- 牵引肺扩张

肺通气阻力
- 弹性阻力（占总阻力的70%）：肺组织、表面张力、胸廓
- 非弹性阻力（占总阻力的30%）：气道阻力、惯性阻力、黏滞阻力

★肺泡表面活性物质
- 二棕榈酰卵磷脂（DPPC）
- 表面活性物质结合蛋白（SP）

★呼吸运动的调节
- 二氧化碳分压刺激——中枢+外周感受器
- 氧分压刺激——外周感受器

肺泡通气量 =（潮气量−无效腔气量）×呼吸频率

生理学（一）

血液循环

- **心脏射血过程**
  - 左室、主动脉最高→快速射血期末
  - 主动脉血流量最大→快速射血期
- **后负荷**：心肌在收缩后所承受的负荷（大动脉血压）
- **★前负荷**：心肌在收缩前期所承受的负荷（容积或压力）
- **★心肌细胞的分类**
  - 组织学和电生理学特点
    - 工作细胞：心房肌、心室肌
    - 自律细胞：窦房结、浦肯野细胞
  - ★心肌细胞动作电位
    - 快细胞：心房肌细胞、心室肌细胞
    - ★慢细胞：窦房结和房室结细胞
- **心肌生理特性**：★自律性、兴奋性、传导性、收缩性
- **★影响组织液生成的因素**
  - 毛细血管血压、毛细血管通透性
  - 血浆胶体渗透压淋巴液回流

消化和吸收

- **大肠的运动**：袋状往返、多节推进、多袋推进运动
- **小肠的运动**
  - ★分节运动、蠕动（包括蠕动冲）
  - ★紧张性收缩、移行性复合运动
- **胆汁的成分和作用**
  - 成分：水分、无机成分、有机成分
  - 作用：
    - 促进脂肪的消化
    - 促进脂肪和脂溶性维生素的吸收
    - 中和胃酸及促进胆汁自身分泌
- **胰液的成分和作用**
  - 成分：水、无机物（钠、钾、氯）、有机物（腺泡细胞分泌的胰酶）
  - 作用：是最重要的消化液
- **胃的运动**
  - 容受性舒张、紧张性收缩、蠕动、移行性复合运动
  - 排空速度由高而低为：糖＞蛋白质＞脂肪
- **★胃液的成分及分泌细胞**
  - 盐酸、内因子——壁细胞
  - 胃蛋白酶原——主细胞
  - 黏液——上皮细胞黏液颈细胞
- **胃肠激素及其作用**
  - 胃泌素：促胃酸、胃蛋白酶原分泌
  - 抑胃肽：抑制胃酸和胃蛋白酶原分泌
  - 胰泌素：促进胰液和胆汁分泌

生理学（二）

能量代谢和体温

- 体温调节
  - 温度感受器：中枢、外周温度感受器
  - ★调节中枢：下丘脑视前区-下丘脑前部
  - 散热方式：辐射散热、传导散热、对流散热、蒸发散热
- 体温
  - 直肠温度：36.9~37.9℃
  - ★口腔温度：36.7~37.7℃
  - 腋窝温度：36.0~37.4℃

尿的生成和排出

- ★肾小球滤过膜的构成：毛细血管内皮细胞、内皮下基膜、肾小囊脏层足细胞的足突
- 球-管平衡的意义：保持尿量和尿钠的相对稳定
- 尿生成的体液调节
  - 抗利尿激素
    - 下丘脑视上核、室旁核合成
    - ★作用部位：远曲小管和集合管
  - 醛固酮
    - 肾上腺皮质的球状带合成及释放
    - ★作用部位：远曲小管和集合管
- 排尿异常
  - 尿潴留：骶髓初级排尿中枢受损
  - 尿失禁、溢流性尿失禁：高位截瘫

神经系统的功能

- 突触传递
  - 组成：突出前膜、突触间隙、突触后膜
  - 兴奋性突触后电位：钠离子内流
  - 抑制性突触后电位：氯离子内流
- ★外周神经递质和受体
  - ★α受体——酚妥拉明（血压下降）
  - ★β受体——普奈洛尔
  - ★β₁受体——阿替洛尔（心率下降）
  - ★β₂受体——丁氧胺（支气管收缩）
- 反射中枢：感受器→传入神经→神经中枢→传出神经→效应器
- ★小脑的运动调节功能
  - 前庭小脑：控制躯体平衡和眼球运动
  - 脊髓小脑：协调肢体运动
  - 皮层小脑：参与随意运动的设计和程序编程

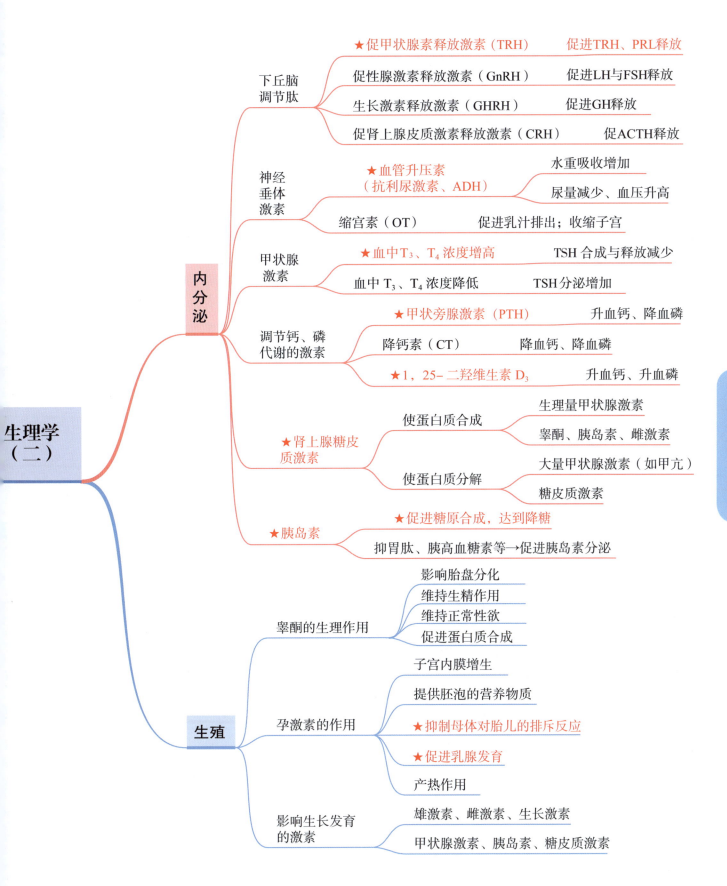

第四章 医学微生物学（助理不考）

- 第一节 微生物的基本概念
- 第二节 细菌的形态与结构
- 第三节 细菌的生理
- 第四节 消毒与灭菌
- 第五节 噬菌体
- 第六节 细菌的遗传与变异
- 第七节 细菌的感染与免疫
- 第八节 细菌感染的检查方法与防治原则
- 第九节 病原性球菌
- 第十节 肠道杆菌
- 第十一节 放线菌和诺卡菌
- 第十二节 弧菌
- 第十三节 厌氧性细菌
- 第十四节 分枝杆菌
- 第十五节 动物源性细菌
- 第十六节 其他细菌
- 第十七节 支原体
- 第十八节 立克次体

第四章 医学微生物学（助理不考）

- 第十九节 衣原体
- 第二十节 螺旋体
- 第二十一节 真菌
- 第二十二节 病毒的基本性状
- 第二十三节 病毒的感染与免疫
- 第二十四节 病毒感染的检查方法与防治原则
- 第二十五节 呼吸道病毒
- 第二十六节 肠道病毒
- 第二十七节 肝炎病毒
- 第二十八节 黄病毒
- 第二十九节 出血热病毒
- 第三十节 疱疹病毒
- 第三十一节 逆转录病毒
- 第三十二节 其他病毒
- 第三十三节 亚病毒

医学微生物学（一）

- **微生物的基本概念** —— 此节几乎不考，可以不作为复习重点

- **细菌的形态与结构**
  - 细菌的测量单位：微米（μm）
  - 细菌的形态分类：球菌、杆菌和螺形菌
  - 细胞壁
    - ★革兰阳性（G⁺）菌
      - 磷壁酸
      - 肽聚糖多
    - ★革兰阴性（G⁻）菌
      - 肽聚糖少
      - 外膜：脂多糖
  - 细胞质
    - 核糖体：合成蛋白质的场所
    - 异染颗粒：鉴别细菌，如白喉杆菌
    - 质粒：遗传物质

- **细菌的生理**
  - 繁殖方式：无性繁殖——二分裂方式
  - 生长曲线：★迟缓期、对数期、稳定期、衰亡期
  - 代谢产物
    - 热原质：引起人体发热，为细胞壁的脂多糖
    - 可应用的：色素、抗生素、细菌素、维生素

- **消毒与灭菌**
  - 基本概念：★灭菌：是指杀灭物体上所有微生物包括芽孢，全歼
  - 物理灭菌
    - 热力（湿热）灭菌法
    - 辐射灭菌

- **噬菌体** —— 此节几乎不考，可以不作为复习重点

- **细菌的遗传与变异** —— 此节几乎不考，可以不作为复习重点

- **细菌的感染与免疫**
  - 菌群失调
    - 诱因：抗生素滥用
    - 特点：正常菌群的组成和数量明显改变
  - 外毒素
    - ★化学成分：蛋白质
    - 毒性作用：强，对组织器官有选择性
    - 抗原性：强，脱毒形成类毒素
  - 内毒素
    - ★化学成分：脂多糖
    - 毒性作用：弱
    - 抗原性：弱

细菌感染的检查方法与防治原则

此节几乎不考，可以不作为复习重点

病原性球菌

金黄色葡萄球菌
- 凝固酶阳性菌
- ★致病物质：血浆凝固酶、杀白细胞素、肠毒素等
- 所致疾病：局部化脓性感染、败血症、脓毒血症

乙型溶血性链球菌
- 致病物质
  - 外毒素：致热外毒素
  - 侵袭性酶：透明质酸酶、链激酶等
  - 细胞壁成分：M蛋白
- 所致疾病
  - 化脓性感染：蜂窝织炎、中耳炎等
  - ★中毒性疾病：猩红热
  - 超敏反应性疾病：风湿热、急性肾小球肾炎

肺炎链球菌
- 致病物质：荚膜、溶血毒素、紫癜形成因子
- 所致疾病：大叶性肺炎、支气管炎、其他化脓性炎症、败血症

淋病奈瑟菌
- 致病物质：
  - ★IgA1蛋白酶（黏附作用）
  - ★外膜蛋白（黏附作用）
  - 脂寡糖（具有内毒素活性）
- ★所致疾病：淋病，人是唯一宿主

脑膜炎奈瑟菌
- 致病物质：荚膜（抗吞噬）、脂寡糖（具有内毒素活性）、IgA1蛋白酶（黏附作用）
- ★所致疾病：流行性脑脊髓膜炎，人是唯一宿主

肠道杆菌

共同特征
- ★有菌毛、大多有鞭毛
- 致病菌不发酵乳糖，非致病菌大多发酵乳糖

志贺菌属
- 种类：痢疾志贺菌（A群）、福氏志贺菌（B群）、鲍氏志贺菌（C群）和宋内志贺菌（D群）
- ★致病物质：菌毛、内毒素和外毒素
- 所致疾病：急性及慢性细菌性痢疾

沙门菌属
- ★种类：伤寒沙门菌、副伤寒沙门菌
- ★致病物质：菌毛、内毒素、肠毒素
- 所致疾病：食物中毒、伤寒和副伤寒、败血症
- 伤寒、副伤寒诊断：肥达反应

埃希菌属
- 致病性大肠埃希菌：EHEC 血清型 O157:H7
- 所致疾病：出血性结肠炎

放线菌和诺卡菌
放线菌感染好发于面部、胸腹部、口腔等部位

弧菌
此节几乎不考，可以不作为复习重点

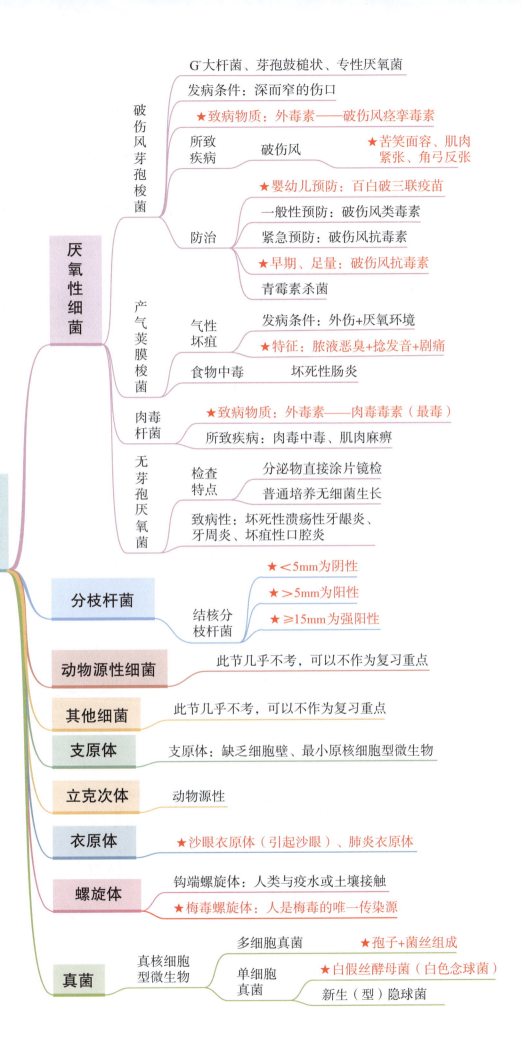

医学微生物学（三）

病毒的基本性状
此节几乎不考，可以不作为复习重点

病毒的感染与免疫
此节几乎不考，可以不作为复习重点

病毒感染的检查方法与防治原则
此节几乎不考，可以不作为复习重点

呼吸道病毒

- **正黏病毒** — 甲型流感病毒
  - NA（神经氨酸酶）和HA（血凝素）
  - 所致疾病：流行性感冒
- **副黏病毒**：副流感病毒、腮腺炎病毒、麻疹病毒、呼吸道合胞病毒等

肠道病毒

- **共性**
  - 感染特点：隐性感染多见；肠道中增殖
  - 传播途径：主要经粪-口途径传播
- **科萨奇病毒**
  - ★科萨奇A组：产生广泛性骨骼肌炎，引起迟缓性麻痹
  - ★科萨奇B组：病毒性心肌炎、心包炎
- **轮状病毒**
  - ★A组轮状病毒：急性胃肠炎
- **新型肠道病毒**
  - ★肠道病毒71型（EV71）：儿童手足口病

肝炎病毒

- **甲型肝炎病毒（HAV）**
  - ★传播途径：经粪-口途径传播
- **乙型肝炎病毒（HBV）**
  - Dane颗粒（大球形颗粒）、DNA病毒
  - ★传播途径：母婴传播、血液传播、体液传播
  - ★HBsAg：是HBV感染的指标之一，筛选献血员的必检指标
  - ★抗HBs：表示机体对乙型肝炎有免疫力
  - ★HBeAg：表示HBV在体内复制活跃，有较强的传染性
  - 抗HBe：表示HBV复制能力减弱，传染性降低
  - ★抗HBc：IgM——处于复制状态，具有强传染性；IgG——过去感染
- **丙型肝炎病毒（HCV）、丁型肝炎病毒（HDV）**
  - 传播途径：血液传播、体液传播、母婴传播
- **戊型肝炎病毒（HEV）**
  - ★主要经粪-口途径传播
  - 致病性：急性肝炎，不致慢性肝炎

黄病毒
此节几乎不考，可以不作为复习重点

出血热病毒 ｜ 此节几乎不考，可以不作为复习重点

疱疹病毒

- 为双链DNA病毒
- 单纯疱疹病毒（HSV）
  - 传播途径：密切接触与性接触、飞沫传播
  - 原发感染
    - HSV-1：腰以上部位
    - HSV-2：腰以下及生殖器感染为主
  - 潜伏感染
    - HSV-1：三叉神经节和颈上神经节
    - HSV-2：骶神经节
- 水痘-带状疱疹病毒（VZV）
  - 原发感染：儿童初次感染引起水痘
  - 复发感染：带状疱疹
- EB病毒
  - ★传播途径：唾液传播、输血传播
  - 所致疾病
    - 传染性单核细胞增多症
    - 淋巴组织增生性疾病

逆转录病毒

- 人类免疫缺陷病毒（HIV）
  - 生物学特点
    - 脂蛋白包膜：gp120和gp41
    - 携带有逆转录酶
  - ★所致疾病：人类获得性免疫缺陷综合征（AIDS）
  - ★传播途径：性传播、血液传播和母婴传播
  - 传染源：HIV无症状携带者和AIDS患者

其他病毒

- 狂犬病病毒
  - 致病性
    - 传染源：狂犬等带毒动物
    - ★传播途径：为动物咬伤，经伤口进入
    - 所致疾病：狂犬病，可出现恐水症
  - 防治原则
    - 清洗消毒伤口
    - 高效价抗狂犬病病毒血清行伤口周围浸润注射
    - ★肌内注射狂犬病疫苗
- 人乳头瘤病毒（HPV）
  - 传播途径：直接接触感染为主
  - 所致疾病
    - ★尖锐湿疣
    - 宫颈癌、喉癌、皮肤癌等

亚病毒 ｜ 此节几乎不考，可以不作为复习重点

第五章 医学免疫学（助理不考）

- 第一节　免疫学绪论与抗原
- 第二节　免疫器官与免疫细胞
- 第三节　免疫球蛋白与补体系统
- 第四节　细胞因子与黏附分子
- 第五节　主要组织相容性复合体与免疫应答
- 第六节　黏膜免疫与免疫耐受
- 第七节　自身免疫病与免疫缺陷病
- 第八节　肿瘤免疫与移植免疫
- 第九节　抗感染免疫与超敏反应
- 第十节　免疫学检测技术与免疫学防治

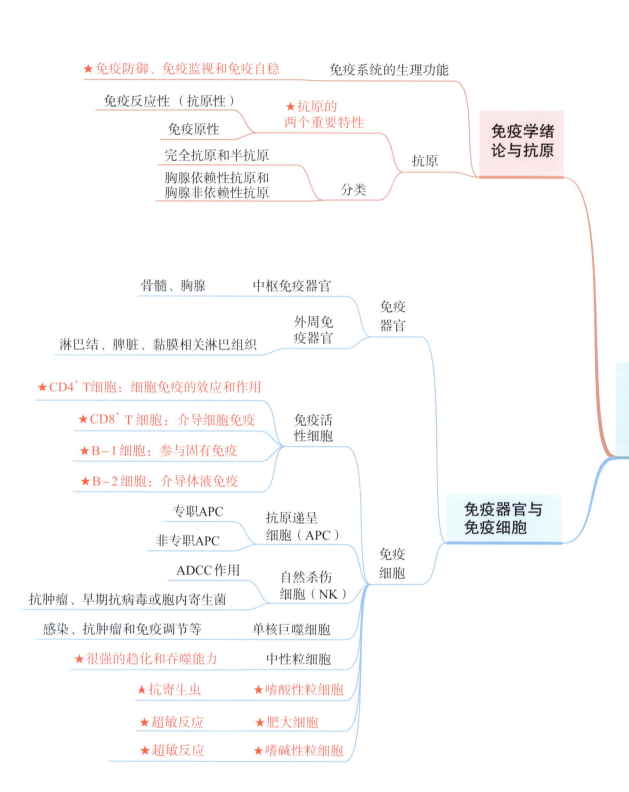

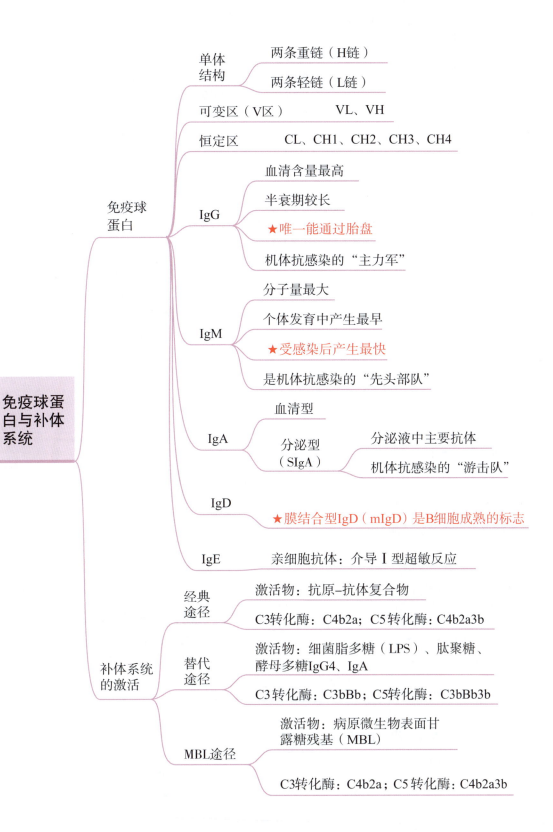

医学免疫学（二）

细胞因子与黏附分子

- **细胞因子**：白细胞介素（IL）、干扰素（IFN）、肿瘤坏死因子（TNF）、集落刺激因子（CSF）等
- **黏附分子**
  - 黏附分子的种类：黏附球蛋白超家族、整合素家族、选择素家族、黏蛋白样血管地址素、钙蛋白家族素
  - ★黏附分子的作用：
    - 作为免疫细胞识别中的辅助受体和协同刺激信号或抑制信号
    - 介导炎症过程中白细胞与血管内皮细胞的黏附
    - 介导淋巴细胞归巢

主要组织相容性复合体与免疫应答

- **主要组织相容性复合体**
  - HLA Ⅰ类抗原：识别和提呈内源性抗原肽，与辅助受体CD8结合，对CTL的识别起限制作用
  - HLA Ⅱ类抗原：识别和提呈外源性抗原肽，与辅助受体CD4结合，对Th的识别起限制作用
- **免疫应答**
  - 固有免疫应答：固有免疫细胞和固有免疫分子识别，将抗原异物杀伤、清除的过程
  - ★三个阶段：识别阶段、活化增殖阶段、效应阶段
  - 分类：
    - B细胞介导的体液免疫应答
    - T细胞介导的细胞免疫应答

黏膜免疫与免疫耐受

- **黏膜免疫**
  - 黏膜免疫系统的组成：肠相关淋巴组织、鼻相关淋巴组织、支气管相关淋巴组织
  - 分子：分泌型 IgA（SIgA）
- **免疫耐受**
  - 抗原经静脉注射最易诱导免疫耐受
  - 抗原在胚胎期最易诱导免疫耐受

自身免疫病与免疫缺陷病

- **自身免疫病**
  - 诱因：
    - 隐蔽抗原的释放
    - 自身抗原的改变
    - 分子模拟/交叉抗原
    - 淋巴细胞的多克隆激活
- **免疫缺陷病**
  - 分类：
    - 原发性免疫缺陷病
    - 获得性免疫缺陷病

肿瘤免疫与移植免疫

- **肿瘤免疫**
  - 肿瘤抗原的分类：肿瘤特异性抗原、肿瘤相关抗原、病毒肿瘤相关抗原
  - 机体抗肿瘤免疫的效应机制
    - 抗肿瘤固有免疫
    - 抗肿瘤适应性免疫
- **移植免疫**
  - 类型：★超急性排斥反应、急性排斥反应、慢性排斥反应
  - 延长移植物存活的措施：组织配型、免疫抑制、诱导耐受

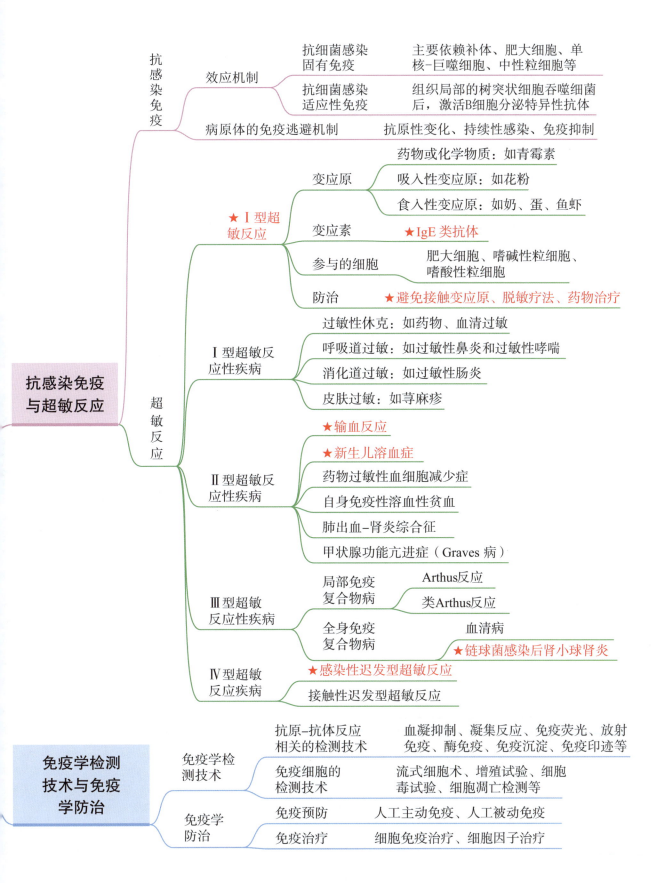

第六章 病理学

- 第一节 细胞、组织的适应、损伤与修复
- 第二节 局部血液循环障碍
- 第三节 炎症
- 第四节 肿瘤
- 第五节 心血管系统疾病
- 第六节 呼吸系统疾病
- 第七节 消化系统疾病
- 第八节 泌尿系统疾病
- 第九节 内分泌系统疾病
- 第十节 乳腺及生殖系统疾病
- 第十一节 常见传染病及寄生虫病
- 第十二节 艾滋病、性传播疾病
- 第十三节 淋巴造血系统疾病（助理不考）
- 第十四节 免疫性疾病（助理不考）

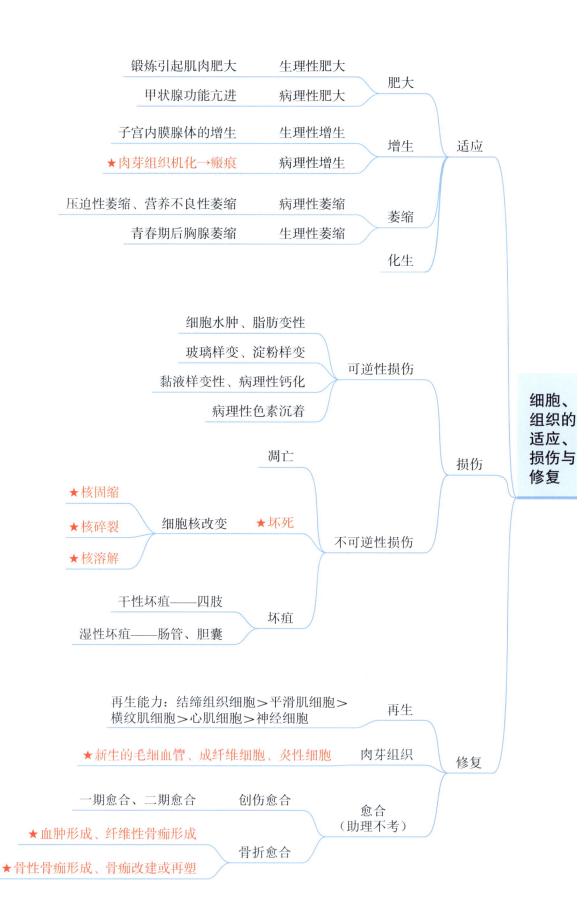

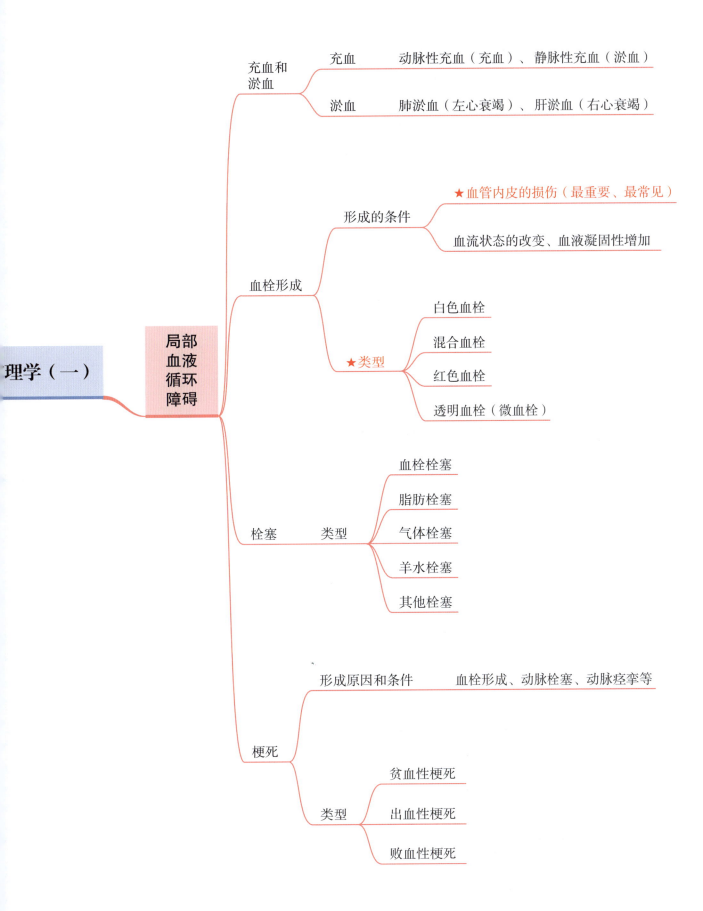

炎症

概述
- **★基本病理变化**：变质、渗出、增生
- 临床表现：红、肿、热、痛和功能障碍
- 结局：痊愈、迁延不愈转为慢性、蔓延扩散

急性炎症
- 渗出：白细胞的渗出
- 炎症细胞：中性粒细胞、淋巴细胞、嗜酸性粒细胞
- 炎症介质：组胺、5-HT、前列腺素、白三烯等
- **★类型**
  - 浆液性炎：浆液性卡他性炎、关节腔积液
  - 纤维素性炎：细菌性痢疾、绒毛心、大叶性肺炎、白喉
  - **★化脓性炎**
    - 表面化脓和积脓（化脓菌引起）
    - **★蜂窝织炎（溶血性链球菌引起）**
    - **★脓肿（金黄色葡萄球菌引起）**
  - **★出血性炎**：流行性出血热、钩端螺旋体病、鼠疫

```
                                    ┌─ 细胞异型性 ── 病理性核分裂象
                         异型性 ─────┤
                                    └─ 结构异型性 ── 食管鳞状上皮原位癌

                                              ┌─ Ⅰ级：高分化，分化良好，恶性程度高
                                    ┌─ 分级 ──┼─ Ⅱ级：中度分化，中度恶性
                                    │         └─ Ⅲ级：低分化，恶性程度高
                         分级和分期 ─┤
                                    │         ┌─ T：指肿瘤原发灶，Tis代表原位癌
                                    └─ ★分期 ┼─ N：指区域淋巴结受累
                                              └─ M：指远处转移（血道转移）

                         ★生长方式 ── 膨胀性生长、浸润性生长、外生性生长

                         不属于肿瘤 ── 结核瘤、迷离瘤、动脉瘤、炎性假瘤

                                    ┌─ 局部浸润、直接蔓延、转移
            肿瘤 ────── 扩散和转移 ──┤
                                    └─ 淋巴道转移、血行转移、种植转移

                         良、恶性肿瘤 ┌─ 良性肿瘤 ── 膨胀性生长（主要）
                         的区别 ──────┤
                                     └─ 恶性肿瘤 ── 浸润性生长（主要）、膨胀性生长

                         癌与肉瘤    ┌─ ★癌 ── 来源上皮组织，多经淋巴道转移
                         的区别 ─────┤
                                    └─ ★肉瘤 ── 来源间叶组织，多经血道转移

                         常见的上皮   ┌─ 良性肿瘤 ── 乳头状瘤、绒毛状腺瘤、管状腺瘤
                         性肿瘤 ─────┤
                                    └─ 恶性肿瘤 ── 鳞癌、尿路上皮癌/移行细胞癌

                         常见的非上                  ┌─ 良性肿瘤 ── 脂肪瘤、平滑肌瘤、软骨瘤
                         皮性肿瘤 ── 间叶组织肿瘤 ──┤
                                                    └─ 恶性肿瘤 ── 脂肪肉瘤、软骨肉瘤
```

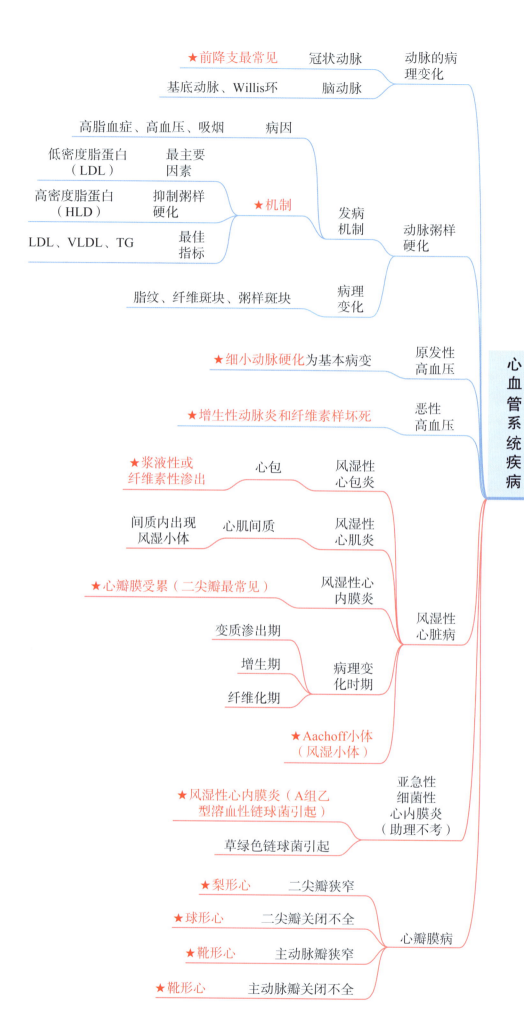

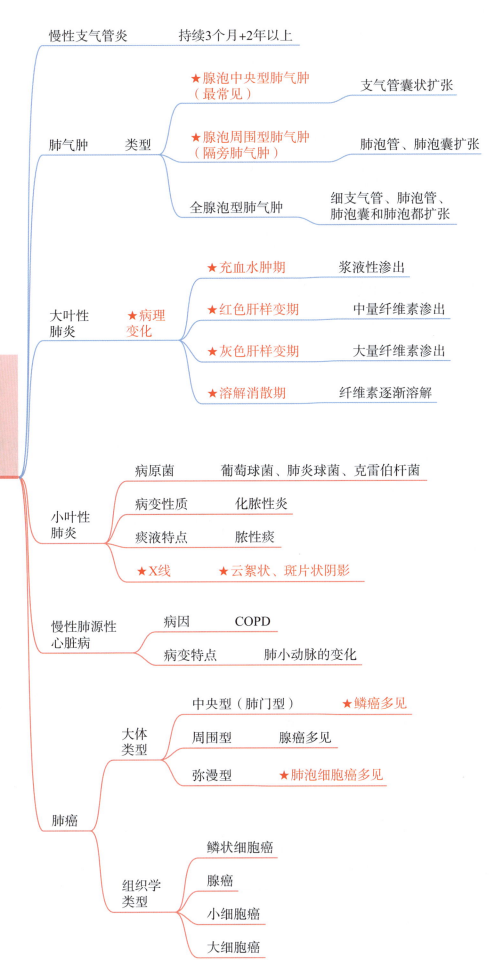

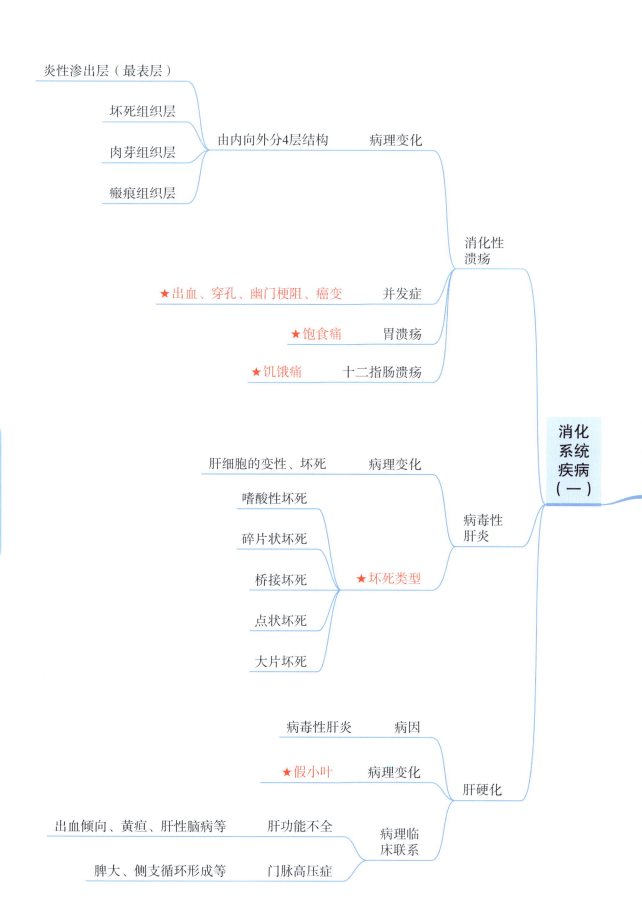

消化系统疾病（二）

- **食管癌** — 病理特点：★以鳞状细胞癌最多见

- **胃癌**
  - 早期：★隆起型、表浅型、凹陷型（最常见）
  - 中晚期：息肉型或蕈伞型、溃疡型、浸润型

- **大肠癌**
  - 肉眼类型：★息肉型、溃疡型、胶样型、浸润型
  - 组织学类型：乳头状癌、管状腺癌、印戒细胞癌、未分化癌
  - 分期（Dukes分期）：
    - A期：肿瘤限于黏膜层
    - B_1期：肿瘤侵及肌层，未穿透，无淋巴转移
    - B_2期：肿瘤穿透肌层，无淋巴结转移
    - C_1期：肿瘤未穿透肌层，有淋巴结转移
    - C_2期：肿瘤穿透肠壁，并有淋巴结转移
    - D期：有远处脏器转移

- **原发性肝癌**
  - 肉眼类型：★巨块型、多结节型（最常见）、弥漫型
  - 组织学类型：★肝细胞癌、胆管细胞癌、混合细胞型肝癌

泌尿系统疾病（一）

肾小球肾炎

- **急性弥漫性增生性肾小球肾炎**
  - ★大红肾/蚤咬肾，多见于儿童

- **急进性肾小球肾炎**
  - ★新月体（壁层上皮细胞增生形成）

- **膜性肾小球肾炎（膜性肾病）**
  - ★大白肾，早期称膜性肾病
  - ★引起肾病综合征最常见的原因

- **系膜增生性肾小球肾炎**
  - ★血尿、蛋白尿、肾病综合征

- **慢性肾小球肾炎**

- **膜增生性肾小球肾炎**
  - ★肾病综合征（双轨征）

- **微小病变性肾小球肾炎**
  - 肾病综合征
  - ★脂性肾病，多见于幼儿

- **慢性肾小球肾炎**
  - ★继发性颗粒性固缩肾
  - ★原发性颗粒性固缩肾（见于高血压）

- **IgA肾病**
  - 反复发作的血尿、蛋白尿

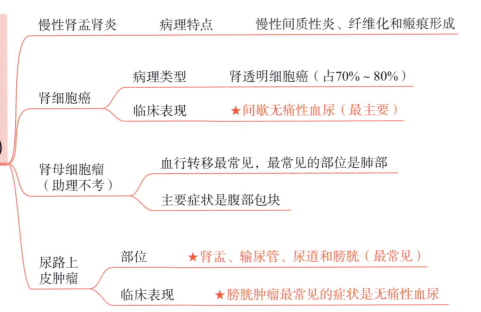
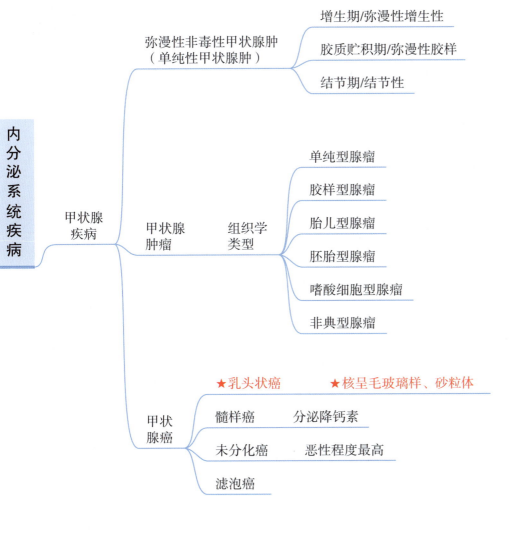

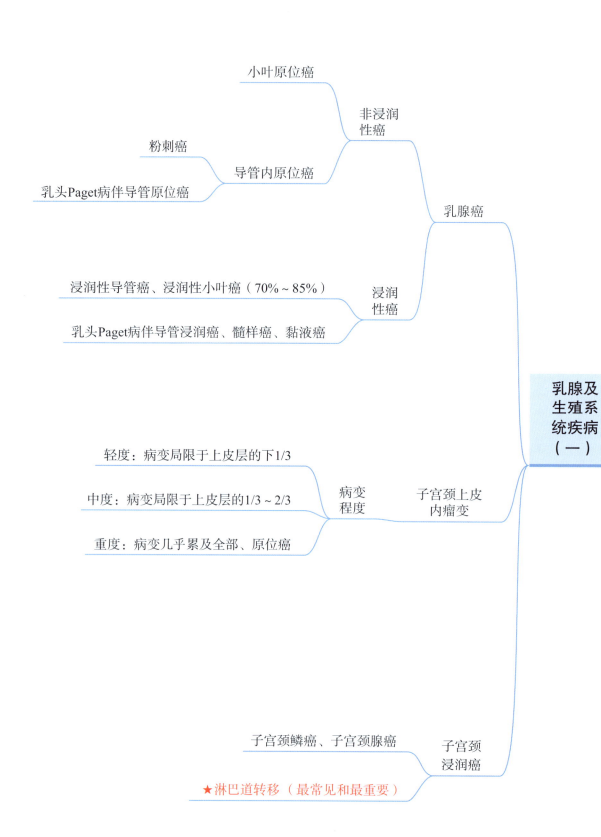

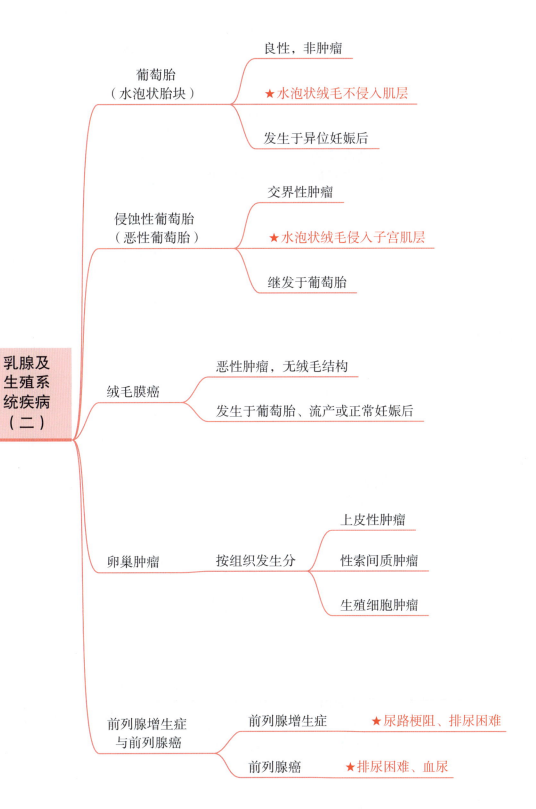

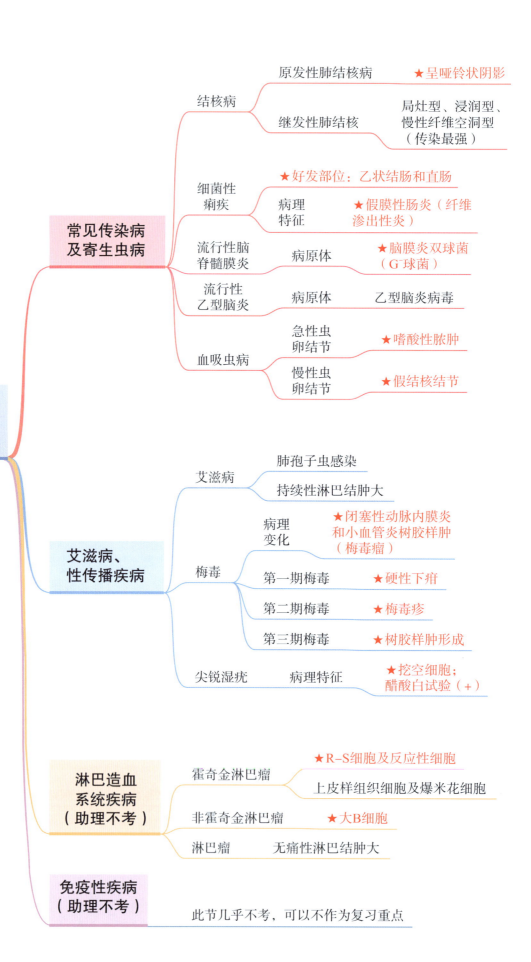

第七章 病理生理学（助理不考）

- 第一节 概述
- 第二节 水、电解质代谢紊乱
- 第三节 酸碱平衡与酸碱平衡紊乱
- 第四节 缺氧
- 第五节 发热
- 第六节 应激
- 第七节 缺血-再灌注损伤
- 第八节 休克
- 第九节 弥散性血管内凝血
- 第十节 心功能不全
- 第十一节 呼吸功能不全
- 第十二节 肝功能不全
- 第十三节 肾功能不全

病理生理学－概述

病因学

- **病因**：决定疾病特异性——引起疾病必不可少的因素
- **疾病发生的条件**：是指能促进或减缓疾病发生的某种机体状态或自然环境

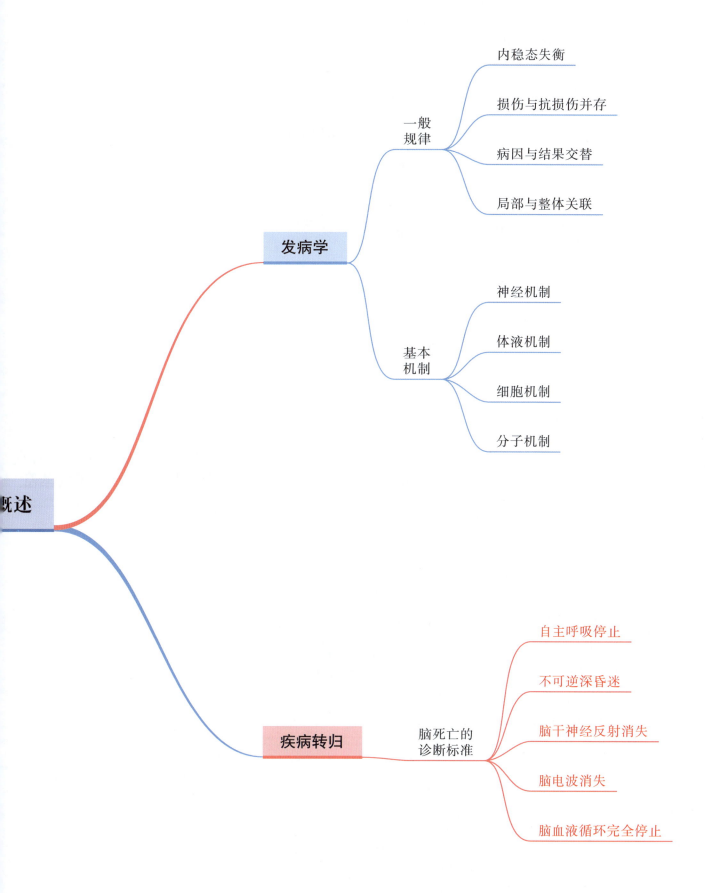

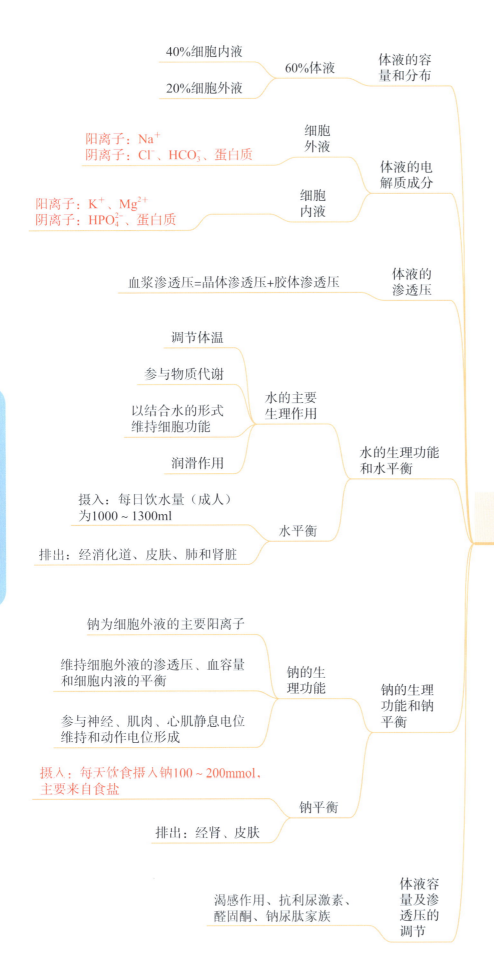

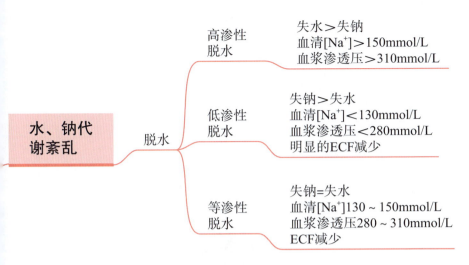
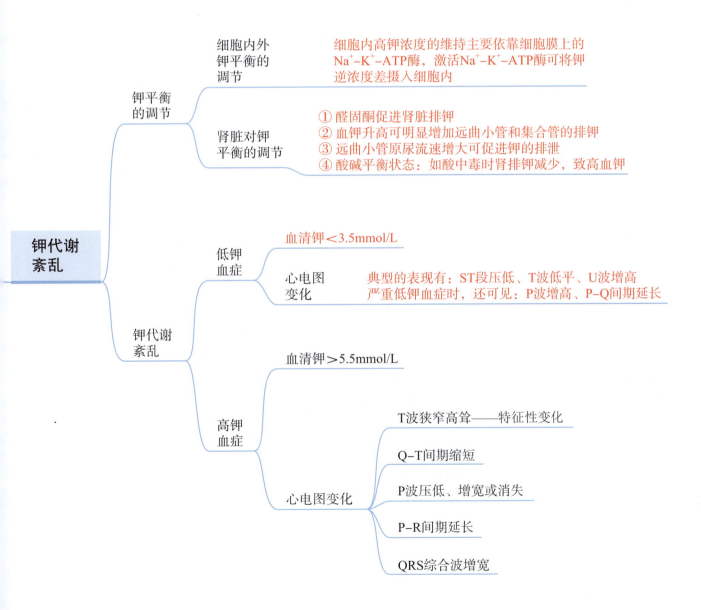

病理生理学 - 酸碱平衡与酸碱平衡紊乱

酸碱平衡与酸碱平衡紊乱

机体酸碱物质的来源

- **酸的来源**
  - 挥发酸：碳酸（H_2CO_3）——最终通过肺排出体外
  - 固定酸：其他机体代谢产生的酸——最终通过肾脏随尿排出

- **碱的来源**
  - 主要来自食物
  - 体内代谢过程中也可产生一些碱性物质

酸碱平衡的调节

- 血液的缓冲：反应最为迅速，不持久
- 组织细胞的缓冲：3～4h后发挥作用，引起血钾浓度的改变
- 肺的调节：几分钟内开始，30min达最高峰；仅对CO_2有调节作用
- 肾的调节：12～24h发挥作用；作用强大、持久，调节固定酸

酸碱平衡的常用检测指标

- **pH值**
  - ★正常值：7.35~7.45
    - ★pH<7.35——酸中毒
    - pH>7.45——碱中毒
    - pH正常——正常酸碱平衡；或酸碱平衡紊乱的代偿期；或混合型酸碱平衡紊乱

- **动脉血$PaCO_2$**
  - 正常值：33~46mmHg
    - ★$PaCO_2$>46mmHg——呼吸性酸中毒
    - $PaCO_2$<33mmHg——呼吸性碱中毒

- **实际碳酸氢盐（AB）标准碳酸氢盐（SB）**
  - 22~27mmol/L
    - 血浆[HCO_3^-]<22mmol/L——代谢性酸中毒
    - 血浆[HCO_3^-]>27mmol/L——代谢性碱中毒

- **缓冲碱（BB）**
  - 45~52mmol/L
    - BB减少——代谢性酸中毒
    - BB升高——代谢性碱中毒

- **碱剩余（BE）**
  - ★正常值：-3.0~+3.0mmol/L
    - ★BE<-3.0——代谢性酸中毒
    - BE>+3.0——代谢性碱中毒

- **阴离子间隙（AG）**
  - (12±2)mmol/L
    - AG>16mmol/L——AG增高性代谢性酸中毒

病理生理学 - 缺氧

缺氧 - 类型

低张性缺氧

★ 当脱氧Hb（HHb）≥5g/dL时，皮肤和黏膜呈青紫色，称为发绀
- 在Hb正常的人，发绀与缺氧同时存在，可根据发绀的程度大致估计缺氧的程度
- 在Hb不正常的人，发绀与缺氧常不一致

血氧指标变化：
- 动脉血氧分压（PaO_2）：↓
- 动脉血氧饱和度（SaO_2）：↓
- 动脉血氧含量（CaO_2）：↓
- 动脉血氧容量（CO_{2max}）：正常或↑

血液性缺氧

★ Hb与O_2亲和力增强——使氧离曲线左移，氧不易释放，引起组织缺氧
- 一氧化碳中毒
- 输入大量库存血
- 碱中毒
- Hb病（基因突变）

血氧指标变化：
- 动脉血氧分压（PaO_2）：正常
- 动脉血氧饱和度（SaO_2）：正常
- 动脉血氧含量（CaO_2）：↓
- 动脉血氧容量（CO_{2max}）：↓或正常

循环性缺氧

血流缓慢、阻断：
- 全身性循环障碍——休克、心力衰竭
- 局部性循环障碍——缺血、淤血、栓塞

血氧指标变化：
- 动脉血氧分压（PaO_2）：正常
- 动脉血氧饱和度（SaO_2）：正常
- 动脉血氧含量（CaO_2）：正常
- 动脉血氧容量（CO_{2max}）：正常

组织中毒性缺氧

指在组织供氧正常情况下，因细胞利用氧的能力减弱而引起的缺氧

血氧指标变化：
- 动脉血氧分压（PaO_2）：正常
- 动脉血氧饱和度（SaO_2）：正常
- 动脉血氧含量（CaO_2）：正常
- 动脉血氧容量（CO_{2max}）：正常

功能与代谢改变

循环系统

- ★代偿性反应　心功能：交感神经兴奋→心率加快
- 血流重新分布：心、脑血管扩张
- 到达3000m高原12h后，脑血流量可增加33%
- 但如果脑血流量增加过多，则可引起颅内压显著增高，成为剧烈头痛等高原反应症状发生的重要机制
- 缺氧性肺血管收缩（HPR）：肺泡气PO_2降低，可引起该部位肺小动脉收缩的现象→肺内血流重新分布
- 毛细血管增生：腺苷、血管内皮生长因子（VEGF）诱导

呼吸系统

- 临床表现：★呼吸困难、严重发绀、咳粉红色泡沫痰或白色泡沫痰、肺部有湿啰音
- 发病高峰：在进入高原后48~72h，多于夜间发病，起病急，进展快，救治不及时可危及生命
- 病理机制：急性肺水肿

血液系统

- 代偿性反应
  - 红细胞和Hb增多：HIF-1↑→EPO↑→骨髓造血增多
  - 红细胞内2,3-DPG增多，红细胞释氧能力增强，氧离曲线右移
- 损伤性反应：血液黏度↑

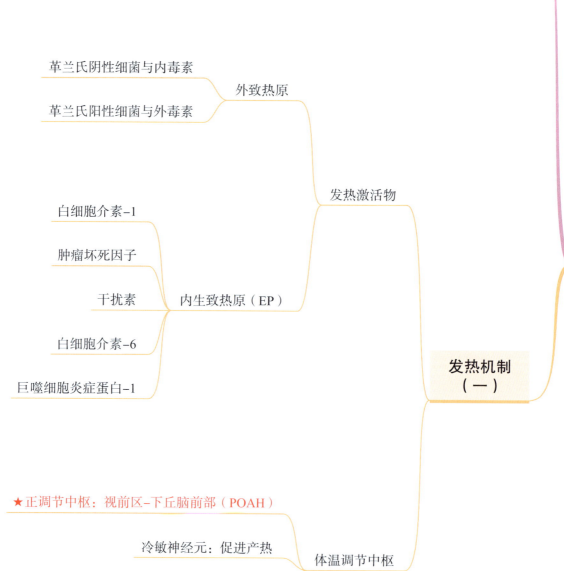

发热机制（二）

- **发热的时相**
  - **体温上升期**
    - ★调定点升高——调定点＞中心体温
    - 热代谢特点：产热增加、散热减少
    - 产热＞散热
  - **高温持续期（高峰期）**
    - ★调定点升高——调定点≈中心体温
    - 热代谢特点：产热≈散热（在高水平上达到平衡）
  - **体温下降期（退热期）**
    - ★调定点下降——调定点＜中心体温
    - 热代谢特点：产热减少、散热增加
    - 产热＜散热

功能与代谢改变

- **代谢的改变**
  - ★糖代谢：糖原分解↑，血糖↑，乳酸↑
  - 脂代谢：脂肪分解↑，酮体↑
  - 蛋白质代谢：蛋白质分解↑，负氮平衡
  - 水、维生素、微量元素代谢：脱水、电解质紊乱、维生素缺乏

- **功能的改变**
  - 中枢神经系统：★头痛、头晕、嗜睡、幻觉；高热惊厥（小儿）
  - 免疫系统：免疫调控因子：增强吞噬细胞的杀菌活性；急性期蛋白增多（如：C-反应蛋白）
  - 消化系统：交感神经兴奋→消化液分泌↓、胃肠蠕动↓

病理生理学—发热

病理生理学-应激

应激

定义
★是指机体在受到内、外环境因素及社会、心理因素刺激时所出现的全身性非特异性适应反应，又称为应激反应

躯体反应

- **神经内分泌反应**
  - 蓝斑-交感-肾上腺髓质系统兴奋
  - 下丘脑-垂体-肾上腺皮质激素系统（HPA）激活
  - 中枢神经系统（CNS）的变化
  - 其他神经内分泌变化

- **急性期反应**
  ★感染、烧伤、大手术、创伤等应激原可导致体温升高、血糖升高、分解代谢增强、负氮平衡及血浆中的某些蛋白质浓度迅速变化等快速反应

- **细胞应激反应**
  当原核或真核单细胞遭遇各种明显的环境变化（如冷、热、低氧、营养缺乏、射线、活性氧等）时，能产生一系列适应性变化，导致基因表达的改变，以增强细胞抗损伤能力和在不利环境下的生存能力，这种反应称为细胞应激反应

应激与疾病

- **应激性溃疡**
  ★是指在大面积烧伤、严重创伤、休克、脓毒症、脑血管意外等应激状态下所出现的胃、十二指肠黏膜的急性糜烂、溃疡、出血

- **创伤后应激障碍**
  是指受到严重而剧烈的精神打击（如经历恐怖场面、恶性交通事件、残酷战争、凶杀场面或被强暴等）而引起的延迟出现或长期持续存在的精神障碍

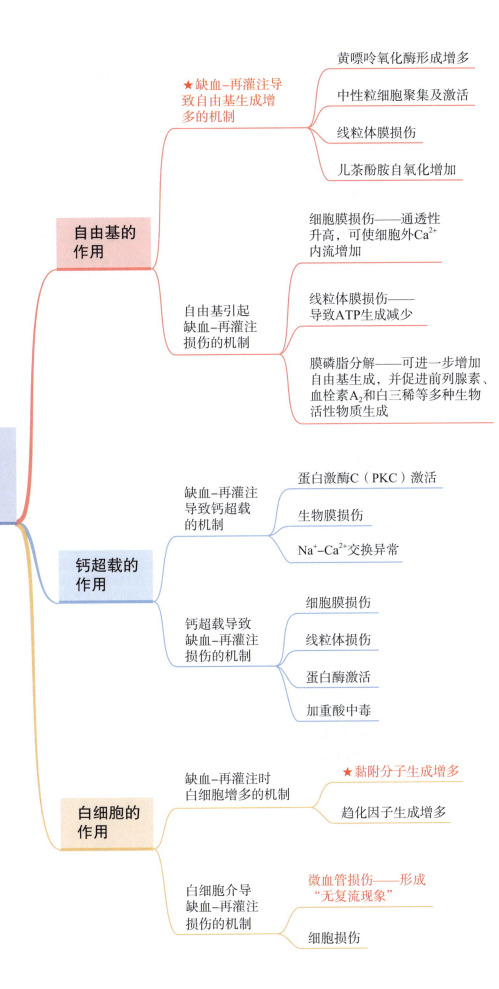

病理生理学－休克

休克

分类

- **低血容量性休克**：血容量急剧减少，静脉回流不足，心排出量减少和血压下降
  - ★中心静脉压（CVP）：降低↓
  - ★心排血量（CO）：降低↓
  - ★动脉血压（BP）：降低↓
  - ★外周阻力（PR）：增高↑
- **心源性休克**：由于心脏泵血功能障碍，心排出量急剧减少，使有效循环血量和微循环灌流量显著下降所引起的休克
- **血管源性休克**：由于外周血管扩张，血管床容量增加，大量血液淤滞在扩张的小血管内，使有效循环血量减少且分布异常，导致组织灌流量减少而引起的休克

分期

- **微循环缺血期**：休克早期、休克代偿期
- **微循环淤血期**：可逆性休克失代偿期、休克进展期
- **微循环衰竭期**：难治期、DIC期、不可逆期

几种常见休克的特点

- **失血性休克**：一般15~20min内失血少于全身总血量的10%~15%时，可代偿；若在15min内快速大量失血超过总血量的20%（约1000mL），则超出了机体的代偿能力
  - ★如果失血量超过总血量的45%~50%，会导致死亡
- **感染性休克**：
  - ★G⁻菌感染引起的脓毒性休克　★临床最为常见
  - 高动力型休克：高排低阻型休克或暖休克
  - 低动力型休克：低排高阻型休克或冷休克
- **过敏性休克**：
  - ★过敏反应使血管广泛扩张，血管床容量增大
  - ★毛细血管通透性增高使血浆外渗，血容量减少
- **心源性休克**：
  - 心泵功能障碍导致的心输出量迅速减少
  - 血压在休克早期就显著下降

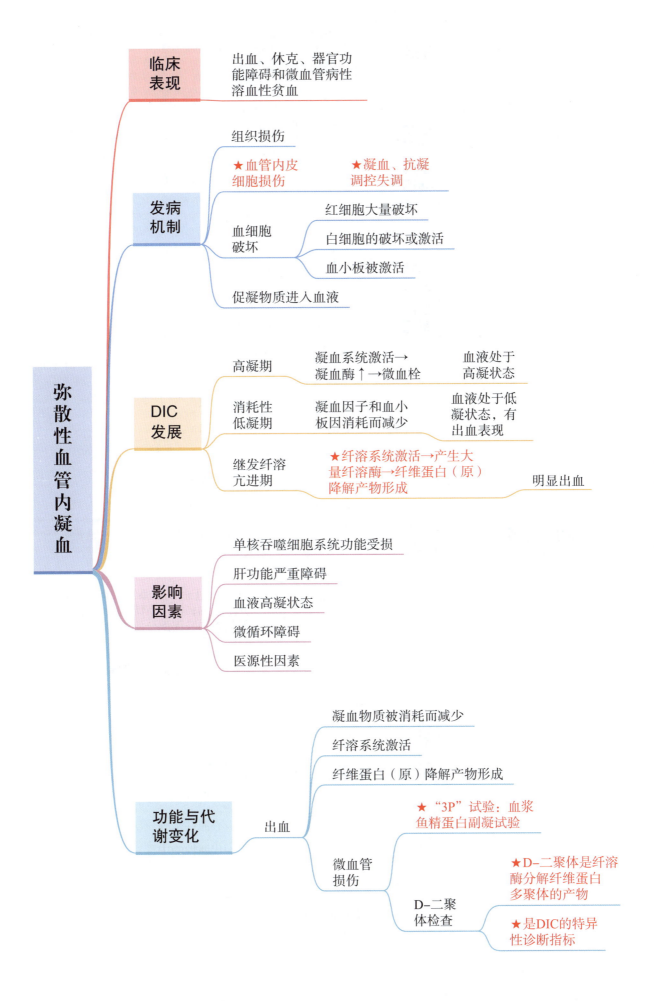

病理生理学 - 心功能不全

心功能不全

概述
心输出血量**不能满足**组织细胞代谢需要（标志）而导致的循环功能障碍

心功能不全的病因
- 原发性心肌舒缩功能障碍 —— 心肌病变，心肌缺血、缺氧
- ★心脏负荷过度
  - ★前负荷——容量负荷
  - 后负荷——压力负荷

心功能不全的诱因
- ★感染
- 心律失常
- 妊娠和分娩前、后负荷增加
- 水、电解质和酸碱平衡紊乱
- 其他因素，如过度体力活动等

代偿反应
- 心脏的代偿
  - 心率加快
  - 心肌肥大
  - ★心肌收缩力增强
- 心脏以外的代偿
  - 血容量增加
  - 血液重新分配
  - 组织利用氧能力增强
  - ★红细胞增多
- 神经-体液的代偿：交感-肾上腺髓质系统兴奋，儿茶酚胺分泌增加；RAA系统激活，肾素、血管紧张素和醛固酮分泌增加等

功能与代谢变化
- 心血管系统变化
  - 心脏泵血功能降低
  - 静脉系统淤血、静脉压增高
  - 血液重新分布
- 呼吸功能变化
  - 呼吸困难
  - 急性肺水肿
- ★水、电解质和酸碱平衡紊乱
  - 心源性水肿
  - 代谢性酸中毒
  - ★低钠血症、低钾血症、低镁血症
- 其他器官功能变化

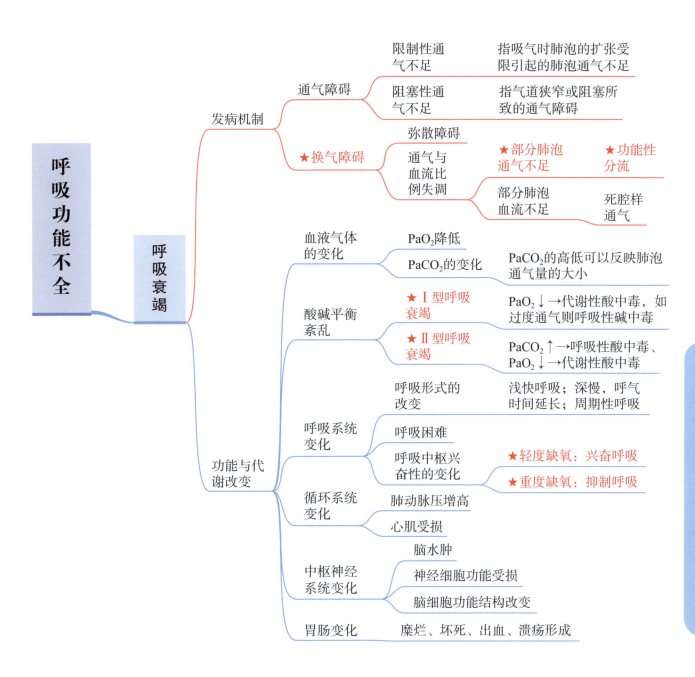
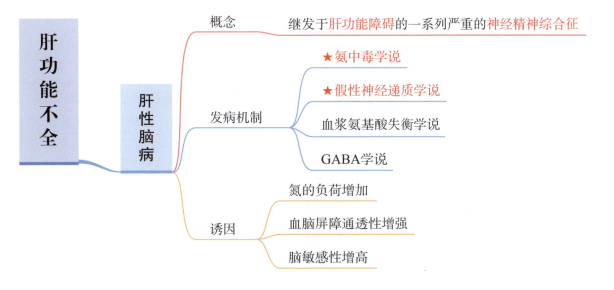

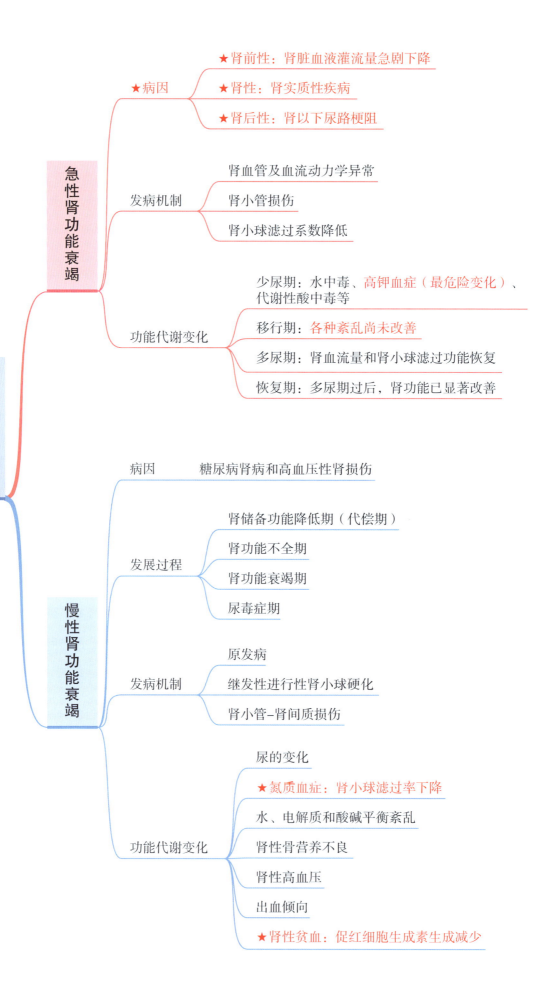

第八章 药理学

- 第一节 药物效应动力学
- 第二节 药物代谢动力学
- 第三节 胆碱受体激动药
- 第四节 抗胆碱酯酶药和胆碱酯酶复活药
- 第五节 M胆碱受体拮抗药
- 第六节 肾上腺素受体激动药
- 第七节 肾上腺素受体拮抗药
- 第八节 局部麻醉药
- 第九节 镇静催眠药
- 第十节 抗癫痫药和抗惊厥药
- 第十一节 抗帕金森病药（助理不考）
- 第十二节 抗精神失常药
- 第十三节 镇痛药
- 第十四节 解热镇痛抗炎药
- 第十五节 钙通道阻滞药
- 第十六节 抗心律失常药

第八章 药理学

- 第十七节 治疗充血性心力衰竭的药物
- 第十八节 抗心绞痛药
- 第十九节 调血脂药与抗动脉粥样硬化药
- 第二十节 抗高血压药
- 第二十一节 利尿药与脱水药
- 第二十二节 作用于血液及造血器官的药物
- 第二十三节 组胺受体阻断药
- 第二十四节 作用于呼吸系统的药物
- 第二十五节 作用于消化系统的药物
- 第二十六节 肾上腺皮质激素类药物
- 第二十七节 甲状腺激素及抗甲状腺药（助理不考）
- 第二十八节 胰岛素及口服降血糖药
- 第二十九~三十六节 抗病原微生物药
- 第三十七节 抗恶性肿瘤药（助理不考）

药理学（一）

- **药物效应动力学**
  - ★不良反应
    - 副作用
    - ★毒性反应
    - ★后遗效应（助理不考）
    - ★停药反应
    - ★变态反应
    - 特异质反应（助理不考）
  - 药物剂量与效应关系（助理不考）
    - 治疗指数：LD_{50}/ED_{50}
  - 药物与受体（助理不考）
    - 激动药：有亲和性与内在活性
    - 拮抗药：有亲和性无内在活性

- **药物代谢动力学**
  - 吸收
    - ★首过消除
  - ★药物消除动力学（助理不考）
    - 一级：恒比消除
    - 零级：恒量消除

- **胆碱受体激动药**
  - 毛果芸香碱：缩瞳、降压、调痉挛

- **抗胆碱酯酶药和胆碱酯酶复活药**
  - 抗胆碱酯酶药
    - 易逆性抗胆碱酯酶药——新斯的明
    - 难逆性抗胆碱酯酶药——有机磷酸酯类
  - 胆碱酯酶复活药
    - ★氯解磷定：恢复AChE活性

- **M胆碱受体拮抗药**
  - ★阿托品：扩瞳、升压、调麻痹

药理学（二）

肾上腺素受体激动药
- α-受体激动药：去甲肾上腺素（收血管、升血压）
- β-受体激动药：异丙肾上腺素（二度、三度房室传导阻滞，哮喘）
- ★α、β-受体激动药：肾上腺素（心脏骤停、过敏性休克）
- α、β-受体激动药+DA受体激动药：多巴胺（肾衰竭伴休克）

肾上腺素受体拮抗药
- α受体拮抗药：酚妥拉明（扩血管、降血压）
- ★β受体拮抗药：普萘洛尔（哮喘禁用）

局部麻醉药
- 利多卡因：全能麻醉，腰麻禁用
- ★普鲁卡因：浸润麻醉
- 丁卡因：表面麻醉

镇静催眠药
- 苯二氮䓬类——地西泮（安定）

抗癫痫药和抗惊厥药
- ★苯妥英钠：大发作
- ★卡马西平：单纯和部分发作首选
- ★乙琥胺（助理不考）：小发作
- ★丙戊酸钠：小、大发作首选，次选苯妥英钠
- 地西泮（安定）：持续状态首选

药理学（二）

抗帕金森病药（助理不考）
- ★ 左旋多巴：不良反应为运动障碍
- ★ 卡比多巴：抑制外周多巴胺脱羧酶
- ★ 氯丙嗪引起锥体外系反应：首选苯海索

抗精神失常药
- ★ 氯丙嗪：止吐、降温、抗精神病
- ★ 丙米嗪：抑郁症
- 碳酸锂：躁狂症首选、抑郁症

镇痛药
- 吗啡：镇痛、镇静、镇咳
- 哌替啶：药理作用与吗啡基本相同；无明显中枢镇咳作用，可兴奋子宫

解热镇痛抗炎药
- 阿司匹林：解热镇痛、抗炎、抗血小板
- 对乙酰氨基酚：解热镇痛
- 布洛芬：解热镇痛、抗炎、抗风湿

钙通道阻滞药
- ★ 硝苯地平：变异型心绞痛首选
- 维拉帕米：阵发性室上性心动过速首选
- 氟桂嗪：脑血管痉挛

抗心律失常药
- 室上性心律失常：普萘洛尔
- 室性心律失常：利多卡因
- ★ 阵发性室上性心动过速：维拉帕米

治疗充血性心力衰竭的药物

★β-受体阻断药
- **药理作用及机制**
  - 拮抗交感活性
    - 改善心肌重构
  - 抗心律失常与抗心肌缺血作用
- 代表药：卡维地洛/美托洛尔

★ACEI
- 代表药：卡托普利
- **药理作用及机制**
  - 降低外周血管阻力，降低心脏后负荷
  - 减少醛固酮生成
  - 抑制心肌及血管重构
  - 扩张血管，降低全身血管阻力

★利尿药
- **药理作用及机制**：促进Na⁺、水的排泄，减少血容量
- **临床应用**：中、重度充血性心力衰竭或单用噻嗪类疗效不佳者

★强心苷
- 代表药：地高辛
- **药理作用及机制："一正二负三利尿"**
  - 正性肌力、负性频率、负性传导
  - 降低心肌耗氧、强心、减慢心率、抑制房室传导、利尿
- **临床应用**
  - 心力衰竭：房颤伴心室率快的心力衰竭效果最好
  - 心律失常：房扑、房颤、阵发性室上性心动过速
- **不良反应**
  - 胃肠道反应：最常见的早期中毒症状
  - 中枢神经系统症状：视觉异常是地高辛中毒的先兆，可作为停药指征
  - 最严重：各类型心律失常

抗心绞痛药
- 硝酸甘油：扩张冠脉
- 钙通道阻滞药：硝苯地平（变异型心绞痛首选）
- 普萘洛尔：降低心肌耗氧量

药理学（三）

- **调血脂药与抗动脉粥样硬化药**
  - 他汀类药物：HMG-CoA还原酶抑制剂
  - 贝特类药物：降低TG及VLDL-C的药物

- **抗高血压药**
  - ★利尿药
    - 排钾利尿
      - 呋塞米：急性肺水肿
      - 氢氯噻嗪：利尿、抗尿崩
    - 保钾利尿：螺内酯
  - ★ACEI：伴有肾病、糖尿病、急性心肌梗死、左心室肥厚及功能不全的高血压患者的首选
  - ARB：用于不能耐受ACEI副作用干咳者

- **利尿药与脱水药**
  - ★高效：呋塞米，用于严重水肿、肾衰竭
  - ★中效：氢氯噻嗪，用于轻中度水肿、尿崩症
  - ★低效：螺内酯，用于醛固酮引起的水肿

- **作用于血液及造血器官的药物**
  - 抗凝血药：肝素、华法林
  - 抗血小板药（助理不考）：阿司匹林

- **组胺受体阻断药**
  - H_1受体阻断药：氯苯那敏
  - H_2受体阻断药：雷尼替丁

- **作用于呼吸系统的药物**
  - ★支气管扩张药：氨茶碱、沙丁胺醇、特布他林
  - ★抗炎平喘药：糖皮质激素
  - ★抗过敏平喘药：色甘酸钠

药理学（四）

作用于消化系统的药物
- ★质子泵抑制剂：奥美拉唑

肾上腺皮质激素类药物
- "四抗"：抗炎、抗毒、抗休克、抗免疫
- "三多"：升红、升白（中性粒细胞计数）、升小板
- "两少"：可使淋巴细胞、嗜酸性粒细胞减少

甲状腺激素及抗甲状腺药（助理不考）
- 硫脲类：甲亢、甲状腺危象
- ★碘及碘化物：甲亢术前、甲状腺危象

胰岛素及口服降血糖药
- 胰岛素：1型患者
- 磺酰脲类：非肥胖首选
- 双胍类：肥胖首选
- ★阿卡波糖：降低餐后血糖
- 胰岛素增敏剂：改善胰岛素抵抗

抗病原微生物药
- β-内酰胺类抗生素　作用：抑制细胞壁合成
- 大环内酯类及林可霉素类抗生素　大环内酯类作用：抑制蛋白质合成
- 人工合成的抗菌药
  - 磺胺类：抑制二氢叶酸合成
  - 喹诺酮：抑制DNA合成
- 抗真菌药和抗病毒药

抗恶性肿瘤药（助理不考）
- ★甲氨蝶呤：绒癌、儿童急性白血病首选
- ★5-氟尿嘧啶：胃肠道肿瘤首选
- 羟基脲：慢性粒细胞白血病首选

第九章　预防医学

- 第一节　绪论
- 第二节　医学统计学方法
- 第三节　流行病学原理及方法
- 第四节　临床预防服务
- 第五节　社区公共卫生
- 第六节　卫生服务体系与卫生管理（助理不考）

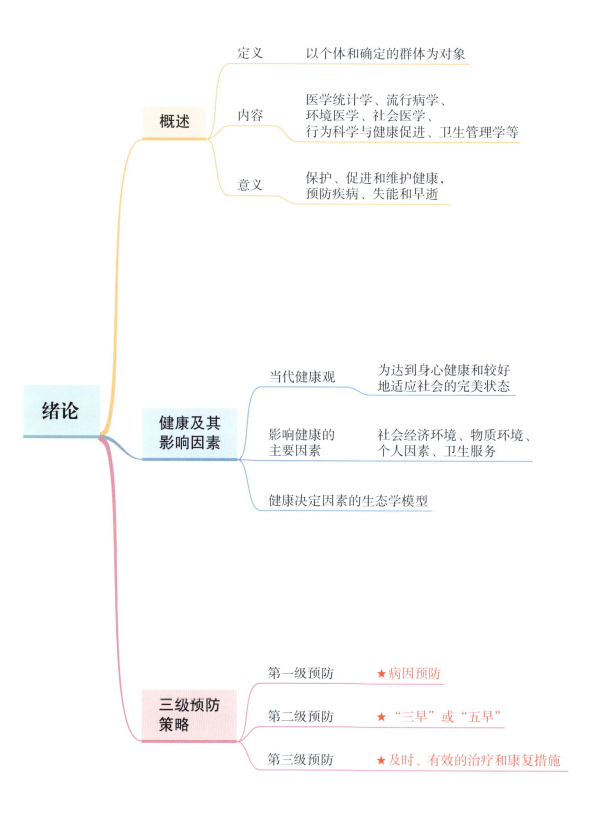

医学统计学方法

- **基本概念和基本步骤**
  - 基本概念 — 概率 — $P \leq 0.05$ 的随机事件称为小概率事件
  - 基本步骤 — 统计设计、数据整理、统计描述和统计推断

- **定量资料的统计描述**
  - 集中趋势指标 — 算术均数、几何均数与中位数
  - 离散趋势指标 — 极差、四分位数间距、方差、标准差和变异系数
  - 正态分布的特点与面积分布规律 — 正态分布曲线以均数为中心，均数在最高值，左右对称

- **定量资料的统计推断**
  - 均数的抽样误差 — ★其大小可用均数的标准差描述

- **分类资料的统计描述**
  - 相对数常用指标及其意义 — ★率、构成比、相对比
  - 相对数应用注意事项

- **分类资料的统计推断**
  - 率的抽样误差、总体率的可信区间及其估计方法 — 率的抽样误差大小可用率的标准误来表示
  - Z 检验和 χ^2 检验 — χ^2 检验：两个及两个以上率或构成比的比较

- **秩和检验**
  - 配对资料的秩和检验
  - 两样本比较秩和检验

- **直线回归和相关**
  - 直线回归分析 — 用于研究两个连续性变量 X 和 Y 之间的线性数量依存关系
  - 直线相关分析 — 用于研究两个连续性随机变量 X 和 Y 之间的线性关系

- **统计表和统计图**
  - 统计表的基本结构和要求 — 表的结构要简洁，最好一事一表
  - 统计图的类型、选择及制图通则 — 线图、直方图、直条图、圆图、散点图、统计地图

预防医学 - 流行病学原理及方法

流行病学原理及方法

- **概述**
  - 定义 —— ★研究对象：人群
  - 原理、基本原则及方法 —— 群体原则是流行病学区别于其他医学学科最显著的特点

- **流行病学资料的来源与疾病的分布**
  - 健康相关资料的来源
  - 疾病分布常用的测量指标 —— ★发病率、患病率、死亡率、病死率
  - 疾病的流行强度 —— 散发、流行、大流行、暴发
  - 疾病三间分布 —— ★时间、地区和人群

- **诊断试验和筛检试验**
  - 诊断试验和筛检试验的评价方法和评价指标 —— 灵敏度、特异度、假阳性率、假阴性率

- **疾病监测**
  - 方法 —— 被动监测、主动监测、常规报告、哨点监测

临床预防服务

概述

- 　　　　　　　　　　★ 提供者：临床医务人员

- 健康危险因素的评估 —— 作为采集病史、体检和实验室检查中不可缺失的一个主要组成部分

- 健康维护计划的制订与实施 —— ★ 主要原则：
  ① 健康为导向；
  ② 个性化；
  ③ 综合性利用；
  ④ 动态性；
  ⑤ 个人积极参与

健康相关行为干预

- 健康行为、健康教育、健康促进的概念 —— 健康行为是健康教育的核心

- 健康咨询的基本模式与原则 —— 健康咨询的基本模式——"5A模式"

- 烟草的行为干预

- 合理营养
  - 概述 —— 膳食营养素参考摄入量（DRIs）包括：平均需要量、推荐摄入量、适宜摄入量、可耐受最高摄入量等
  - 平衡膳食的概念 —— 合理膳食

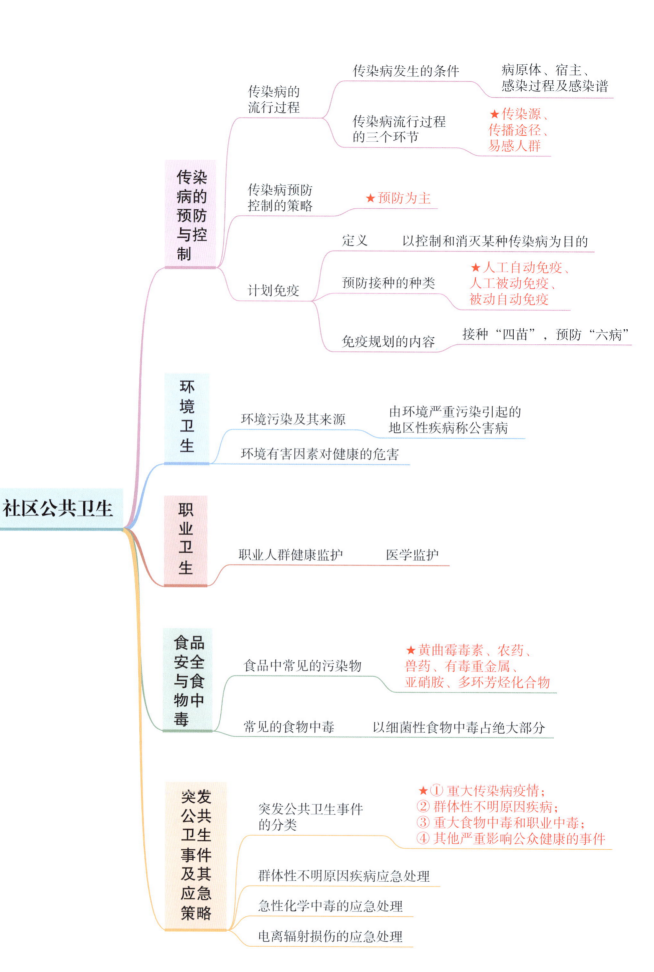

卫生服务体系与卫生管理（助理不考）

卫生系统及其功能

- 卫生系统及卫生组织机构 —— ★以改善健康为目的
- 医疗保健体系 —— 为居民提供医疗、保健和康复服务

医疗保障

- 中国医疗保障体系
  - 城镇职工基本医疗保险、
  - 城镇居民基本医疗保险、
  - 新型农村合作医疗、
  - 补充医疗保险、
  - 商业医疗保险、
  - 社会医疗救助等

第十章 医学心理学

- 第一节 总论
- 第二节 医学心理学基础
- 第三节 心理健康
- 第四节 心理应激与心身疾病
- 第五节 心理评估
- 第六节 心理治疗与心理咨询
- 第七节 医患关系与医患沟通
- 第八节 患者的心理问题

医学心理学-总论

总论

- **概念与性质**：德国人洛采在1852年首次提出
- **医学模式的转化**：生物-心理-社会医学模式
- **任务**：为达到身心健康和较好地适应社会的完美状态
- **观点**：心身统一的观点
- **研究方法**：观察研究、调查研究、实验研究

医学心理学基础

- **概念**: 其研究对象是个体的心理活动和行为
- **心理过程**: ★认知过程、情绪情感过程、意志过程
- **实质内容**: 心理是人脑对客观现实的主观能动的反映
- **心理防御机制**: 是面对心理应激状态的一种心理机制
- **认知过程、情绪过程**:
  - 认知过程是意志活动的前提和基础
  - 记忆分为感觉、短时和长时记忆
  - 思维是人脑对客观现实概括的、间接的反映
  - 情感是人对精神性和社会性需要的态度的体验
  - 情绪的状态可分为心境、激情和应激
- **意志品质**: 自觉性、果断性、坚韧性、自制力
- **动机冲突的类型**: ★双趋冲突、双避冲突、趋避冲突、双重趋避冲突
- **人格**:
  - 人格是指一个人的整个精神面貌
  - 将气质分为多血质、胆汁质、黏液质、抑郁质四种类型
  - 人格形成的关键是自我意识的确立和社会化的完善

医学心理学-心理健康、心理应激与心身疾病

心理健康

- **概念**：研究对象——人群
- **心理健康的研究角度**：统计学角度、病理学角度、文化学角度
- **心理健康的标准**：★智力正常、情绪良好、人际和谐、适应环境、人格完整

心理应激与心身疾病

心理应激

- **应激源的种类**：躯体性应激源、心理性应激源、社会性应激源、文化性应激源
- **心理应激反应**：应激的心理反应、应激的行为反应
- **心理应激对健康的影响**：积极反应、消极反应
- **心理应激的应对方法**：积极地适应不良的行为性

心身疾病

- **定义、特征与范围**：躯体性器质性疾病
- **心身疾病的发病原因与机制**：情绪、人格、社会环境
- **几种常见的心身疾病**：原发性高血压、冠心病、癌症

心理评估

- **评估方法**
  - 观察法、会谈法、调查法、作品分析法
  - 心理测验法和临床评定量表

- **心理测验**
  - 按目的分类：智力测验、人格测验、神经心理学测验和评定量表
  - 按性质分类：文字测验和非文字测验
  - 按方法分类：问卷法、作业法、投射法
  - 按组织方式分类：个别测验和团体测验

- **应用心理测验的一般原则**：★标准化原则、保密原则及客观性原则

- **信度**：反映测验工具的可靠性和稳定性

- **效度**：反映测量工具的有效性和正确性

- **常模**：提供可比较的标准

- **智力测验**：应用最多的是韦氏量表

- **人格测验**：最常用的方法为问卷法和投射法

- **临床评定量表**
  - 是临床心理评估和研究的常用方法
  - 适应行为量表、精神症状评定量表、应激和应对有关评定量表

心理治疗与心理咨询

- **发展状况**：由弗洛伊德创立的精神分析疗法开始
- **性质**：自主性、学习性、时效性
- **适应证**：性心理障碍、应激或挫折后的情绪反应等
- **分类**：按理解、按形式、按学派的理论、按患者意识分类
- **心理治疗的理论基础**
  - ★精神分析学派 ★弗洛伊德
  - ★行为主要学派 ★华生、巴甫洛夫
  - ★人本主义学派 ★马斯洛、罗杰斯
- **心理治疗的原则**
  - 治疗关系的建立原则：单向性、系统性、正式性、时限性
  - 心理治疗的原则：★真诚原则、保密原则、"中立"原则、回避原则
- **心理治疗的方法**
  - 精神分析的治疗：自由联想、精神疏泄、分析解释
  - 行为主义的治疗：★冲击疗法、系统脱敏法、厌恶疗法、放松训练法
  - 人本主义的治疗：代心理治疗中的"第三种势力"
  - 其他疗法：催眠治疗、认知治疗、完形治疗、音乐治疗、沙盘游戏治疗等
- **临床心理咨询**
  - 意义
    - 解决紧张应激压力的主要手段
    - 防治心身疾病
    - 促进健康长寿的有效方法
    - 心理健康知识传播的重要途径
  - 心理咨询的方式：门诊心理咨询——常见和有效的方式
  - 手段与内容：★宣泄、领悟、强化自我控制、增强自信心
  - 基本过程：问题探索阶段、分析认识阶段、治疗行动阶段、结束巩固阶段

医患关系与医患沟通

- **概述**
  - 概念：以维护患者健康为目的
  - 重要性：良好的医患关系是医疗活动顺利开展的前提，是营造良好医疗心理气氛的关键

- **两种形式**：语言形式、非语言形式

- **两个水平**：技术水平、非技术水平

- **医患沟通的基本理念**
  - 以人为本的服务理念
  - 理解与尊重的理念
  - 同情与换位的理念
  - 主动与共同参与的理念

- **医患沟通的基本原则**
  - ★平等、共同参与、诚信和公正、保密、反馈、知情同意

- **医患沟通的基本方法**
  - ★言语沟通、非言语沟通

- **常见问题与处理**：医患沟通障碍的因素来自于医患双方

- **模式的临床应用**
  - ★主动-被动型、指导-合作型、共同参与型

医学心理学 — 患者的心理问题

患者的心理问题

- **患者角色的特征**：免除或减轻社会职责、不必对疾病负责、恢复健康的义务、寻找帮助

- **患者角色的转化**：缺如、冲突、减退、强化、异常、适应

- **求医的类型**：★主动求医型、被动求医型、强制求医型

- **儿童患者**：对疾病缺乏认识，心理活动多变化

- **青年患者**：情绪强烈而不稳定

- **老年患者**：对病情估计多较悲观

- **不治之症患者**：
  - 休克（恐惧期）
  - 否认（怀疑期）
  - 愤怒（沮丧期）
  - 接受（适应期）

第十一章 医学伦理学

- 第一节 伦理学与医学伦理学
- 第二节 医学伦理学的原则与规范
- 第三节 医疗人际关系伦理
- 第四节 临床诊疗伦理
- 第五节 安宁疗护与死亡伦理
- 第六节 公共卫生伦理
- 第七节 医学科研伦理（助理不考）
- 第八节 医学新技术研究与应用伦理（助理不考）
- 第九节 医务人员医学伦理素质的养成

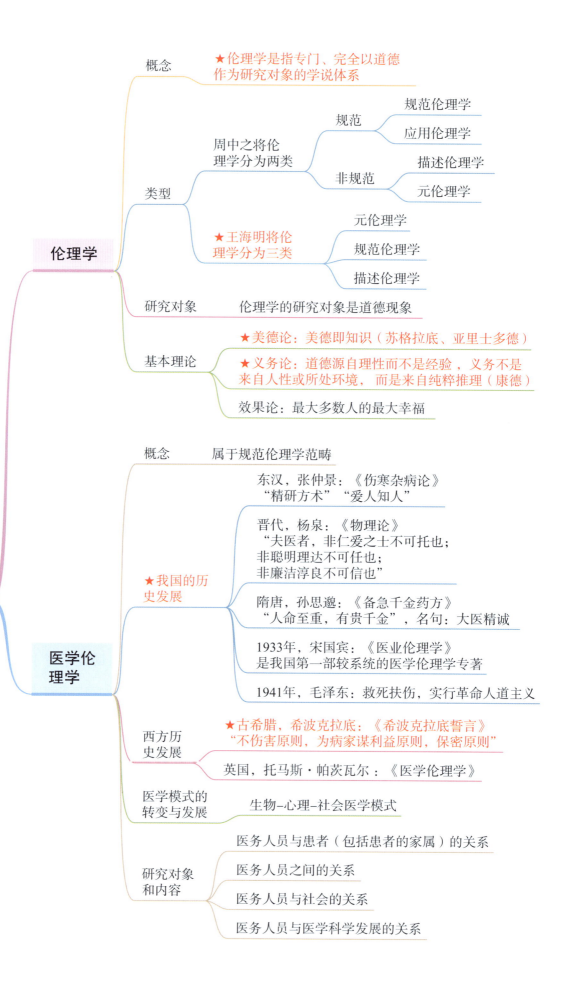

医学伦理学的原则与规范

指导原则

是调节医学领域各种道德关系的根本原则
- 防病治病，救死扶伤
- 实行社会主义人道主义
- 全心全意为人民身心健康服务

基本原则

★不伤害原则
- ★是底线原则（最起码原则），是对医务人员最基本的要求
  - 近期伤害
  - 远期伤害

有利原则
有利于患者成为医学伦理学的第一位、最高的原则

尊重原则

★尊重的内容
- 尊重患者的生命
- 尊重患者的人格
- 尊重患者的隐私权
- 尊重患者的自主选择权

★尊重原则的要求
- 尊重患者及其家属的人格和尊严
- 尊重患者知情同意和选择的权利
- 如果患者的选择不当，此时应该劝导患者。劝导无效者应尊重患者或家属的自主权

公正原则

基本规范

含义和本质
- 含义：是指构成医德规范体系主体部分的医德规范
- ★本质：医学伦理学的基本规范是医学道德行为和道德关系普遍规律的反映，是社会对医务人员的基本道德要求，是医德原则的具体体现和补充

形式和内容
- 基本规则："哪些应该做，哪些不应该做"
- 《医疗机构从业人员行为规范》
- 《希波克拉底誓言》：尊师敬业、为患者谋利、不伤害患者和保守医密
- ★《日内瓦宣言》
  - ★以《希波克拉底誓言》为蓝本
  - ★在1948年世界医学会全体大会上产生

医疗人际关系伦理

医患关系伦理

概念
- 狭义的医患关系：是指医生与患者之间的人际关系
- 广义的医患关系：是指以医生为中心的群体（医方）与以患者为中心的群体（患方）在医疗活动中所建立起来的人际关系

★特点
- 明确的目的性和目的的统一性
- 利益的相关性和社会价值实现的统一性
- ★人格权利的平等性和医学知识性的不对称
- 医疗冲突或纠结的不可避免性

性质
- 契约关系：医患关系是建立在平等基础上的契约关系
- 信托关系：医患关系是以社会主义法制为保障建立起来的信托关系
- ★法律上讲医患关系是一种契约关系
- ★伦理上讲医患关系是一种信托关系

模式
- 主动-被动模式：难以表述自己主观意见的患者
- ★指导-合作模式：急性感染期患者
- 共同参与模式：慢性疾病患者和心理疾病患者

医师的道德权利与义务

权利
- 医疗诊治权、设备使用权、科学研究权
- 继续教育权、人身安全权、经济待遇权
- 民主管理权

★义务
- 遵守法律、法规及技术操作规范的义务
- 如实记载和妥善保管病历的义务
- 如实告知和说明的义务
- 抢救及转诊的义务
- 保护患者隐私的义务

医务人员之间关系伦理

医务人员之间关系的含义和特点
- ★协作性、平等性、同一性、竞争性

处理好医务人员之间关系的意义
- 有利于医学事业的发展
- 有利于医院整体效应的发挥

协调医务人员之间关系的伦理要求
- ★维护患者健康和生命，捍卫患者的正当权益

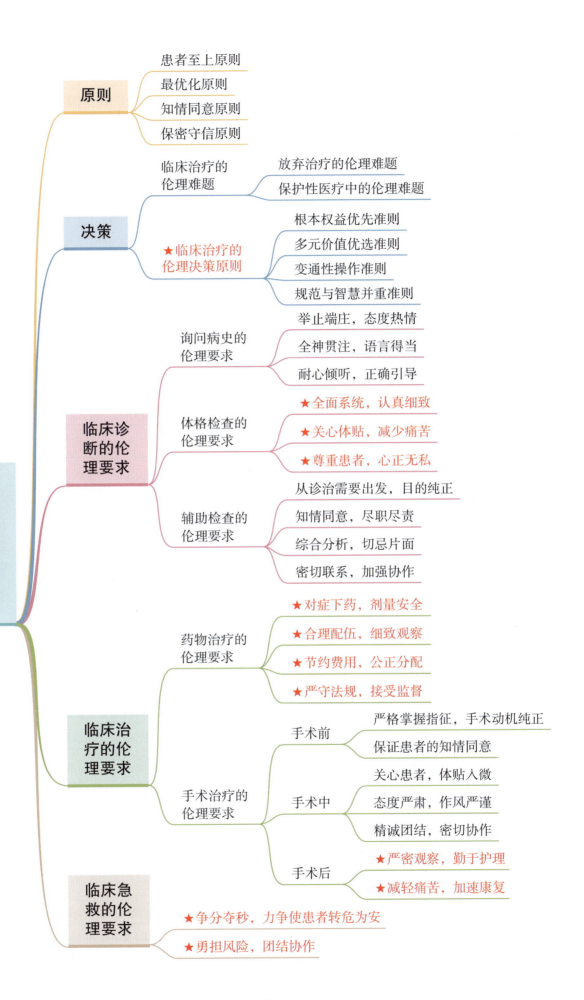

医学伦理学-安宁疗护与死亡伦理

安宁疗护与死亡伦理

安宁疗护伦理

- **历史**
  - ★1967年英国的桑德斯博士首创圣克里斯多弗临终关怀医院

- **特点**
  - 针对于不可逆的疾病终末期患者（包括其家属）
  - 不是治疗或治愈疾病，而是减轻患者的身心痛苦、控制症状

- **意义**
  - 蕴含人道主义精神
  - 注重生命质量价值
  - 彰显社会文明进步

- **伦理要求**
  - ★理解临终患者的心理
  - ★保护临终患者的权益
  - ★尊重临终患者的选择
  - ★控制临终患者的症状
  - ★关怀临终患者的亲属
  - ★关注临终患者的教育

安乐死伦理

- **种类**
  - 主动安乐死：无痛致死术
  - 被动安乐死：听任死亡

- **伦理争议**
  - 安乐死的伦理争议
  - 支持安乐死的主要理由

- **实施现状**
  - ★2001年4月10日，荷兰成为世界上第一个安乐死合法化的国家
  - ★2002年4月，比利时成为世界上第二个安乐死合法化的国家
  - 我国对安乐死尚未立法，也无相关政策

死亡伦理

- **死亡的含义**：是人的本质特征的消失，是机体生命活动过程和新陈代谢的终止

- **★脑死亡**
  - ★①对外部刺激和内部的需要无接受性、无反应性
  - ★②自主运动和自主呼吸消失
  - ★③诱导反射消失
  - ★④脑电波平直或等电位
  - 凡符合以上4条标准，持续24小时，每次不少于10分钟，反复检查多次结果一致者，就可宣告死亡

公共卫生伦理

公共卫生伦理的含义和理论基础

- 公共卫生伦理的含义：是预防疾病、延长寿命和促进人的身心健康的一门科学
- 公共卫生伦理的理论基础：★理论基础是功利主义、自由主义和社群主义

公共卫生伦理原则

- ★全社会参与原则
- ★社会公益原则
- ★社会公正原则
- ★互助协同原则
- ★信息公开原则

公共卫生工作伦理要求

传染病防控
- 积极开展传染病防控
- ★遵守法律规定，做好传染病监测和报告，履行道德和法律职责
- 尊重科学，具有奉献精神
- ★尊重患者的人格和权力

慢性非传染性疾病防控
- 积极开展健康教育，促进健康行为、方式的转变
- 加强慢性病的监测、筛查、普查工作，实行早发现、早诊断、早治疗的道德责任

健康教育和健康促进
- 履行法定义务，利用一切机会和场合积极主动开展健康教育
- ★积极参与有利于健康促进的公共政策的制定、支持环境和卫生保健体系的建立

应对突发公共卫生事件
- 恪守职责和加强协作，发扬敬畏生命的人道主义精神
- 树立崇高的职业责任感和科学态度
- 勇于克服困难，具有献身精神

职业性损害防控
- 依法开展卫生监督和管理，从源头控制住职业性损害，对劳动者的健康和安全负责
- ★积极开展职业健康教育、卫生监测和健康监护

医学科研伦理（助理不考）

医学科研伦理的含义和要求

- **医学科研伦理的含义**：《纽伦堡法典》和《赫尔辛基宣言》的问世，使全世界对医学科研伦理的认识进入了一个全新的时代
- **★医学科研伦理的要求**：
  - 动机纯正
  - 诚实严谨
  - 敢于怀疑
  - 公正无私
  - 团队协作
  - 知识公开

涉及人的生物医学研究伦理

含义
- 人体实验：以健康人或患者作为受试对象
- ★人为的实验手段：有控制地对受试者进行观察和研究

分类
- 天然实验：
  - 实验的发生、发展和后果
  - 自然演进过程，不以医学科研人员意志为转移
- 人为实验：
  - 按照随机的原则
  - 对受试者进行有控制的观察和实验研究，以检验假说

涉及人的生物医学研究的伦理原则
- **★维护受试者利益原则**：人体试验以维护受试者利益为前提，此为首要伦理原则
- **★医学目的原则**：改进和提高疾病防治水平
- **★知情同意原则**：人体试验受试验者自主权的体现，受试者决定是否参加人体试验，决定是完全自由的
- **★随机对照原则**：按随机原则平均分配到试验组和对照组，客观、公正地观察干预措施的安全性和有效性

涉及人的生物医学研究的伦理审查
- 伦理审查目的：保护受试者的尊严、权力、安全和福利
- 伦理审查的依据：《纽伦堡法典》和《赫尔辛基宣言》

动物实验伦理

- 动物实验的概念：使用动物进行的科学研究
- 动物实验伦理的要求：用没有知觉的实验材料代替活体动物，用低等动物代替高等动物

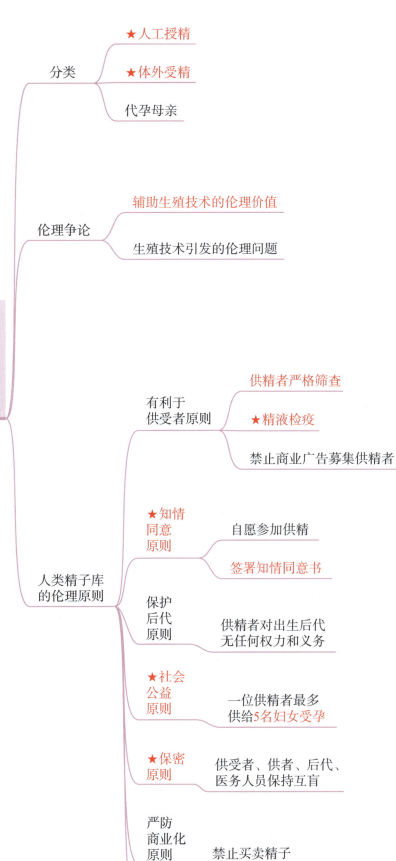

医学新技术研究与应用伦理（二）（助理不考）

人体器官移植伦理

分类
- ★自体移植：供、受体为同一个体
- 同种移植：同一种属的不同个体
- 异种移植：供、受体属于不同种属

伦理争论
- 道德完整性质疑
- 器官来源的国际经验及伦理分析
- 谁优先获取可供移植的器官

人的胚胎干细胞研究与应用伦理

- ★体外受精、体细胞核移植等获得的囊胚，其体外培养期限自受精或核移植开始不得超过14天
- 不得将已用于研究的人囊胚植入人或任何其他动物的生殖系统
- 不得将人的生殖细胞与其他物种的生殖细胞结合
- ★禁止买卖人类配子、受精卵、胚胎或胎儿组织
- 认真贯彻知情同意与知情选择原则，签署知情同意书，保护隐私

基因诊疗伦理

★基因诊疗的伦理原则
- 尊严与平等原则
- 知情同意原则
- 科学性原则
- 医学目的原则

医务人员医学伦理素质的养成（一）

医学道德教育

医学道德教育的特点
- 专业性与综合性
- 同时性与层次性
- 长期性与渐进性
- 理论性与实践性

★医学道德教育的过程
- 提高医学道德认识
- 陶冶医学道德情感
- 锻炼医学道德意志
- 树立医学道德信念
- 养成良好的医学道德行为和习惯

医学道德教育的方法
- 案例讨论、以理导人的方法
- 积极疏导、以情动人的方法
- 典型引导、以形感人的方法
- ★舆论扬抑、以境育人的方法

医学道德修养

★意义
- 有助于医学道德教育的深化
- 有助于形成良好的医德医风
- 是形成医德品质的内在根据

目标
- 医德品质
- 医学职业精神

途径
- ★坚持实践是医学道德修养的根本途径

★方法
- 学习方法：是医德修养的前提和指导
- 立志方法：是医德修养的开端和动力
- 躬行方法：是医德修养的过程和途径
- 反省方法：是医德修养的依据和终点

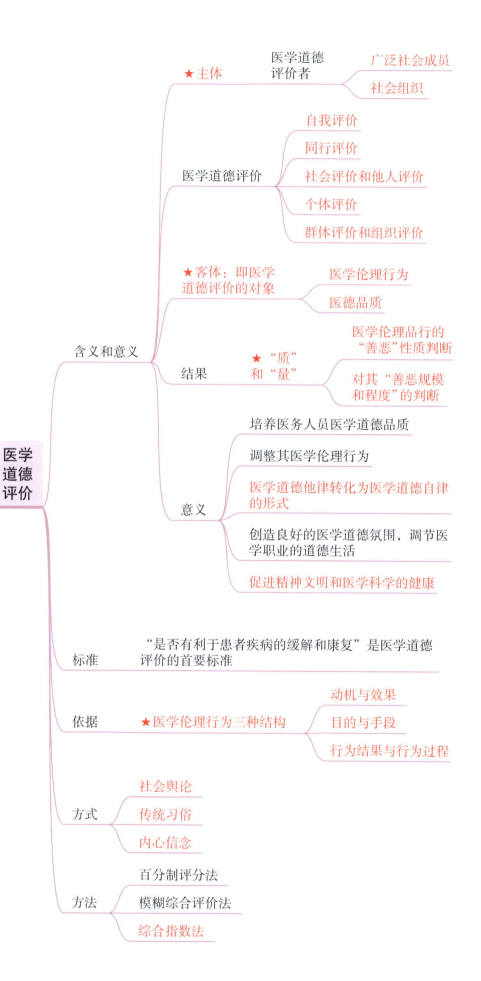

第十二章 卫生法规

- 第一节 卫生法基础知识
- 第二节 职业病防治法
- 第三节 医师法
- 第四节 医疗机构管理条例及其实施细则
- 第五节 母婴保健法及其实施办法
- 第六节 传染病防治法
- 第七节 艾滋病防治条例
- 第八节 突发公共卫生事件应急条例
- 第九节 药品管理法及其实施条例
- 第十节 麻醉药品和精神药品管理条例
- 第十一节 处方管理办法
- 第十二节 献血法
- 第十三节 医疗损害责任
- 第十四节 放射诊疗管理规定
- 第十五节 抗菌药物临床应用管理办法
- 第十六节 医疗机构临床用血管理办法
- 第十七节 精神卫生法
- 第十八节 人体器官移植条例
- 第十九节 疫苗管理法
- 第二十节 医疗事故处理条例
- 第二十一节 药品不良反应报告和检测管理办法

卫生法规 - 卫生法基础知识

卫生法基础知识

概念、分类和作用
- **概念**：调整卫生社会关系
- **分类**：公共卫生法、医疗法、药事法、中医药法和医疗保障法
- **作用**：维护社会卫生秩序、保障公共卫生利益、规范卫生行政行为

形式、效力

形式：
- 宪法中的卫生方面的规范
- 卫生法律
- 卫生行政法规
- 地方性法规、自治法规中的卫生方面规范
- 卫生行政规章
- 卫生标准
- 有关卫生方面的法律解释
- 卫生方面的国际条约

效力：
- 人的效力：自然人和法所拟制的人
- ★空间效力：全国范围、一定区域
- 时间效力：卫生法的效力的起止时间

守法、执法和司法

- **守法**：与卫生有关的单位和个人依照卫生法的规定，行使权利和履行义务的活动

- **★执法**：
  - 行政许可：准予其从事特定活动行为
  - 行政强制：
    ①行政强制措施：制止违法行为、防止证据损毁、避免危害发生、控制危险扩大等情形
    ②行政强制执行：对不履行行政决定的公民、法人或者其他组织，依法强制履行义务的行为
  - 行政处罚：警告、罚款及责令停产停业
  - 行政复议

- **司法**：依据法定职权和法定程序，具体应用卫生法等处理卫生方面案件的活动

职业病防治法

- **概述**：长期处于化学、物理、生物因素的职业环境中，危害劳动者健康

- **职业病诊断机构** — 设立及条件
  - 职业病诊断机构的设立：省、自治区、直辖市人民政府卫生行政部门批准
  - ★**卫生机构具备条件**：持有《医疗机构执业许行可证》；与开展职业病诊断相适应的医疗卫生技术人员；与开展职业病诊断相适应的仪器、设备；健全的职业病诊断质量管理制度

- **法律责任**
  - ★**未按规定报告**：责令限期改正，给予警告，处1万元以下罚款
  - 弄虚作假：2万元以上5万元以下的罚款
  - 直接负责的主管人员和其他直接责任人员：降级或撤职
  - ★**超出资质认可或者批准范围从事职业卫生技术服务或者职业健康检查、职业病诊断的**：责令停止，予以警告，没收违法所得

医师法

卫生法规 — 医师法

概述
- 自2022年3月1日起施行
- 医师的基本要求及职责：应具备良好的职业道德和医疗执行水平，发扬人道主义精神。履行防病治病、救死扶伤、保护人民健康的神圣职责

执业规则
- 医师在执业活动中享有相关权利
- 医师在执业活动中应履行相关义务
- ★执业助理医师的执业范围及要求：
  ① 在执业医师的指导下按照其执业类别执业
  ② 在乡、民族乡、镇的机构，根据医疗诊治情况，独立从事执业活动

考核和培训
- 考核机构：县级以上人民政府卫生行政部门委托的机构或者组织
- 考核不合格的处理：考核不合格，县级以上人民政府卫生行政部门责令其暂停执业活动3个月至6个月，接受培训和继续医学教育

★执业医师资格考试条件
① 医学专业本科以上学历，试用期满1年
② 取得执业助理医师执业证，医学专科学历，工作满2年；医学中等专业学历，工作满5年

执业注册

- 取得医师资格的，向当地**县级以上**人民政府卫生行政部门申请注册
- 当地**县级以上**卫生行政部门在收到注册申请30日内注册或不予以注册
- ★不予注册的情形：
  ①不具完全民事行为能力者
  ②刑事处罚，执行完至申请注册时不满2年
  ③吊销执业医师证书行政处罚，自决定之日起至申请注册时不满2年
  ④国务院卫生行政部门规定的其他情形
  ⑤定期考核不合格被注销注册不满1年

注销注册、变更注册和重新注册

- **注销注册**
  - 死亡或宣告失踪者
  - （正在）受刑罚的
  - （正在）受吊销医师执业证书行政处罚
  - 考核不合格被暂停**3~6个月**执业活动，期满再考仍不合格
  - 终止医师执业活动满2年的
  - 国务院卫生行政部门规定的其他情形

- **变更注册**：医师变更执业地点、类别、范围等

- **★重新注册**
  - ①终止医师执业活动2年以上以及不予注册的情形消失
  - ②获得执业医师资格后2年内未注册者
  - 接受连续6个月的培训，并经考核合格，方可依照有关规定重新申请执业注册

卫生法规-医疗机构管理条例及其实施细则

概述
- ★医疗机构以救死扶伤、防病治病、为公民的健康服务为宗旨

医疗机构执业

医疗机构执业要求
- ★《医疗机构执业许可证》

医疗机构执业规则
- 必须将《医疗机构执业许可证》、诊疗科目、诊疗时间和收费标准悬挂于明显处所
- 必须按照核准登记的诊疗科目开展诊疗活动
- ★不得使用非卫生技术人员从事医疗卫生技术工作
- 应当加强对医务人员的医德教育
- ★工作人员上岗工作，必须佩戴载有本人姓名、职务或者职称的标牌

登记和校验
- ★医疗机构执业，必须进行登记，领取《医疗机构执业许可证》
- 县级以上地方人民政府卫生行政部门自受理执业登记申请之日起45日内，根据本条例和医疗机构基本标准进行审核。审核合格的，予以登记，发给《医疗机构执业许可证》；审核不合格的，将审核结果以书面形式通知申请人
- ★床位不满100张的医疗机构，其《医疗机构执业许可证》每年校验1次；床位在100张以上的医疗机构，其《医疗机构执业许可证》每3年校验1次

疗机构管理条例及其实施细则

法律责任

- 出卖、转让、出借《医疗机构执业许可证》的，由县级以上人民政府卫生行政部门没收非法所得，并可以处以5000元以下的罚款；情节严重的，吊销其《医疗机构执业许可证》

- 诊疗活动超出登记范围的，由县级以上人民政府卫生行政部门予以警告、责令其改正，并可以根据情节处以3000元以下的罚款；情节严重的，吊销其《医疗机构执业许可证》

- 使用非卫生技术人员从事医疗卫生技术工作的，由县级以上人民政府卫生行政部门责令其限期改正，并可以处以5000元以下的罚款；情节严重的，吊销其《医疗机构执业许可证》

- 出具虚假证明文件的，由县级以上人民政府卫生行政部门予以警告；对造成危害后果的，可以处以1000元以下的罚款；对直接责任人员由所在单位或者上级机关给予行政处分。没收的财物和罚款全部上交国库

母婴保健法及其实施办法

卫生法规－母婴保健法及其实施办法

概述

- 母婴保健工作方针：
  以保健为中心，以保障生殖健康为目的

- 母婴保健技术服务事项：
  ①有关母婴保健的科普宣法、教育和咨询；
  ②婚前医学检查；
  ③产前诊断和遗传病诊断；
  ④助产技术；
  ⑤实施医学上需要的节育手术；
  ⑥新生儿疾病筛查；
  ⑦有关生育、节育、不育的其他生殖保健服务

婚前保健

- 内容
  - 婚前卫生指导
  - 婚前卫生咨询
  - 婚前医学检查
    - 严重遗传性疾病
    - 指定传染病
    - 有关精神病

孕产期保健

- 孕产期保健的内容
  - 母婴保健指导
  - 孕妇、产妇保健
  - 胎儿及新生儿保健

- 终止妊娠
  - ★胎儿患严重遗传性疾病
  - ★胎儿有严重缺陷
  - ★因患严重疾病，继续妊娠可能危及孕妇生命或严重危害孕妇健康

行政管理

- 医疗保健机构的许可：县级以上地方人民政府卫生部门许可
- 保健工作人员许可：必须符合国务院卫生行政部分规定的条件和技术标准，并经县级以上地方人民政府卫生行政部门许可

法律责任

- 出具虚假医学证明的：依法予行政处分
- ★违反规定进行胎儿性别鉴定的：
  ①卫生行政部门给予警告，责令停止；
  ②机构直接负责人员，予行政处分；
  ③胎儿性别鉴定两次以上，撤销母婴保健技术执业资格或者医师执业证书

卫生法规 - 传染病防治法

概述
方针和原则：预防为主、防治结合、分类管理、依靠科学、依靠群众

★甲类传染病：2种
乙类传染病：26种
丙类传染病：12种

传染病预防

预防接种：
对儿童实行预防接种制度
国家免疫规划项目的预防接种实行免费

传染病监测

预警制度

传染病菌种、毒种管理：
采集、保藏、携带、运输和使用实行分类管理

疫情报告、通报和公布

疫情报告：
责任人：疾病控制、医疗和采供血机构
义务人：任何单位和个人

★报告时限：
①2小时：甲类、乙类，向当地县级疾病预防控制机构报告；
②24小时：其他乙类、丙类、疑似病人

疫情报告管理：
向附近疾病预防控制机构或机构报告

★卫生行政部门的疫情信息公布：
①国务院：定期公布全国疫情信息；
②省、自治区、直辖市人民政府：定期公布本行政区域的传染病疫情信息；
③国务院负责向社会公布：传染病暴发、流行

传染病防治法

疫情控制

控制措施

医疗机构：
★甲类传染病：
①病人、病原携带者，予隔离；
②疑似病人，确诊前指定场所单独隔离；
③医疗机构内病人、病原携带者、疑似病人密切接触者，指定场所医学观察；
④拒绝隔离或隔离期未满擅自脱离隔离，公安机关协助医疗机构进行强制隔离

疾病预防控制机构：
①传染病疫情流行病学调查；
②疫点、疫区卫生处理

紧急措施

★县级以上地方人民政府立即组织力量切断传播途径

医疗救治

- 预防医院感染的要求
- 开展医疗救治的要求

法律责任

★疾病预防控制机构：
①责令限期改正，通报批评，警告；
②负有责任的，予降级、撤职、开除，吊销执业证书；
③构成犯罪，予追究刑事责任

医疗机构：
①责令改正，通报批评，警告；
②造成传染病传播直接责任人，降级、撤职、开除，吊销执业证书；
③构成犯罪，追究刑事责任

卫生法规-艾滋病防治条例 思维导图

艾滋病防治条例

概述
- ★**防治原则**：预防为主、防治结合的方针
- 不歧视规定：婚姻、就业、就医、入学等合法权益受法律保护

预防与控制
- 艾滋病监测：健全艾滋病监测网络
- 自愿咨询和检测制度：县级以上地方人民政府卫生主管部门指定医疗卫生机构
- 患者义务：
  ① 接受流行病学调查和指导；
  ② 感染或发病事实及时告知；
  ③ 就医时，将感染或发病事实告知接诊医生；
  ④ 采取必要防护措施，防止感染他人，**不得故意传播**
- ★**隐私权保护：未经本人同意，不得公开**
- 采集或使用人体血液、血浆、组织的管理：采集或者使用的人体血液、血浆，应进行艾滋病检测；未经检测或者阳性，不采集使用

治疗与救助
- 提供防治咨询、诊断和治疗服务
- 将感染或者发病的事实告知本人；本人为无行为能力或限制，告知监护人
- ★**预防母婴传播技术指导方案：母婴传播的咨询、产前指导、阻断、治疗、产后访视、婴儿随访和检测等服务**
- 防止发生艾滋病医院感染和医源性交叉感染

法律责任
- ★**医疗机构法律责任**：
  ① 责令限期改正，通报批评，给予警告；
  ② 造成艾滋病传播、流行、负有责任，予降级、撤职、开除，依法吊销执业许可证件；
  ③ 构成犯罪的，依法追究刑事责任

突发公共卫生事件应急条例

概念

突发公共卫生事件：
突然发生，造成或可能造成社会公众健康严重损害的重大传染病疫情、群体不明原因疾病、重大食物和职业中毒以及严重影响公众健康的事件

报告与信息发布

★ **机构职责**：
2小时内向地县级人民政府卫生行政主管部门报告

★ **信息发布**：
国务院卫生行政主管部门负责向社会发布突发事件的信息

法律责任

①情节严重的，吊销《医疗机构执业许可证》；
②主要直接责任人，予降级或撤职的纪律处分；
③造成传染病传播而构成犯罪，追究刑事责任

药品管理法及实施条例

卫生法规 - 药品管理法及其实施条例

概述
药品是指用于预防、治疗、诊断人的疾病，有目的地调节人的生理机能并规定有适应证或者功能主治、用法和用量的物质

药品管理

★假药
- 药品所含成分与国家药品标准规定的成分不符
- 以非药品冒充药品或者以他种药品冒充此种药品
- 变质的药品
- 药品所标明的适应证或者功能主治超出规定范围

★劣药
- 药品成分的含量不符合国家药品标准
- 被污染的药品
- 未标明或者更改有效期的药品
- 未注明或者更改产品批号的药品
- 超过有效期的药品
- 擅自添加防腐剂、辅料的药品
- 其他不符合药品标准的药品

法律责任

医疗机构在药品购销中违法行为的法律责任

药品的生产企业、经营企业或医疗机构在药品购销中暗中给予、收受回扣或者其他利益的，药品的生产企业、经营企业或者其代理人给予使用其药品的医疗机构的负责人、药品采购人员、医师等有关人员以财物或者其他利益的，由工商管理部门处30万元以上300万元以下的罚款，有违法所得的，予以没收；情节严重的，由工商行政管理部门吊销药品生产企业、药品经营企业的营业执照

医疗机构相关人员违法行为的法律责任

医疗机构的负责人、药品采购人员、医师等有关人员收受药品生产企业、药品经营企业或者其代理人给予的财物或者其他利益的，由卫生行政部门或在本单位给予处分，没收违法所得；对违法行为情节严重的执业医师，由卫生行政部门吊销其执业证书

卫生法规 - 麻醉药品和精神药品管理条例

麻醉药品、精神药品管理条例

概述
- 精神药品分类
  - 第一类精神药品
  - 第二类精神药品

使用（一）

麻醉药品、第一类精神药品购用印鉴卡

★医疗机构凭印鉴卡向本省、自治区、直辖市行政区域内的定点批发企业购买麻醉药品和第一类精神药品

★医疗机构取得印鉴卡的条件：
- 有专职的麻醉药品和第一类精神药品管理人员
- 有获得麻醉药品和第一类精神药品处方资格的执业医师
- 有保证麻醉药品和第一类精神药品安全储存的设施和管理制度

使用（二）

★ 使用处方权
- 医疗机构应当按照国务院卫生主管部门的规定对本单位执业医师进行有关麻醉药品和精神药品使用知识的培训、考核
- 经考核合格的，授予麻醉药品和第一类精神药品处方资格

法律责任

- 医疗机构的法律责任
- ★ 具有麻醉药品和第一类精神药品处方资格医师的法律责任
- 未取得麻醉药品和第一类精神药品处方资格的执业医师的法律责任

卫生法规－麻醉药品和精神药品管理条例

卫生法规-处方管理办法（一）

概述

处方的开具：医师应当根据医疗、预防、保健需要开具

一般规定

处方书写规则

- ★处方限于一名患者的用药

- ★字迹清楚，不得涂改；如需修改，应当在修改处签名并注明修改日期

- 药品名称应当使用规范的中文名称书写，没有中文名称的可以使用规范的英文名称书写；医疗机构或者医师、药师不得自行编制药品缩写名称或者使用代号；
  书写药品名称、剂量、规格、用法、用量要准确规范，药品用法可用规范的中文、英文、拉丁文或者缩写体书写，但不得使用"遵医嘱""自用"等含混不清字句

- ★年龄应当填写实足年龄，新生儿、婴幼儿写日、月龄，必要时要注明体重

- 西药和中成药可以分别开具处方，也可以开具一张处方，但中药饮片应当单独开具处方

- 西药、中成药处方，每一种药品应当另起一行，每张处方不得超过5种药品

药品剂量与数量的书写要求

- 药品剂量与数量用阿拉伯数字书写

处方管理办法（一）

处方权的获得

取得处方权
★ 经注册的执业医师在执业地点取得相应的处方权

开具处方的条件
- 医师应当在注册的医疗机构签名留样或者专用签章备案后，方可开具处方
- 经注册的执业助理医师在医疗机构开具的处方，应当经所在执业地点执业医师签名后方有效
- 医师取得麻醉药品和第一类精神药品处方权后，可在本机构开具麻醉药品和第一类精神药品处方，但不得为自己开具该类药品处方

法律责任

★ 予以警告或责令暂停6个月以上1年以下执业活动；情节严重的吊销其执业医师证书
- 未取得处方权或者被取消处方权后开具药品处方的
- 未按照《处方管理办法》规定开具药品处方的
- 违反《处方管理办法》其他规定的

卫生法规-处方管理办法（二）

★处方的开具

- 处方开具当日有效。特殊情况下需延长有效期的，由开具处方的医师注明有效期限，但最长不得超过3天

- 处方量一般不得超过7日用量；
  急诊处方不得超过3日用量；
  对于某些慢性病、老年病或特殊情况，处方量可适当延长，但医师应当注明理由

- 为门（急）诊患者开具的麻醉药品注射剂或第一类精神药品注射剂，每张处方为1次常用量；控缓释制剂，每张处方不得超过7日常用量；其他剂型，每张处方不得超过3日常用量

- 第二类精神药品，每张处方不得超过7日常用量；对于慢性病或某些特殊情况的患者，处方量可以适当延长，医师应注明理由

- 为门（急）诊癌症疼痛患者和中、重度慢性疼痛患者开具的麻醉药品注射剂或第一类精神药品注射剂，每张处方不得超过3日常用量；控缓释制剂，每张处方不得超过15日常用量；其他剂型，每张处方不得超过7日常用量

- 为住院患者开具的麻醉药品或第一类精神药品处方，应逐日开具，每张处方为1日常用量

- 盐酸二氢埃托啡处方为1次常用量，仅限于二级以上医院内使用；
  盐酸哌替啶处方为1次常用，仅限于医疗机构内使用

处方管理办法（二）

监督管理

处方开具的管理

★应当对出现超常处方3次以上且无正当理由的医师提出警告,限制其处方权;限制处方权后,仍连续2次以上出现超常处方且无正当理由的,取消其处方权,接受3~6个月培训考核

处方保管的管理

普通处方、急诊处方、儿科处方保存期限为1年;医疗用毒性药品、第二类精神药品处方保存期限为2年;麻醉药品和第一类精神药品处方保存期限为3年。处方保存期满后,经医疗机构主要负责人批准、登记备案,方可销毁

根据麻醉药品和精神药品处方开具情况,按照麻醉药品和精神药品品种、规格对其消耗量进行注册登记,登记内容包括发药日期、患者姓名、用药数量。专册保存期限为3年

卫生法规 - 献血法

献血法

无偿献血制度
★ **自愿献血：**
国家提倡18～55周岁健康公民自愿献血

医疗机构的职责

用血管理：
血液必须用于临床，不得买卖，遵循合理、科学的原则

用血要求：
①择期手术患者自身储血，及社会互助献血；
②公民只交付采集、储存、分离、检验费用；
③无偿献血者临床需要用血，免交前款规定的费用

血站的职责

★ **采血要求：**
每次采血量200mL，最多不超400mL，采集间隔不少于6个月

供血要求：
未检测或不合格血液，不得向医疗机构提供

法律责任

临床用血包装、储存、运输，不符卫生标准和要求，予责令改正，警告，予1万元以下罚款

血站违反规定，向医疗机构提供不符合标准，予责令改正；情节严重，造成疾病传播，限期整顿

医疗损害责任

医疗机构承担赔偿责任的情形
- 医务人员在诊疗活动中未尽到说明义务，造成患者损害的
- 医务人员在诊疗活动中未尽到与当时的医疗水平相应的诊疗义务，造成患者损害的
- 医疗机构及其医务人员泄露患者隐私或者未经患者同意公开其病历资料，造成患者损害的

紧急情况医疗措施的实施
因抢救生命垂危的患者等紧急情况，不能取得患者或者其近亲属意见的，经医疗机构负责人或者授权的负责人批准，可以立即实施相应的医疗措施

对医疗行为的限制
医疗机构及其医务人员不得违反诊疗规范实施不必要的检查

医疗机构及其医务人员权益保护
医疗机构及其医务人员的合法权益受法律保护。干扰医疗秩序，妨害医务人员工作、生活的，应当依法承担法律责任

卫生法规-放射诊疗管理规定

执业条件
- 安全防护装置、辐射检测仪器和个人防护用品的配备与使用
- 设备和场所警示标志的设置

安全防护与质量保证（一）

工作人员防护要求
- ★放射诊疗工作人员应当按照有关规定配戴个人剂量计

放射诊断检查的原则和实施
- 不得将核素显像检查和X线胸部检查列入对婴幼儿及少年儿童体检的常规检查项目
- ★对育龄妇女腹部或骨盆进行核素显像检查或X线检查前，应问明是否怀孕；非特殊需要，对受孕后8~15周的育龄妇女，不得进行下腹部放射影像检查

放射诊疗管理规定

安全防护与质量保证（二）
- 放射治疗的原则和实施
  - ★治疗过程中，治疗现场至少应有2名放射诊疗工作人员

医疗机构的法律责任
- 由县级以上卫生行政部门给予警告、责令限期改正，并可以根据情节处以3千元以下的罚款；情节严重的，吊销其《医疗机构执业许可证》

卫生法规 - 抗菌药物临床应用管理办法

抗菌药临床应用管理办法

概述

- **抗菌药物临床应用的原则**
  - ★抗菌药物临床应用应当遵循安全、有效、经济的原则

- **★抗菌药物临床应用的分级**
  - 非限制使用级抗菌药物：安全、有效，影响较小
  - 限制使用级抗菌药物：安全、有效，影响较大
  - 特殊使用级抗菌药物：临床资料较少；明显或严重不良反应，产生耐药，价格昂贵

抗菌药物临床应用管理

- **遴选和定期评估**
  - 遴选申请审核
    - ★抗菌药物管理工作组2/3以上成员审议同意，并经药事管理与药物治疗学委员会2/3以上委员审核同意后方可列入采购供应目录
  - 抗菌药物品种的清退或更换
    - 清退意见经抗菌药物管理工作组1/2以上成员同意后执行，并报药事管理与药物治疗学委员会备案
    - 清退或者更换的抗菌药物品种或者品规原则上12个月内不得重新进入本机构抗菌药物供应目录

卫生法规 - 抗菌药物临床应用管理办法

抗菌药物的临床应用

- **预防感染指征的掌握**
  - 预防感染、治疗轻度或者局部感染应当首选非限制使用级抗菌药物
  - 严重感染、免疫功能低下合并感染或者病原菌只对限制使用级抗菌药物敏感时，方可选用限制使用级抗菌药物

- **特殊使用级抗菌药物的使用**
  - ★特殊使用级抗菌药物不得在门诊使用

- **越级使用的情形**
  - ★因抢救生命垂危的患者等紧急情况，医师可以越级使用抗菌药物。越级使用抗菌药物应当详细记录用药指征，并应当于24小时内补办越级使用抗菌药物的必要手续

监督管理

- **对开具抗菌药物超常处方医师的处理**
  - 医疗机构应当对出现抗菌药物超常处方3次以上且无正当理由的医师提出警告

- **取消医师抗菌药物处方权的情形**
  - ①抗菌药物考核不合格的；
  - ②限制处方权后，仍出现超常处方且无正当理由的；
  - ③未按照规定开具抗菌药物处方，造成严重后果的；
  - ④未按照规定使用抗菌药物，造成严重后果的；
  - ⑤开具抗菌药物处方牟取不正当利益的

法律责任

- **通过开具抗菌药物牟取不正当利益的法律责任**
  - 由县级以上地方卫生行政部门依据国家有关法律法规进行处理

- **医师违反抗菌药物临床应用规定的法律责任**
  - 县级以上卫生行政部门按照《医师法》有关规定，给予警告或者责令暂停6个月以上1年以下执业活动；情节严重的，吊销其执业证书；构成犯罪的，依法追究刑事责任

医疗机构临床用血管理办法

卫生法规－医疗机构临床用血管理办法

概述

- 临床输血管理委员会 ★监测分析和评估临床用血情况
- 输血科（血库） 负责临床用血工作

临床用血管理

- 临床用血申请
  - ★＜800 mL，需上级医师批准
  - ★800～1600 mL，需科室主任批准
  - ★≥1600 mL，需报医务部门批准
- 签署临床输血治疗知情同意书
- ★医疗机构应当在临时采集血液后10日内报告县级以上人民政府卫生行政部门

法律责任

- 医疗机构违反规定　县级以上地方人民政府卫生行政部门责令改正
- 医疗人员违反规定　县级以上地方人民政府卫生行政部门责令改正

精神卫生法

概述
- **方针、原则**：预防为主的方针，坚持预防、治疗和康复相结合的原则

精神障碍的诊断和治疗
- **精神障碍的住院治疗**：应实行自愿原则。有下列情形之一的，应当住院治疗：①已经发生伤害自身的行为，或者有伤害自身危险的；②已经发生危害他人安全的行为，或者有危害他人安全危险的
- **再次诊断和医学鉴定**：应当自收到诊断结论之日起3日内向原医疗机构或者其他具有合法资质的医疗机构提出
- **病历资料及保管**：病历资料保存期限不得少于30年

精神障碍的康复
- 医疗机构提供精神障碍康复技术指导
- 对于严重的精神障碍患者，应当建立健康档案

法规责任
- **医疗机构擅自从事精神障碍诊断、治疗的法律责任**：不符合本法规定条件的医疗机构擅自从事精神障碍诊断、治疗的，由县级以上人民政府卫生行政部门责令停止相关诊疗活动，给予警告，并处五千元以上一万元以下罚款，有违法所得的，没收违法所得

卫生法规 - 人体器官移植条例

人体器官移植条例

概述
- 申请原则：★遵循公平、公正和公开的原则
- 禁止买卖人体器官

人体器官捐献
- ★捐献原则：遵循自愿、无偿的原则
- ★捐献条件：
  - 生前不同意捐献的：任何组织和个人不得摘取该公民的人体器官
  - 生前未表示同意的：必须有其配偶、成年子女、父母同意方可
- ★活体器官捐献年龄：≥18岁
- ★活体器官接收人条件：限于活体器官捐献人的配偶、直系血亲或三代以内旁系血亲

人体器官移植

- 诊疗科目登记和条件
  - 依照《医疗机构管理条例》
  - ★医疗机构从事人体器官移植应当具备的条件
    - 有与从事器官移植相适应的执业医师和其他医务人员
    - 有满足人体器官移植所需要的设备和设施
    - 有完善的人体器官移植质量监控等管理制度
    - 有由医学、法学等方面专家组成的伦理委员会
- ★对人体器官捐献人进行医学检查，对接受人进行风险评估
- 摘取尸体器官的要求
  - 从事人体器官移植的医务人员不得参与捐献人的死亡判定
  - 除用于移植器官外，应当恢复尸体原貌
- 个人资料保密　★捐献人、接收人、申请人

卫生法规－人体器官移植条例

卫生法规 - 疫苗管理法

概述

疫苗的概念：疫苗是指预防、控制传染病的发生、流行，用于人体预防接种的预防性生物制品

疫苗的分类：
- ★第一类疫苗：政府免费向公民提供，公民按照政府的规定接种的疫苗
- ★第二类疫苗：由公民自费并且自愿接种的其他疫苗

疫苗流通

疫苗的分发：
- 医疗机构不得向其他单位或个人分发第一类疫苗，不得收取任何费用
- 传染病暴发、流行时，县级以上地方人民政府或其卫生主管部门需采取应急接种措施的，设区的市级以上疾病预防控制机构可以直接向接种单位分发第一类疫苗

疫苗接种

预防接种应当具备的条件：具有医疗机构执业许可证；具有经过县级人民政府卫生主管部门组织的预防接种专业训练并考核合格的执业医师、执业助理医师、护士或者乡村医生；具有符合疫苗储存、运输管理规范的冷藏设施、设备和冷藏保管制度

医疗卫生人员的职责：
- ★接种记录保存时间不得少于5年
- ★任何单位或者个人不得擅自进行群体性预防接种

疫苗管理法

预防接种异常反应的处理

- **预防接种异常反应**：预防接种异常反应是指合格疫苗，在实施规范接种过程中或者实施规范接种后造成受种者机体组织器官、功能损害，相关各方均无过错的药物不良反应

- **预防接种异常反应的补偿**：
  ★因预防接种异常反应造成受种者死亡、严重残疾或者器官组织损伤的，应当给予一次性补偿。
  ①第一类疫苗：补偿费用由省、自治区、直辖市人民政府财政部门在预防接种工作经费中安排；
  ②第二类疫苗：补偿费用由相关的疫苗生产企业承担

法律责任

- **接种单位的法律责任**：★暂停3个月以上6个月以下的执业活动

卫生法规 - 医疗事故处理条例

医疗事故处理条例

概述

- **医疗事故的概念**：医疗机构及其医务人员在医疗活动中，违反医疗卫生管理法律、行政法规、部门规章和诊疗护理规范、常规，过失造成患者人身损害的事故

- **处理医疗事故的原则**：★公开、公平、公正、及时、便民的原则

- **处理医疗事故的基本要求**：应当坚持实事求是的科学态度，做到事实清楚、定性准确、责任明确、处理恰当

医疗事故的预防和处置

- **病历书写、复印或者复制**：
  - 因抢救急危患者，未能及时书写病历的，有关医务人员应当在抢救结束后6小时内据实补记，并加以注明
  - 患者有权复印或者复制其门诊病历、住院志、体温单、医嘱单、化验单（检验报告）、医学影像检查资料、特殊检查同意书、手术同意书、手术及麻醉记录单、病理资料、护理记录以及国务院卫生行政部门规定的其他病历资料

- **告知与报告**：
  ★发生下列重大医疗过失行为的，12小时内向所在地卫生行政部门报告：
  ★①导致3人以上人身损害后果；
  ★②导致患者死亡或者可能为二级以上的医疗事故；
  ★③国务院卫生行政部门和省、自治区、直辖市人民政府卫生行政部门规定的其他情形

- **病历资料、现场实物的封存与启封**：疑似输液、输血、注射、药物等引起不良后果的，医患双方应当共同对现场实物进行封存和启封，封存的现场实物由医疗机构保管

- **尸检**：★应当在患者死亡后48小时内进行尸检；具备尸体冻存条件的，可以延长至7日

医疗事故的技术鉴定

- **鉴定的提起**：★应当交由负责医疗事故技术鉴定工作的医学会组织鉴定

- **鉴定组织**：医疗事故的技术鉴定由医学会组织专家组进行，中华医学会可以组织疑难、复杂并在全国有重大影响的医疗事故争议的技术鉴定工作

- **鉴定专家组**：★由医患双方在医学会主持下从专家库中随机抽取

- **鉴定原则和依据**：专家鉴定组人数为单数，涉及的主要学科的专家一般不得少于鉴定组成员的1/2。涉及死因、伤残等级鉴定的，应当从专家库中随机抽取法医参加专家鉴定组

- **鉴定程序和要求**：负责医疗事故技术鉴定工作的医学会应当自受理医疗事故技术鉴定之日起5日内通知医疗事故争议双方当事人提交进行医疗事故技术鉴定所需的材料。当事人应当自收到医学会的通知之日起10日内提交有关医疗事故技术鉴定的材料、书面陈述

- **不属于医疗事故的情形**：
  - 在紧急情况下为抢救垂危患者生命而采取紧急医学措施造成不良后果的
  - 在医疗活动中由于患者病情异常或者患者体质特殊而发生医疗意外的
  - 在现有医学科学技术条件下，发生无法预料或者不能防范的不良后果的
  - 无过错输血感染造成不良后果的
  - 因患方原因延误诊疗导致不良后果的
  - 因不可抗力造成不良后果的

医疗事故争议的处理

- 卫生行政部门对重大医疗过失行为的处理
- 卫生行政部门对医疗事故争议的处理

法律责任

★对发生医疗事故的有关医务人员，除依照前款处罚外，卫生行政部门可以责令暂停6个月以上1年以下执业活动；情节严重的，吊销其执业证书

卫生法规 — 药品不良反应报告和检测管理办法

药品不良反应报告和检测管理办法

- **概述**：药品不良反应：指合格药品在正常用法用量下出现的与用药目的无关的有害反应

- **报告与处置**
  - 报告：个例药品不良反应报告、药品群体不良事件报告
  - 处置：医疗机构应当建立并保存药品不良反应报告和监测档案

- **法律责任**
  - ★所在地卫生行政部门给予警告，责令限期改正；逾期不改，处3万元以下罚款；情节严重，所在地卫生行政部对相关责任人给予行政处分

第十三章　心血管系统

- 第一节　心力衰竭
- 第二节　心律失常
- 第三节　心脏骤停
- 第四节　原发性高血压
- 第五节　继发性高血压
- 第六节　冠状动脉粥样硬化性心脏病
- 第七节　心脏瓣膜病
- 第八节　感染性心内膜炎
- 第九节　心肌疾病
- 第十节　心包疾病
- 第十一节　周围血管病
- 第十二节　主动脉夹层（助理不考）

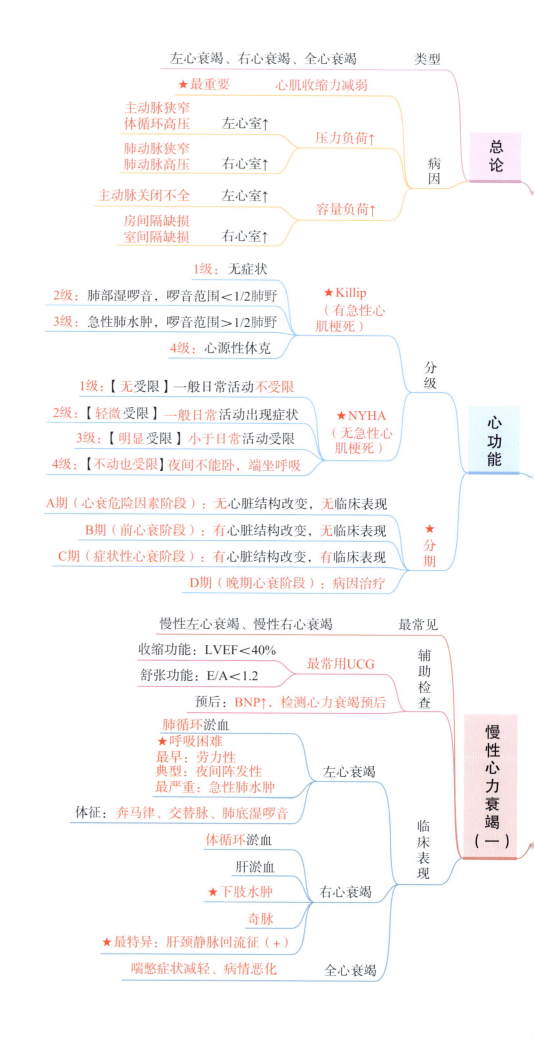

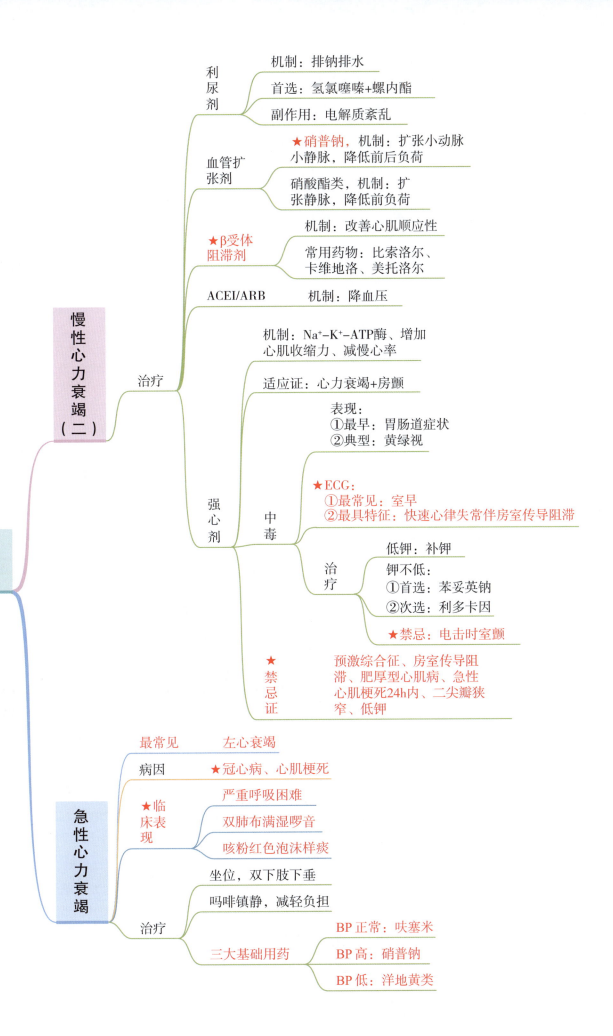

心血管系统-心律失常

总论

分类
- ★正常：60~100次/分
- 窦性心动过速：>100次/分
- 窦性心动过缓：<60次/分
- 病态窦房结综合征：<50次/分

治疗原则
- 无症状或偶发：随诊观察
- ★血压
  - ①正常：用药（抗心律失常）
  - ②降低：电击

★药物
- Ⅰ类
  - 奎尼丁　　Ⅰa类
  - 利多卡因　Ⅰb类
  - 普罗帕酮　Ⅰc类
- Ⅱ类：β受体阻滞剂，如普萘洛尔
- Ⅲ类：胺碘酮
- Ⅳ类：非二氢吡啶类，如维拉帕米、地尔硫䓬

心房颤动

病因
★风湿性心脏病二尖瓣狭窄

★分类
- 首诊房颤：确诊
- 阵发性房颤：≤7天，能自行终止
- ★持续性房颤：>7天，非自限性
- 长期性房颤：≥1年，药物转复
- 永久性房颤：≥1年，药物转复

★临床表现
- 症状：若心率>150次/分，出现心绞痛及充血性心力衰竭
- 体征：第一心音强弱不等，心室律绝对不规则，★脉搏短绌

★辅助检查
ECG：P波消失，出现f波
（★f波：350~600次/分）；
心律不齐（100~160次/分）

治疗
- ★抗凝剂
  - 目的：预防脑栓塞
  - 药物：华法林；疗程：前3后4；INR：2~3
- ★转复窦性心律：胺碘酮、普罗帕酮
- ★控制心率
  - 目标：心率<110次/分
  - 药物
    - β受体阻滞剂
    - 非二氢吡啶类
  - ★房颤+心力衰竭：洋地黄类

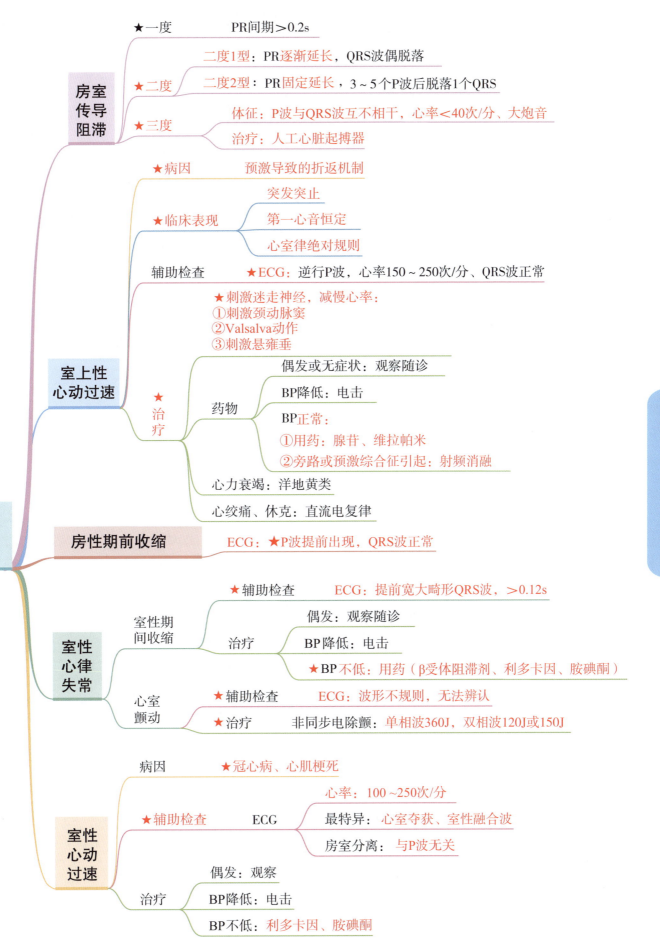

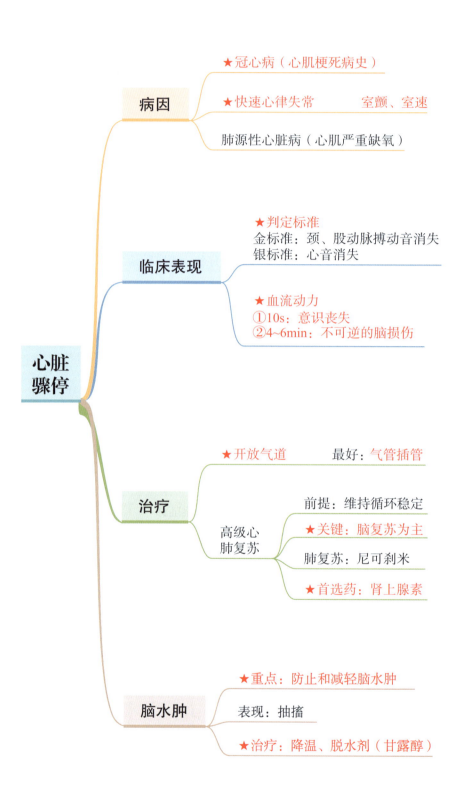

原发性高血压

概述

- 诊断：未用药，非同日测BP 3次收缩压≥140mmHg和（或）舒张压≥90mmHg

- ★分级
  - 理想血压：120/80mmHg
  - 1级：140~159/90~99mmHg
  - 2级：160~179/100~109mmHg
  - 3级：≥180/110mmHg

- ★分期
  - Ⅰ期：无心脏和视网膜损害
  - Ⅱ期：左心肥厚，视网膜动脉狭窄
  - Ⅲ期：左心衰竭，视网膜出血、渗血

- ★分层
  - 危险因素：吸烟、年龄、高血脂、高血糖、高体重、家族史

危险因素和病史	高血压 1级	高血压 2级	高血压 3级
无	低危	中危	高危
1~2个危险因素	中危	中危	很高危
≥3个危险因素或靶器官损害	高危	高危	很高危
临床合并症或合并糖尿病	很高危	很高危	很高危

★分类

- 急进型高血压：Ⅲ级，视网膜出血渗出，舒张压≥130mmHg、收缩压>200mmHg+肾小动脉损害+蛋白尿
- 恶性高血压：Ⅳ级，视乳头水肿，舒张压≥130mmHg、收缩压>200mmHg+肾小动脉损害+蛋白尿

治疗

- ★利尿剂
  - 最常用：噻嗪类，适应证：水肿、心力衰竭
  - 副作用
    - 噻嗪类：低钾、尿酸升高（痛风）、高脂、妊娠
    - 保钾药：螺内酯、氨苯喋啶
  - 禁忌：高钾、ACEI（ARB）、肾功能不全

- ★β受体阻滞剂
  - 机制：减慢心率
  - 适应证：心率快、陈旧性心肌梗死及二级预防
  - 副作用：心动过缓、房室传导阻滞、哮喘、急性左心衰竭、病态窦房结综合征、糖尿病（慎用）

- ★钙通道阻滞剂
  - 分类
    - 二氢吡啶类：如硝苯地平
    - 非二氢吡啶类：如维拉帕米、地尔硫䓬
  - 适应证：冠心病、糖尿病、外周血管病、喝酒、老人、心率<60次/分、变异型心绞痛
  - 禁忌：非二氢吡啶类，心力衰竭、房室传导阻滞

- ★ACEI
  - 适应证：糖尿病、肾病、心力衰竭、心肌梗死
  - 禁忌证：血管性水肿和无尿型肾衰、妊娠、ACEI过敏

并发症

- ★高血压危象
  - 机制：小动脉强烈痉挛
  - 表现：头痛、心悸出汗、视物模糊
- ★高血压脑病：脑水肿：严重头痛、呕吐、意识障碍、抽搐
- ★脑出血（最严重）：豆纹动脉出血

控制目标

- ★合并糖尿病、心力衰竭、肾病：<130/80mmHg
- 一般目标：<140/90mmHg
- 老年人（收缩期）：140~150mmHg

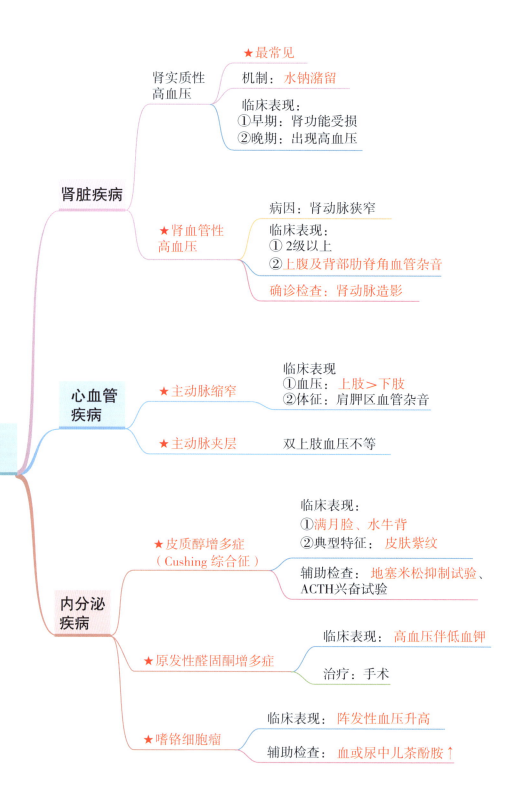

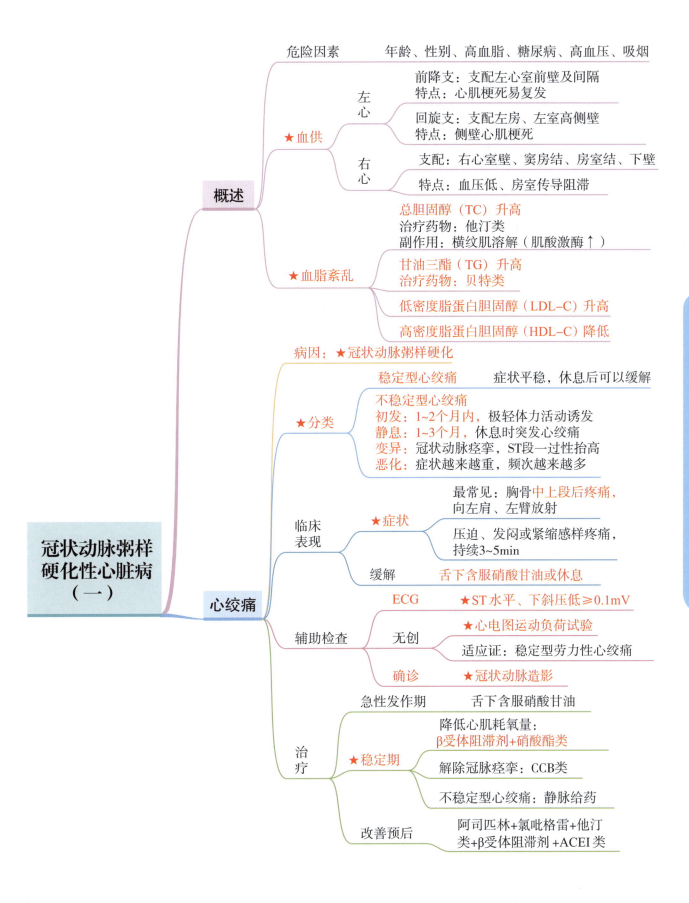

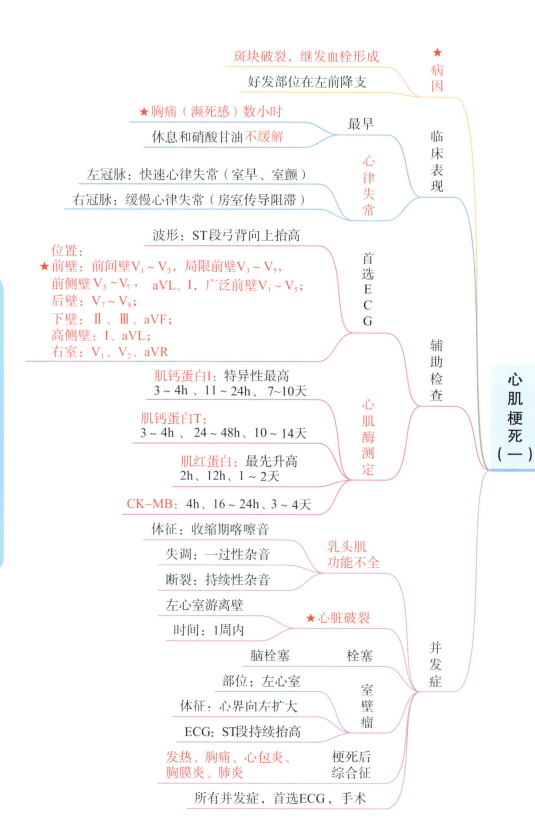

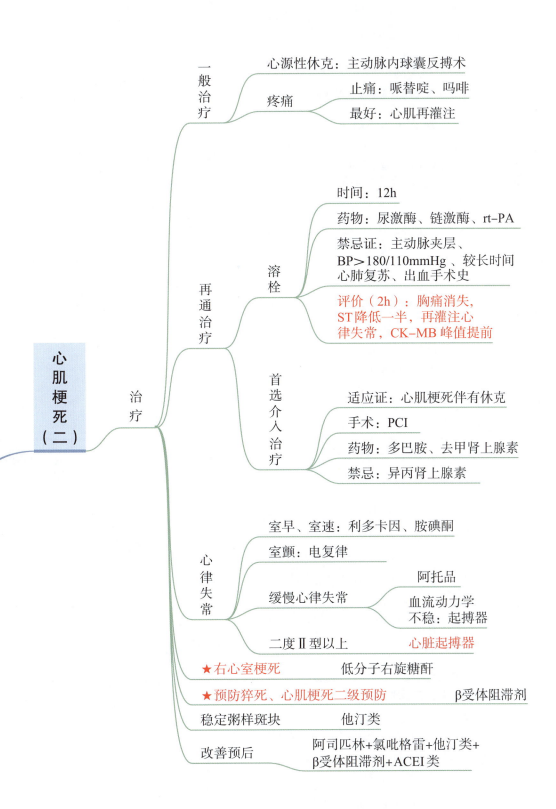

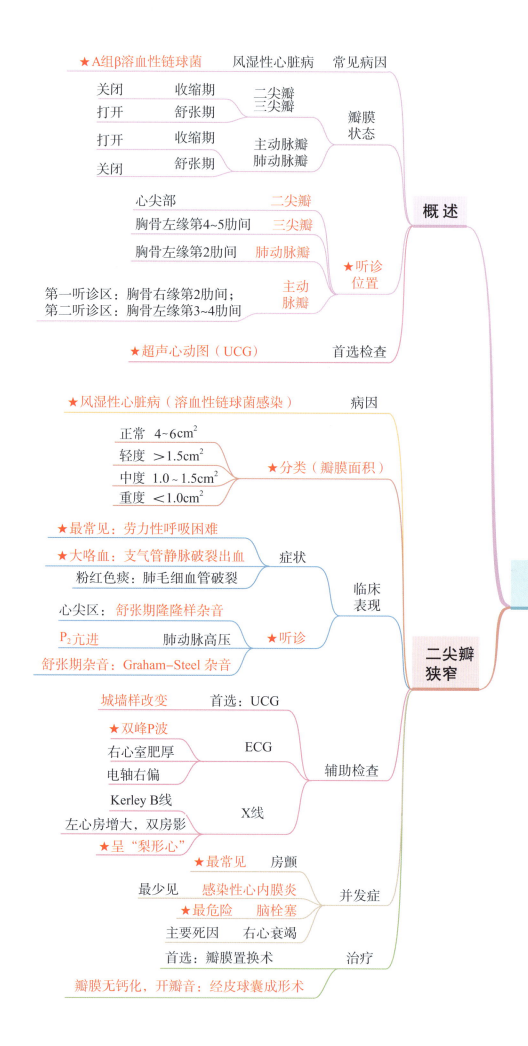

二尖瓣关闭不全

- **病因**
  - ★急性
    - 腱索断裂
    - 乳头肌功能失调或断裂
  - 慢性：风湿性心脏病的病程长
- **临床表现**
  - 症状：劳力性呼吸困难
  - ★体征：心尖区收缩期杂音
  - ★二尖瓣脱垂时，收缩期杂音在喀喇音之后脱垂
- **辅助检查**：★UCG：血液反流
- **治疗**：ACEI类、瓣膜置换术

主动脉瓣狭窄

- **病因**：风湿性心脏病（溶血性链球菌感染）
- **临床表现**
  - 症状：★心绞痛、晕厥、呼吸困难
  - 体征：胸骨右缘第1~2肋间：★收缩期杂音
- **分类**
  - 瓣膜面积
    - 正常 3~4 cm²
    - 中度 1.5~2.5 cm²
  - ★平均压力差：中度25~40mmHg；重度>40mmHg
- **辅助检查**：首选UCG
- **治疗**
  - 禁忌证：★血管扩张剂（尤其是ACEI）
  - 根治：瓣膜置换术
  - 瓣膜置换术：瓣膜面积<1cm²，主动脉三联征；平均压力差>40mmHg

主动脉瓣关闭不全

- **病因**
  - 急性：感染性心内膜炎
  - 慢性：常见：风湿性心脏病；其次：梅毒性主动脉炎、Marfan综合征
- **查体**
  - 主动脉瓣区舒张期杂音
  - ★Austin-Flint杂音：二尖瓣区舒张中期杂音
  - ★周围血管征
    - 点头征（DeMusset征）
    - 水冲脉
    - 股动脉枪击音（Traube征）
    - 双期杂音（Duroziez双重音）
    - 毛细血管搏动征
- **辅助检查**
  - UCG
  - X线：呈"靴型心"
- **治疗**
  - 瓣膜置换术
  - 血管扩张剂：ACEI：降低阻力，减少反流；硝普钠：降低前后负荷
  - 慎用：β受体阻滞剂

心血管系统-心脏瓣膜病

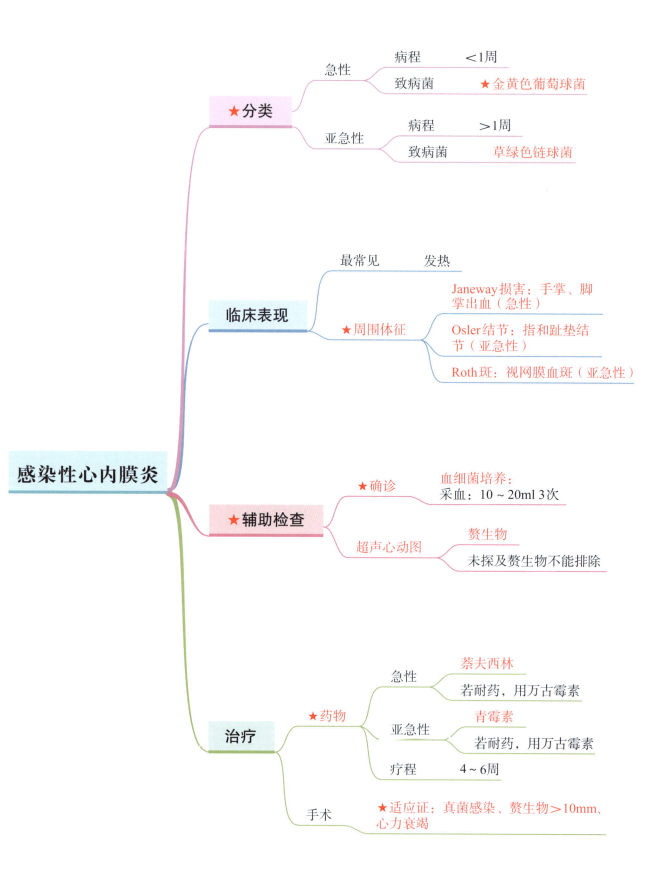

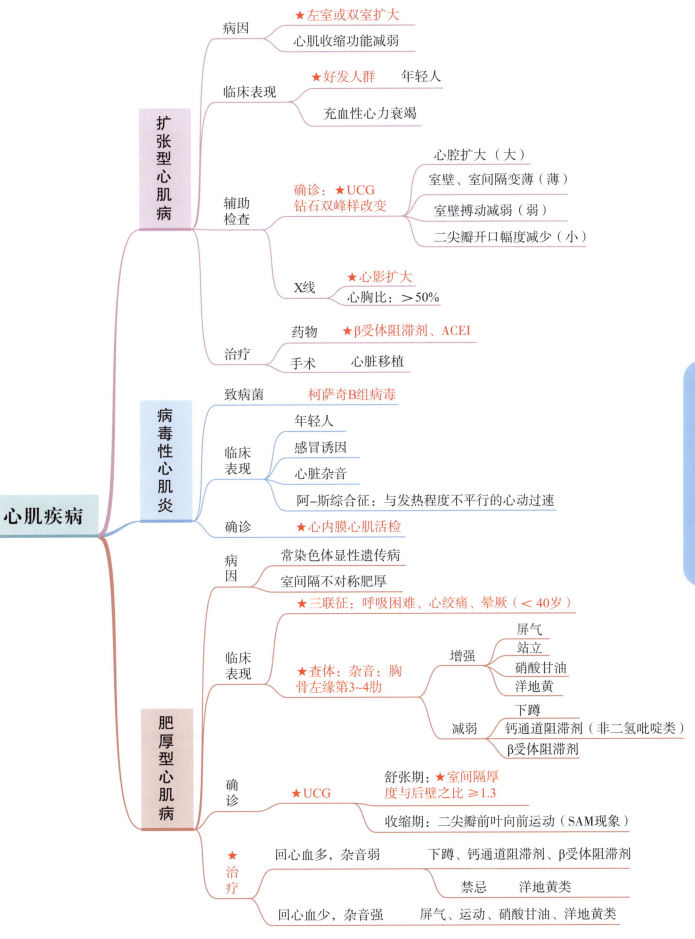

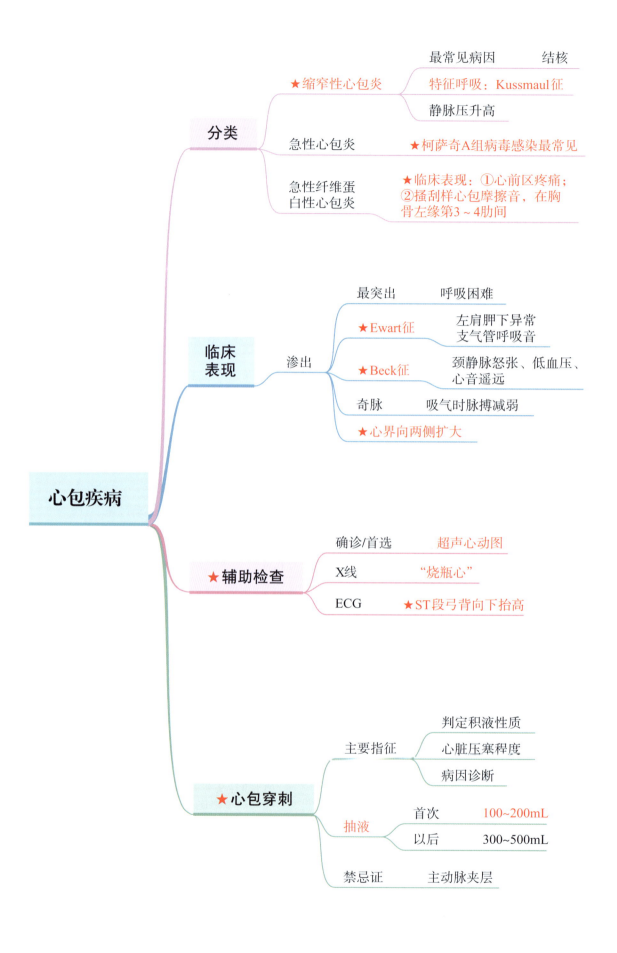

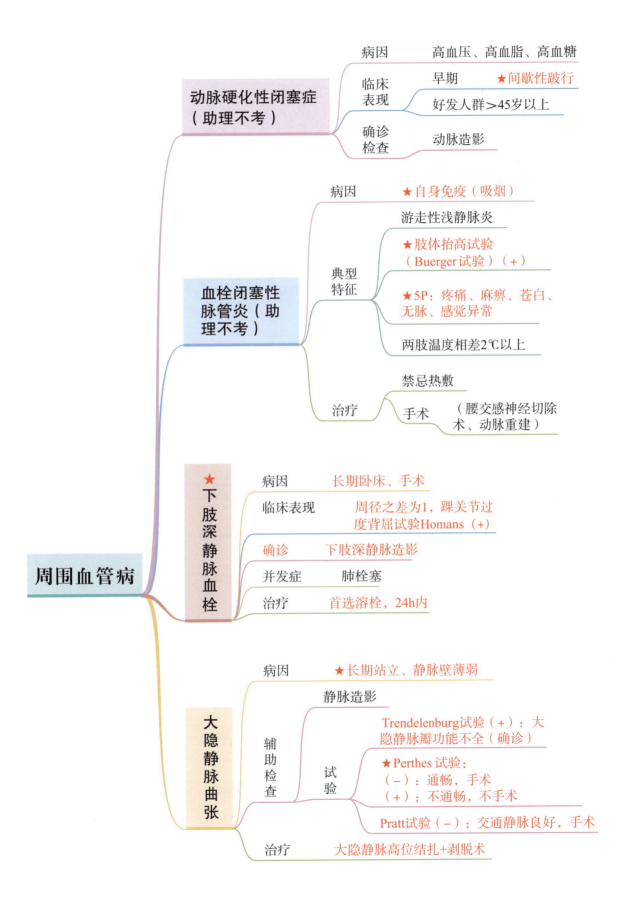

主动脉夹层（助理不考）

病因
高血压（最主要危险因素）、动脉粥样硬化、增龄

临床表现
- 突发前胸或胸背部持续性、撕裂样剧痛，向肩背部、腹部及下肢放射
- 血压升高，且双上肢或上下肢血压相差较大

辅助检查
首选：全主动脉CT血管成像（CTA）

治疗
- 静脉应用硝普钠，尽快将收缩压降至100~120mmHg
- 应用β受体阻滞剂，将心率降至60~80次/分
- 开胸外科手术是升主动脉夹层治疗的基石

第十四章 呼吸系统

- 第一节 慢性阻塞性肺疾病（COPD）
- 第二节 肺动脉高压与慢性肺源性心脏病
- 第三节 支气管扩张症
- 第四节 支气管哮喘
- 第五节 肺炎
- 第六节 肺脓肿（助理不考）
- 第七节 肺癌
- 第八节 肺结核
- 第九节 肺血栓栓塞症
- 第十节 呼吸衰竭
- 第十一节 急性呼吸窘迫综合征与多器官功能障碍综合征（助理不考）
- 第十二节 气胸
- 第十三节 肋骨骨折
- 第十四节 胸腔积液
- 第十五节 纵隔肿瘤（助理不考）
- 第十六节 间质性肺疾病（助理不考）
- 第十七节 睡眠呼吸暂停综合征（助理不考）

呼吸系统 - 慢性阻塞性肺疾病（COPD）

慢性阻塞性肺疾病（COPD）

病因与发病机制
- 病因：吸烟
- 急性发作诱因：感染
  - 最常见：肺炎链球菌（革兰氏阳性）
  - 流感嗜血杆菌（革兰氏阴性）
- 机制：中性粒细胞的活化和聚集是重要环节
- ★病生：持续性气流受限

临床表现
- ★标志性症状：气促或呼吸困难
- 视诊：桶状胸
- ★触诊：双侧语颤减弱
- 叩诊：过清音、心界缩小、心音遥远
- 听诊：双肺呼吸音减弱、呼气延长

辅助检查
- ★肺功能（首选）
  - 判断气流受限的主要客观指标
  - ★$FEV_1/FVC < 70\%$ 确定持续气流受限（金标准）
  - ★RV/TLC 增高 > 40% 是诊断阻塞性肺气肿的"金标准"
  - FEV_1 占预计值的百分比可判断病情的轻重
- X线：双肺透亮度增加
- 动脉血气分析：呼吸衰竭

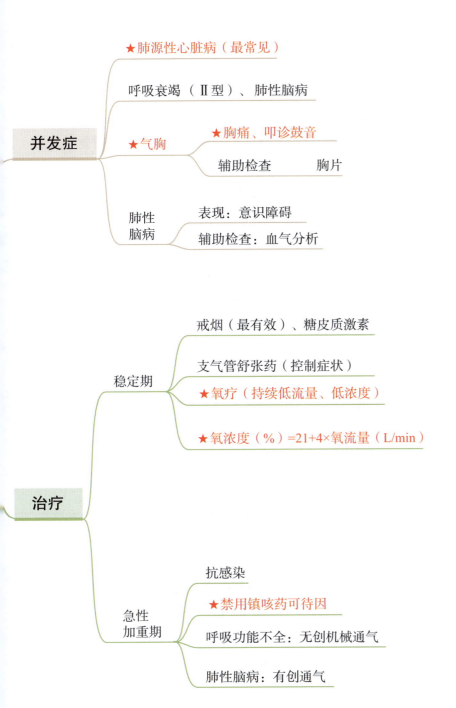

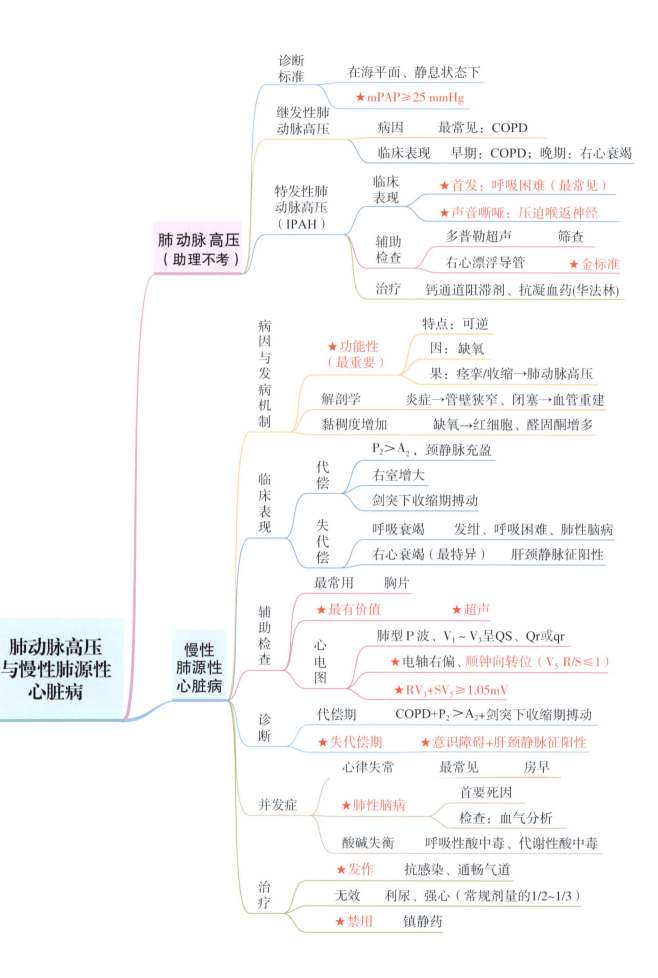

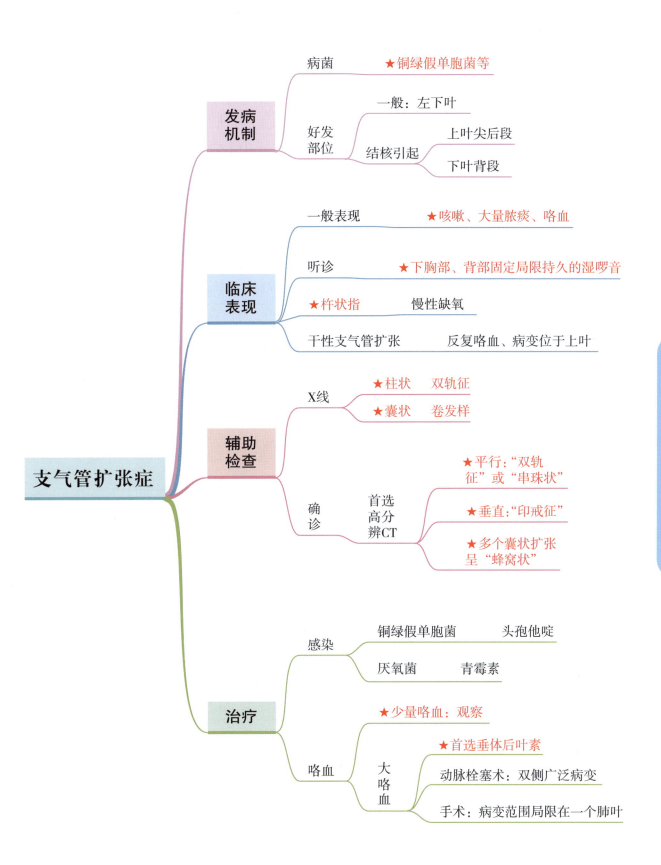

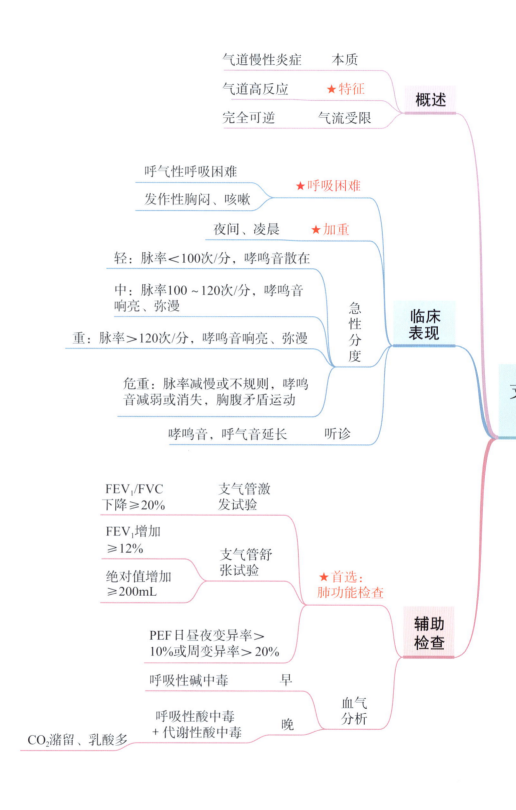

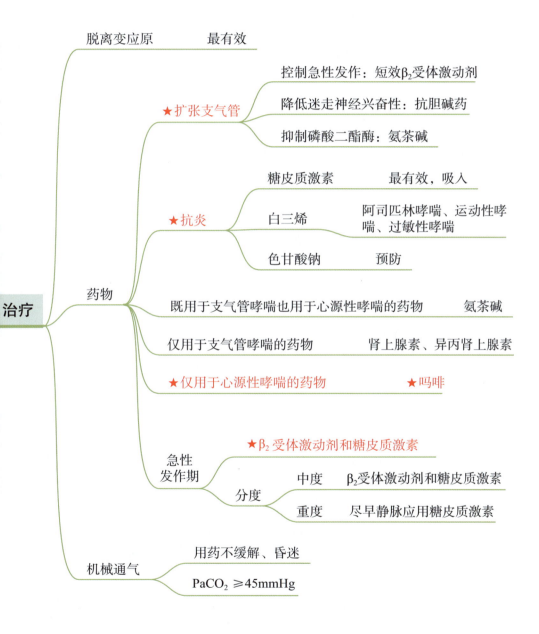

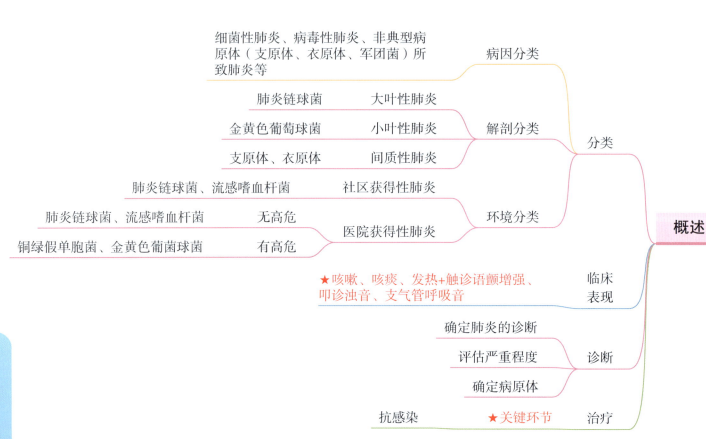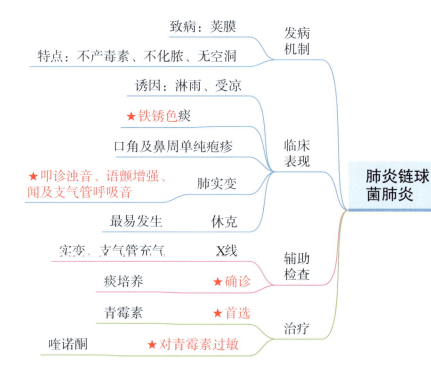

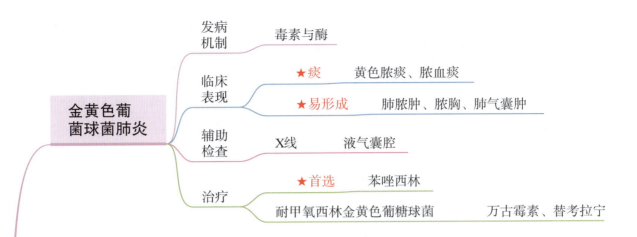
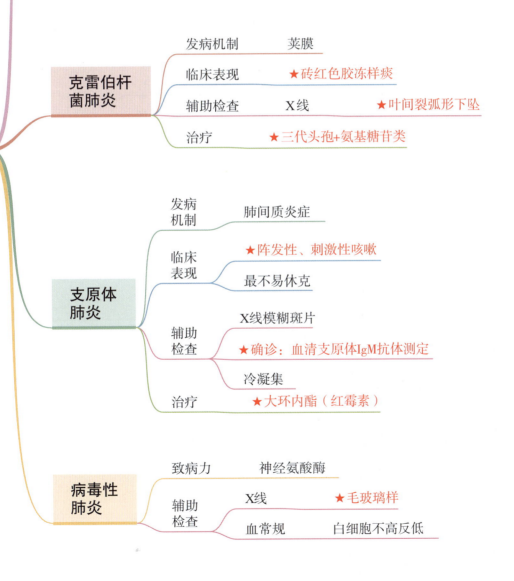

呼吸系统—肺炎（二）

军团菌肺炎（助理不考）

- **病因/感染途径**
  - 致病菌：军团菌
  - 感染途径：吸入含军团菌的气溶胶或尘土
- **临床表现**
  - 呼吸系统：高热、畏寒、咽痛、咳嗽、胸痛
  - 肺外：肌痛、头痛、乏力、恶心、腹泻、蛋白尿、血尿、相对缓脉
- **辅助检查**
  - 血清学：急性期和恢复期2次军团菌抗体滴度增高4倍以上
  - 病原学：聚合酶链反应检测、军团菌培养（确诊的金标准）
- **治疗**
  - 抗感染：首选左氧氟沙星或阿奇霉素

肺真菌病（一）

肺念珠菌病

- **支气管炎型**
  - 阵发性刺激性咳嗽、喘憋、乏力、盗汗，多无发热
  - 咳白色泡沫塑料状稀痰、糨糊状稠痰
  - X线胸片示两肺中下野纹理增粗
- **肺炎型**
  - 畏寒、高热
  - 咳酵臭味白色泡沫黏痰或胶冻状痰
  - X线胸片示纤维条索影，伴散在的结节影
- **治疗**
  - 首选氟康唑，重症用两性霉素B

肺隐球菌病

- **病因**：新型隐球菌
- **临床表现**：发热、咳嗽、咳少量白痰+胸痛、痰血、体重减轻、盗汗等
- **辅助检查**
  - X线胸片示结节或块状影
  - 培养隐球菌阳性可确诊
  - 乳胶凝集试验检测
- **治疗**
  - 免疫功能正常且无症状：观察随访或口服氟康唑，疗程3~6个月
  - 有症状：口服氟康唑，疗程6~12个月
  - 重症：两性霉素B联合氟胞嘧啶

肺孢子菌肺炎

- **病因**：肺孢子菌（PC）/高危人群：HIV感染、恶性肿瘤、器官移植等
- **临床表现**
  - 流行型（经典型）：多见于2~6个月的早产儿、营养不良儿；初期拒食、腹泻、低热，继之干咳、气急、呼吸困难
  - 散发型（现代型）：多见于免疫缺陷者；初期食欲缺乏、体重减轻，继而干咳、发热、呼吸困难
- **辅助检查**
  - 白细胞总数升高、嗜酸性粒细胞升高
  - 淋巴细胞绝对值减少、$CD4^+$T细胞缺乏
  - 动脉血气：低氧血症、呼吸性碱中毒
  - X线胸片：两肺门网状影、蝶状影、磨玻璃影
- **治疗**
  - 病原治疗首选复方磺胺甲噁唑（TMP-SMZ）
  - $PaO_2 \leq 70mmHg$尽早用糖皮质激素（泼尼松）

肺真菌病（二）

肺曲霉病

- **病因**：烟曲霉

- **侵袭性肺曲霉病（IPA）**
  - 最常见类型
  - 干咳、胸痛、咯血、呼吸困难、呼吸衰竭
  - X线胸片示多发楔形、结节、肿块影或空洞
  - 胸部CT示晕轮征、新月征

- **侵袭性气管支气管曲霉病（ITBA）**
  - 常见症状为频繁咳嗽、胸痛、发热和咯血
  - 需经支气管镜确诊（病变主要局限于大气道）

- **慢性坏死性肺曲霉病（CNPA）**
  - 曲霉直接侵袭肺实质
  - 表现为肺部空洞性病变
  - 长期呼吸道症状
  - 血清抗曲霉属抗体阳性

- **曲霉肿**
  - 常继发于支气管扩张、肺脓肿、肺结核空洞
  - 刺激性咳嗽、反复咯血
  - X线胸片或CT示空洞内球形影，随体位改变在空腔内移动

- **变应性支气管肺曲霉病（ABPA）**
  - 喘息、发热、刺激性咳嗽、咳棕黄色脓痰
  - 突出表现为哮喘发作，解痉平喘药效差
  - 痰中有大量嗜酸性粒细胞及曲霉丝
  - 血清烟曲霉IgG抗体
  - X线胸片或CT示中央性支气管扩张、一过性肺浸润

- **治疗**
  - 侵袭性肺曲霉病、侵袭性气管支气管曲霉病、慢性坏死性肺曲霉病：首选伏立康唑
  - 曲霉肿主要为预防大咯血、抗真菌首选伊曲康唑
  - 急性ABPA首选糖皮质激素、抗真菌首选伊曲康唑

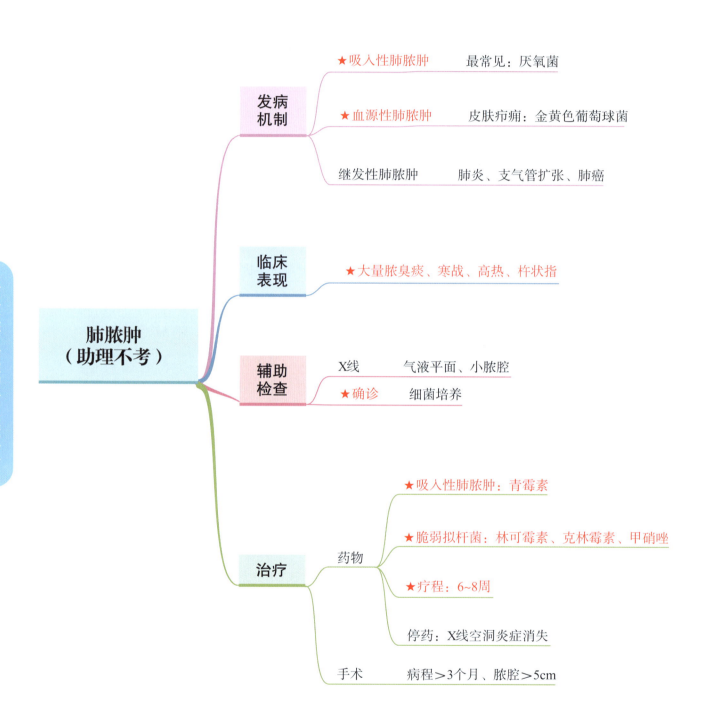

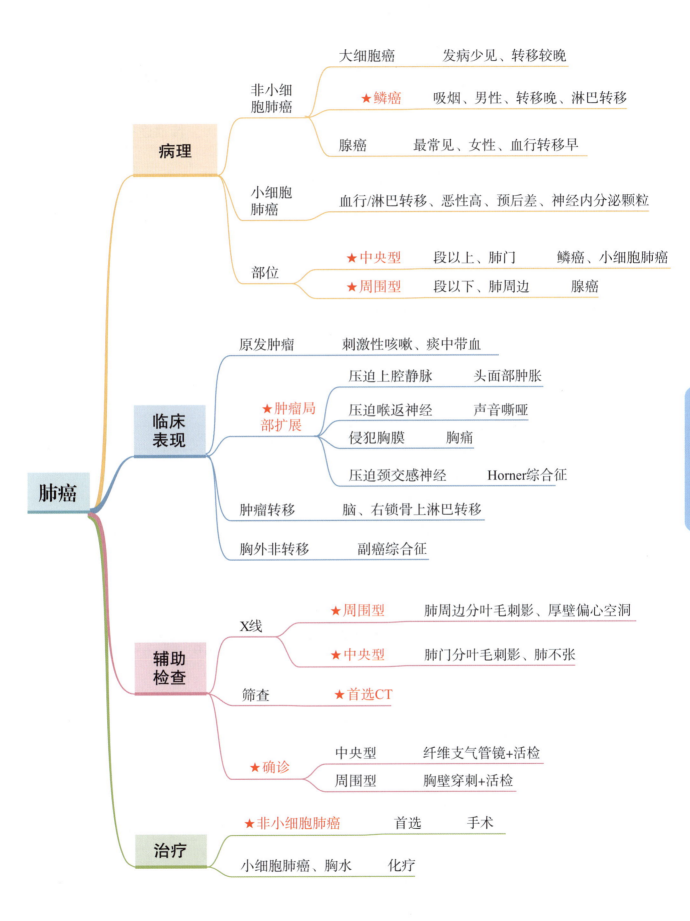

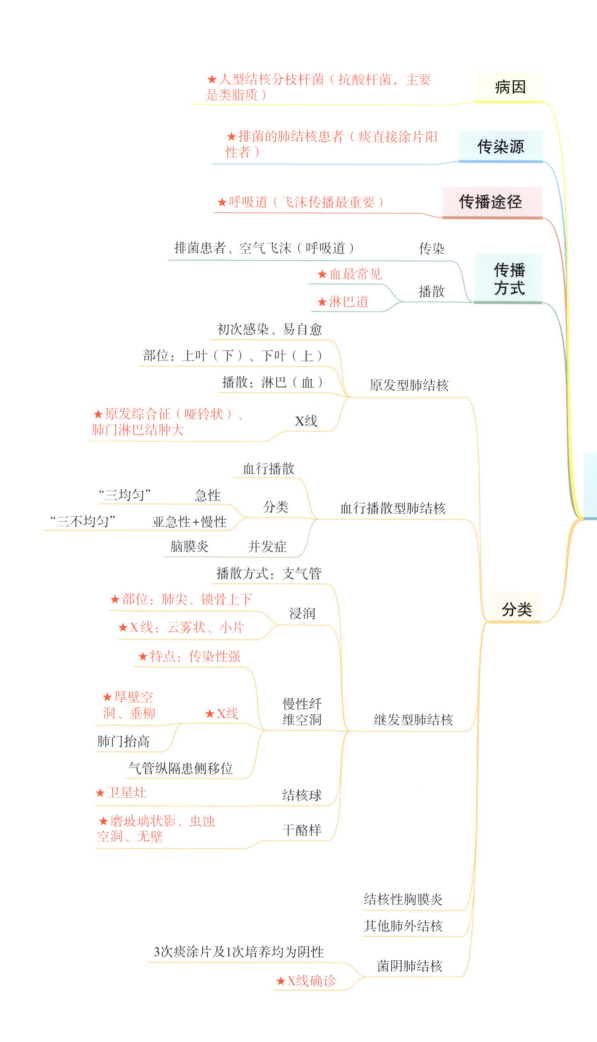

- **临床表现**
  - 最常见：咳嗽、咳痰
  - ★中毒症状：低热、盗汗、乏力、消瘦

- **辅助检查**
  - 首选　★X线：早期诊断、分型、活动性
  - ★痰查结核菌　诊断、传染性、活动性
  - 确诊
    - ★痰培养　2~8周、金标准
    - 痰涂片　抗酸染色、快速方便

- **治疗**
  - 原则　★早期、联合、适量、规律、全程
  - ★药物
    - ★异烟肼（H）　如发生周围神经炎，可服用维生素B_6
    - ★利福平（R）　监测肝功能，如出现黄疸停药
    - ★链霉素（S）　有耳、肾毒性
    - ★吡嗪酰胺（Z）　不良反应为高尿酸血症
    - ★乙胺丁醇（E）　不良反应为球后视神经炎，可服用维生素B_1
  - ★方案
    - 初治　涂阳/涂阴
      - 每日用药　2HRZE/4HR
      - 间歇用药　$2H_3R_3Z_3E_3/4H_3R_3$
    - 复治　涂阳
      - 每日用药　2HRZSE/6~10HRE
      - 间歇用药　$2H_3R_3Z_3S_3E_3/6~10H_3R_3E_3$
  - 对症治疗　大咯血
    - 体位：患侧头低足高
    - ★首选：垂体后叶素
    - 动脉栓塞术

呼吸系统—肺结核

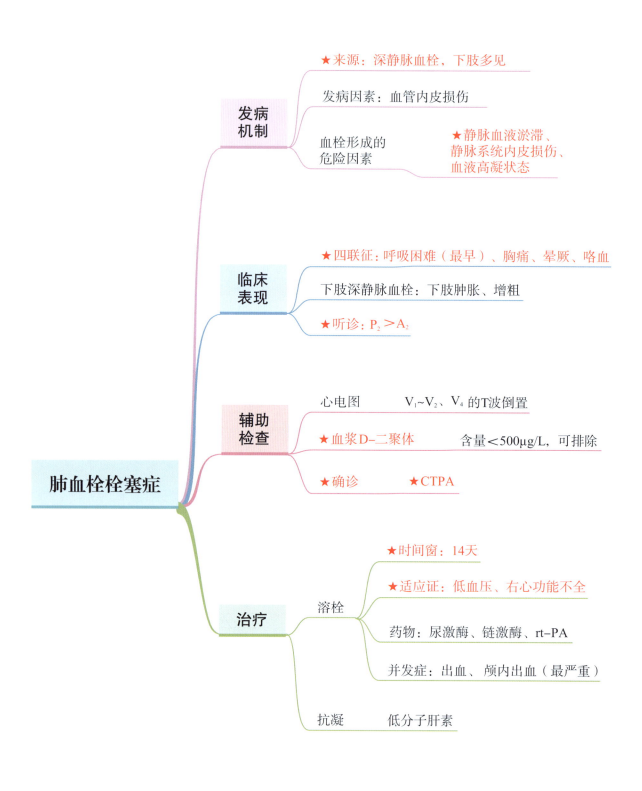

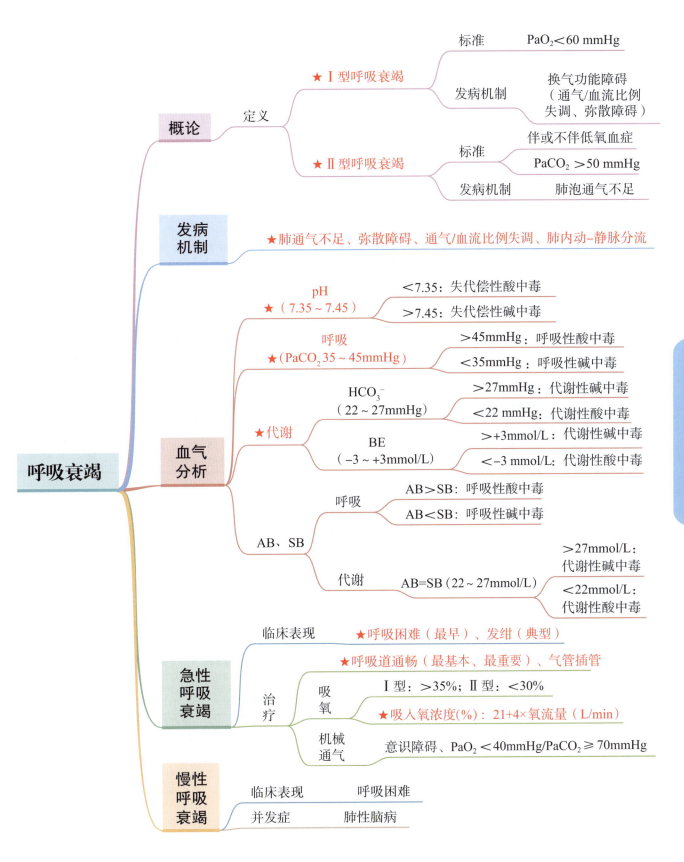

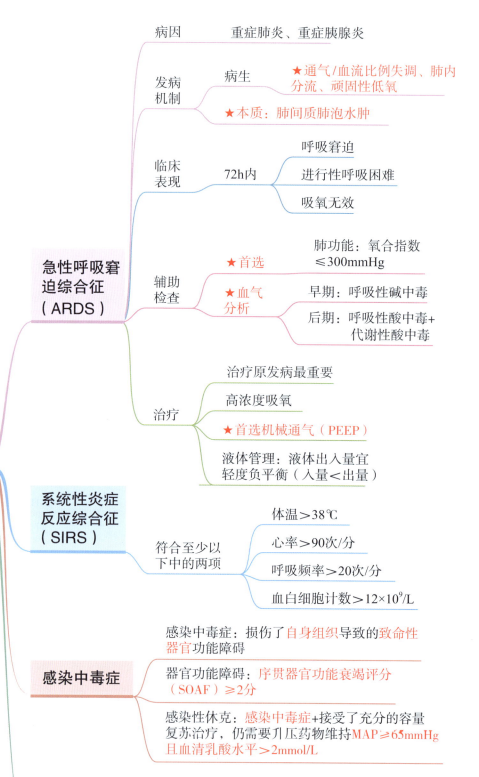

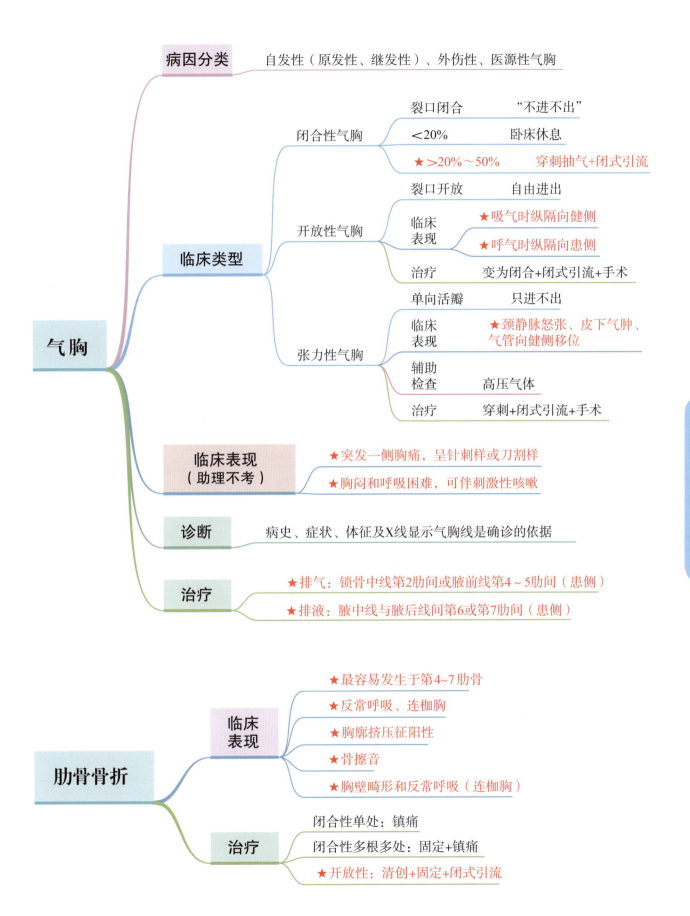

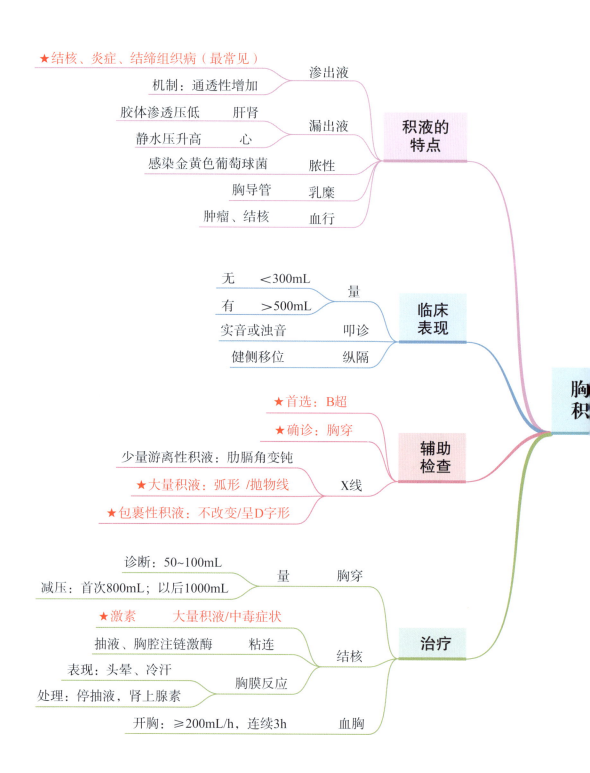

呼吸系统—胸腔积液

结核性胸膜炎（助理不考）
- 病因：★结核分枝杆菌
- 临床表现：★乏力、发热、盗汗+胸膜摩擦音

恶性胸腔积液（助理不考）
- 诊断：
  - 胸水 LDH＞500U/L
  - 胸水 CEA/血清CEA＞1
  - ★胸水中找到肿瘤细胞或胸膜活检确诊

血胸
- 诊断：胸部外伤史(多为年轻人)+失血性休克表现+胸部叩诊实音或浊音、气管移向健侧

脓胸

急性
- 发病机制：肺炎链球菌
- 临床表现：
  - 语颤减弱
  - ★叩诊实音
  - ★呼吸音减弱或消失
  - 纵隔健侧移位
- ★辅助检查：
  - ★首选：B超
  - ★确诊：穿刺+培养
- 治疗：抗生素+闭式引流

慢性
- 发病机制：治疗未彻底
- 临床表现：
  - ★中毒+杵状指
  - ★纵隔患侧移位
- 辅助检查：
  - ★首选：B超
  - ★确诊：穿刺+培养
- 治疗：
  - 胸膜纤维板剥脱术（主要）
  - 支气管胸膜瘘：胸膜切除术

类肺炎性胸腔积液（助理不考）
- 病因：金黄色葡萄球菌肺炎、支气管扩张、肺脓肿
- 临床表现：
  - 发热、咳嗽、咳痰、胸痛、呼吸困难
  - 叩诊呈实音、语音震颤减弱、气管纵隔向健侧移位
- 辅助检查：
  - X线胸片先有肺实质的浸润影，之后出现胸腔积液
  - 胸腔穿刺液呈草黄色或脓性，中性粒细胞升高，葡萄糖和pH降低
- 治疗：
  - 抗菌药物用至体温恢复正常后再持续用药2周以上
  - 胸液pH＜7.2行胸腔闭式引流

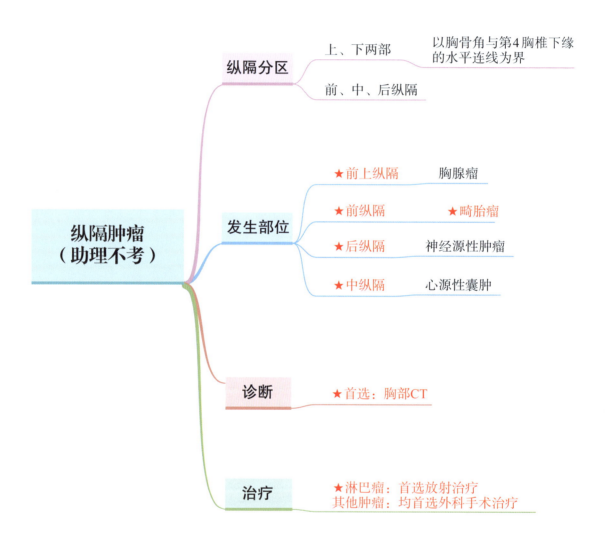

间质性肺疾病（助理不考）

特发性肺纤维化

- **危险因素**：吸烟、环境暴露（金属粉尘、木尘）、病毒感染、胃食管反流
- **临床表现**
  - 症状：劳力性呼吸困难进行性加重，伴干咳
  - 体征：肺底部闻及Velcro啰音
- **辅助检查**
  - HRCT：网格状阴影、"蜂窝肺"
  - 肺功能：限制性通气功能障碍+弥散功能降低
  - 其他：灌洗液（BALF）中性粒细胞、嗜酸性粒细胞增加
- **治疗**：最有效治疗方法为肺移植

非特异性间质性肺炎

- **病理特征**：肺间质不同程度的炎症和纤维化
- **临床表现**
  - 症状：渐进性呼吸困难伴干咳、乏力和低热
  - 体征：可闻及吸气末细小的干性爆裂音（Velcro啰音）
- **辅助检查**
  - HRCT：双肺弥漫、对称性分布的磨玻璃影
  - 肺功能：限制性通气功能障碍+弥散功能降低
  - 其他：灌洗液（BALF）淋巴细胞增多，以CD8+ T细胞为主
- **治疗**：首选糖皮质激素

呼吸系统 - 睡眠呼吸暂停综合征（助理不考）

睡眠呼吸暂停综合征（助理不考）

概念

- **睡眠呼吸暂停**：睡眠过程中口鼻气流消失或明显减弱
  - 中枢性：发作时口鼻气流及胸腹部的呼吸运动同时消失
  - 阻塞性：发作时口鼻气流消失，但胸腹呼吸运动存在

- **低通气**：
  - 睡眠中口鼻气流较基础水平下降≥30%伴 SaO_2 下降≥4%+持续≥10s
  - 睡眠中口鼻气流较基础水平下降≥50%伴 SaO_2 下降≥3%+持续≥10s

- **低通气指数（AHI）**：睡眠呼吸暂停+低通气次数/小时

阻塞性睡眠呼吸暂停低通气综合征

- **病因**：肥胖、上气道解剖异常、长期大量饮酒、长期吸烟、服用镇静催眠药物

- **临床表现**：
  - 夜间打鼾、呼吸暂停，白天嗜睡、疲倦乏力
  - 可并发高血压、冠心病、2型糖尿病

- **辅助检查**：
  - 动脉血气分析：低氧血症、高碳酸血症、呼吸性酸中毒
  - 多导睡眠监测（PSG）：确诊首选

- **病情分度**：

	AHI	夜间最低SaO_2
轻度	5~15次/小时	85%~90%
中度	>15~30次/小时	80%~<85%
重度	>30次/小时	<80%

- **治疗**：首选鼻持续气道内正压通气（nasal-CPAP）

第十五章 消化系统

- 第一节 食管、胃、十二指肠疾病
- 第二节 肝脏疾病
- 第三节 胆道疾病
- 第四节 胰腺疾病
- 第五节 肠道疾病
- 第六节 阑尾炎
- 第七节 直肠肛管疾病
- 第八节 消化道大出血
- 第九节 腹膜炎
- 第十节 腹外疝
- 第十一节 腹部损伤

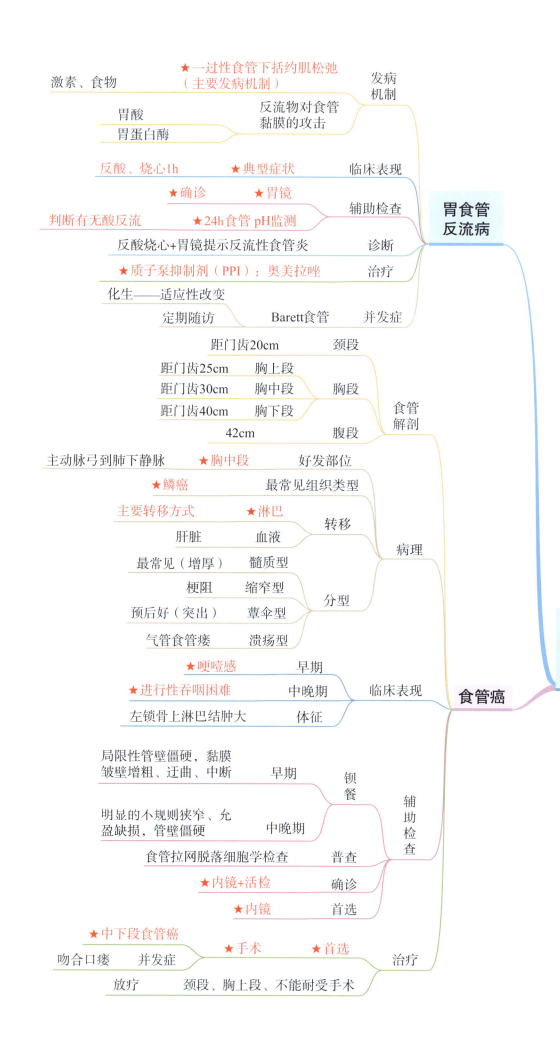

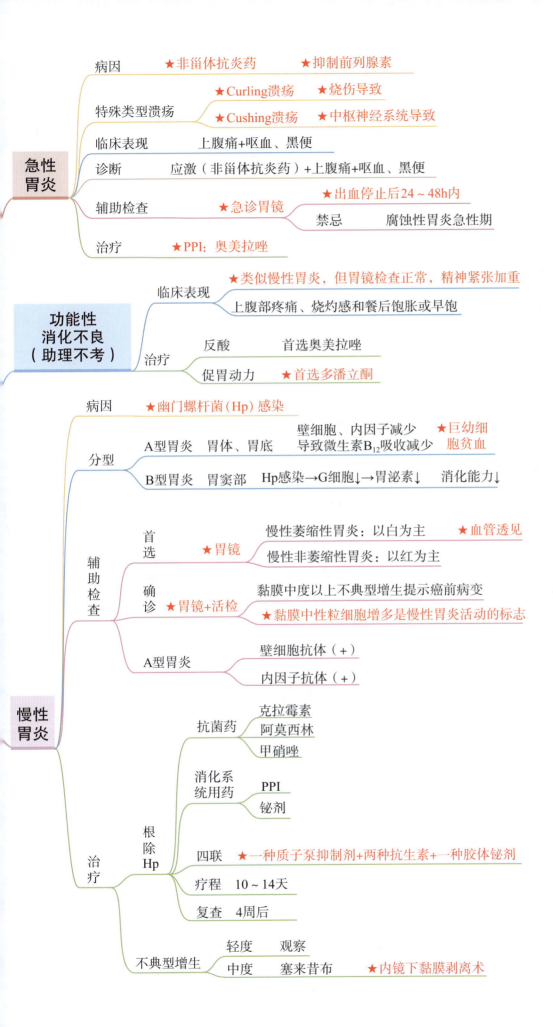

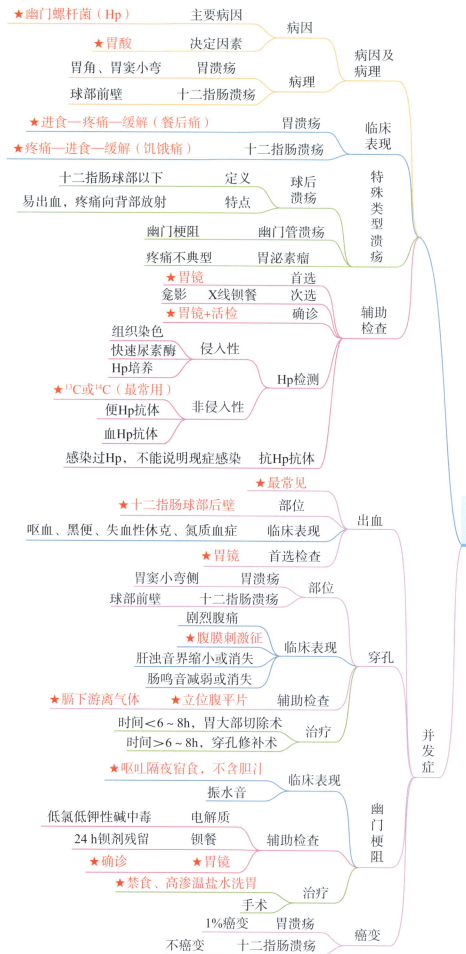

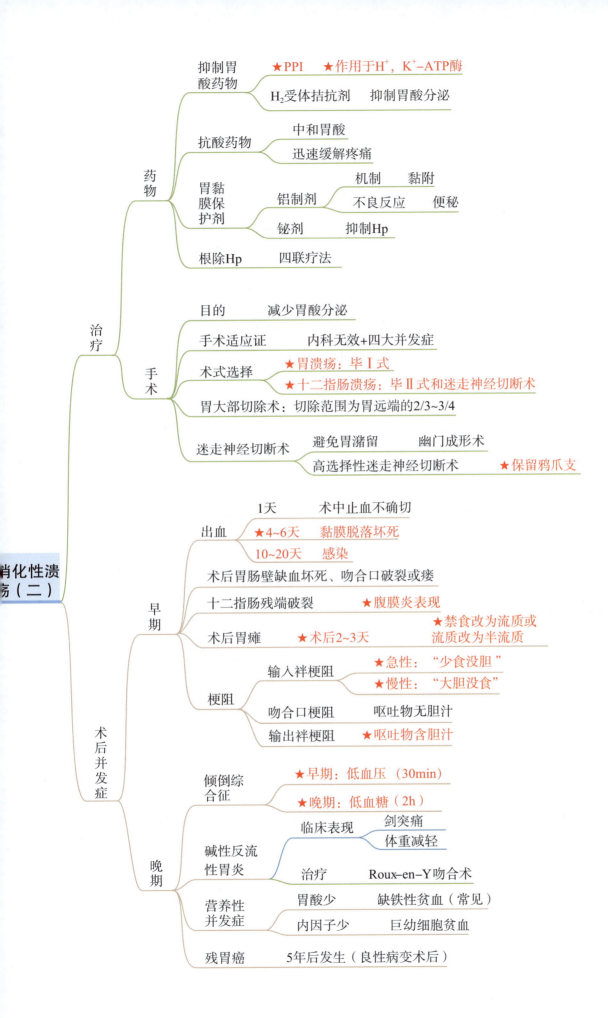

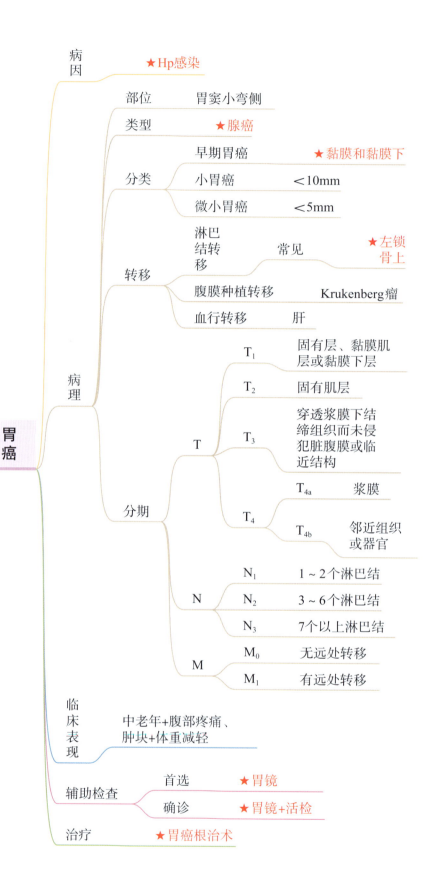

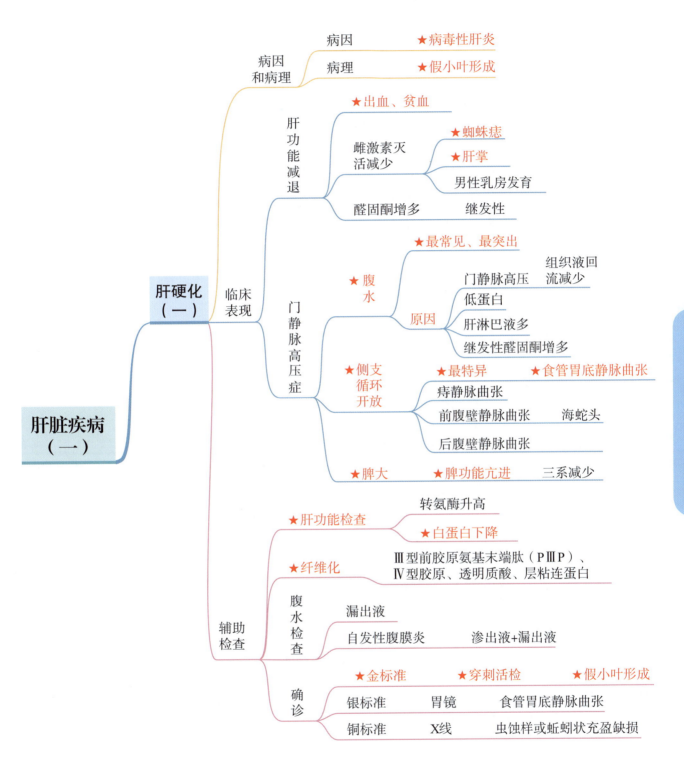

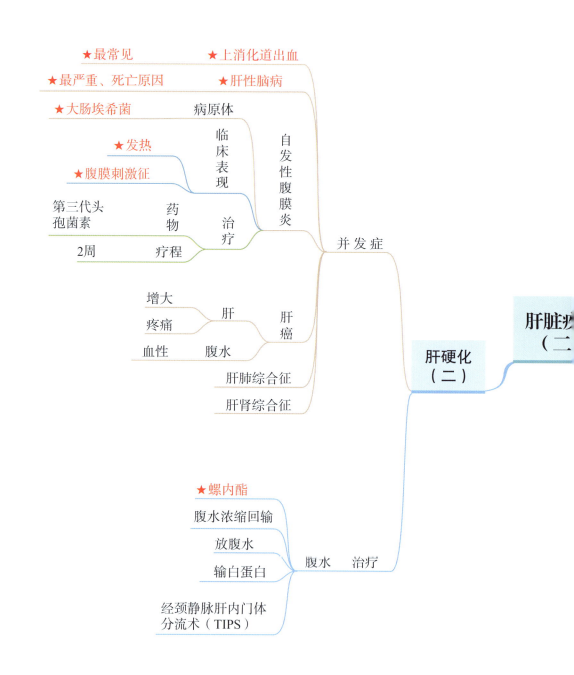

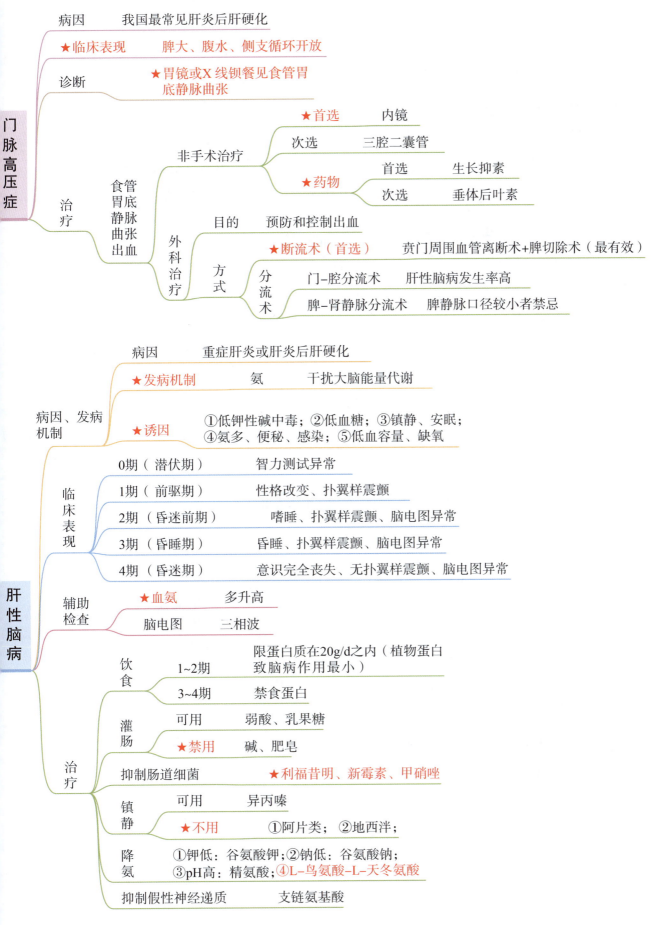

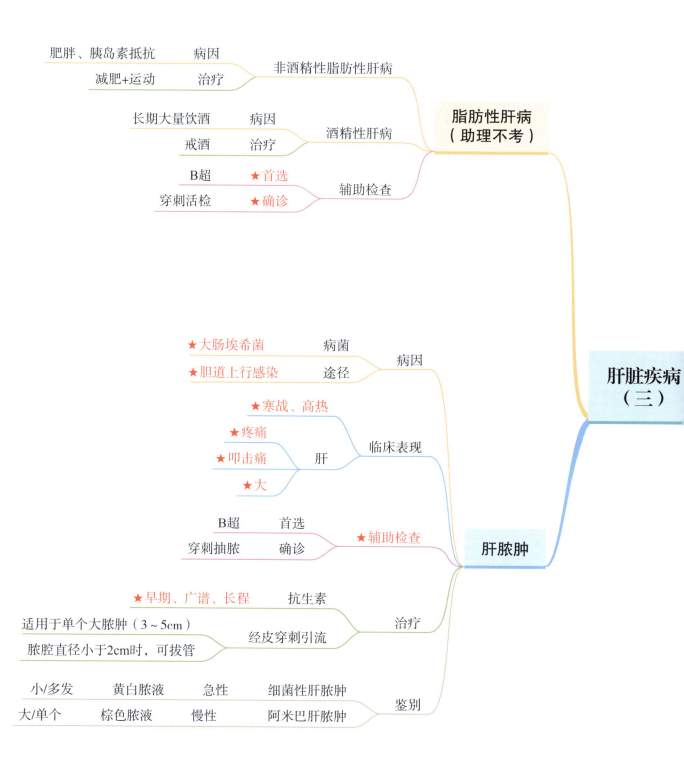

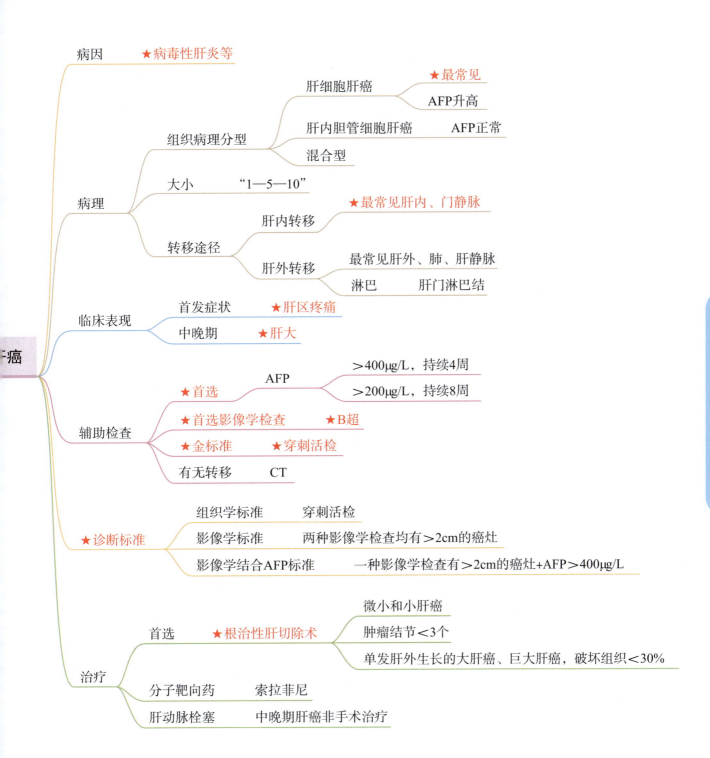

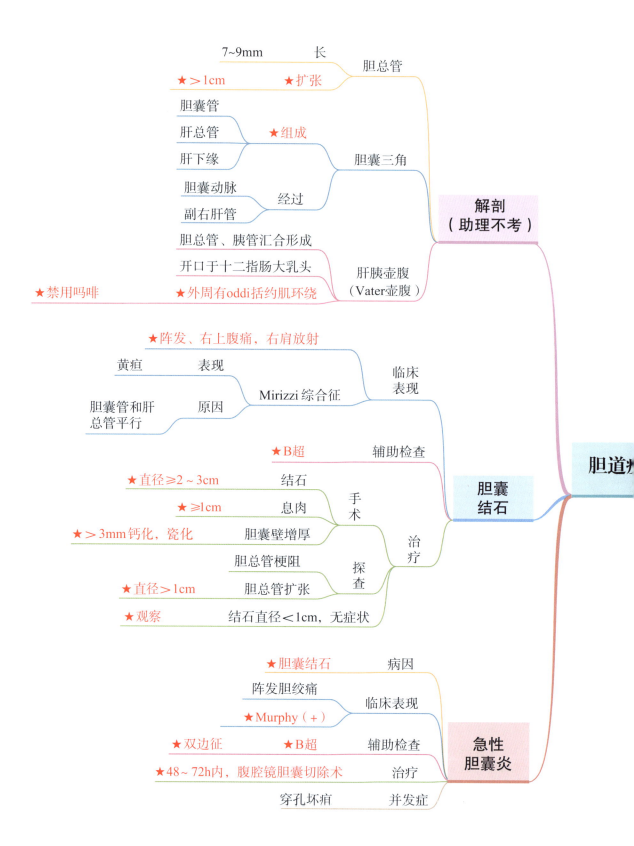

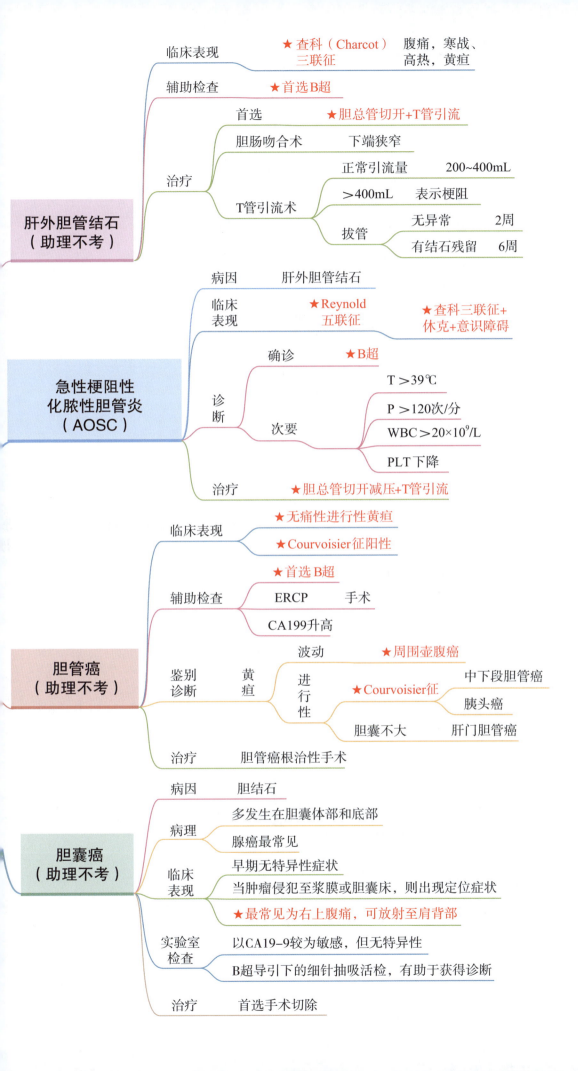

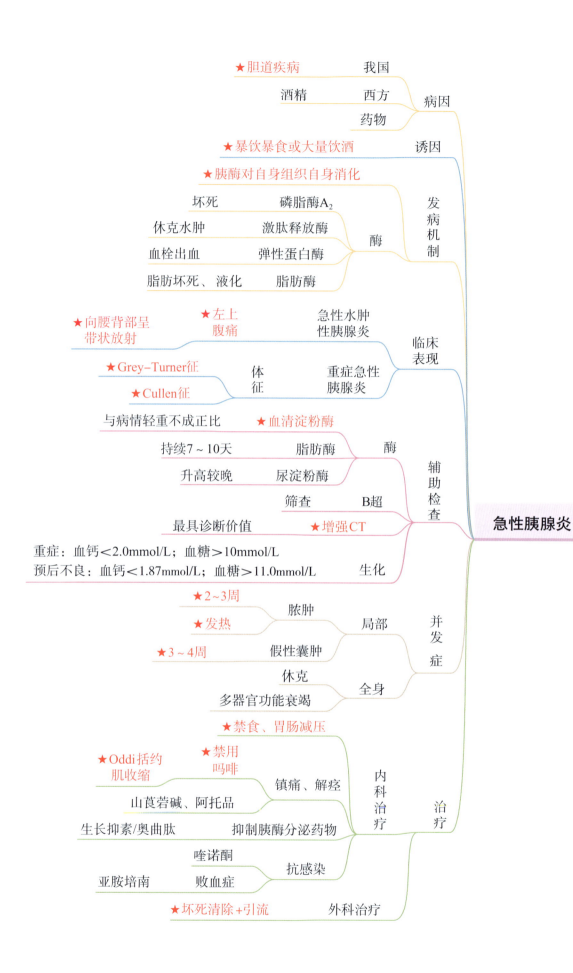

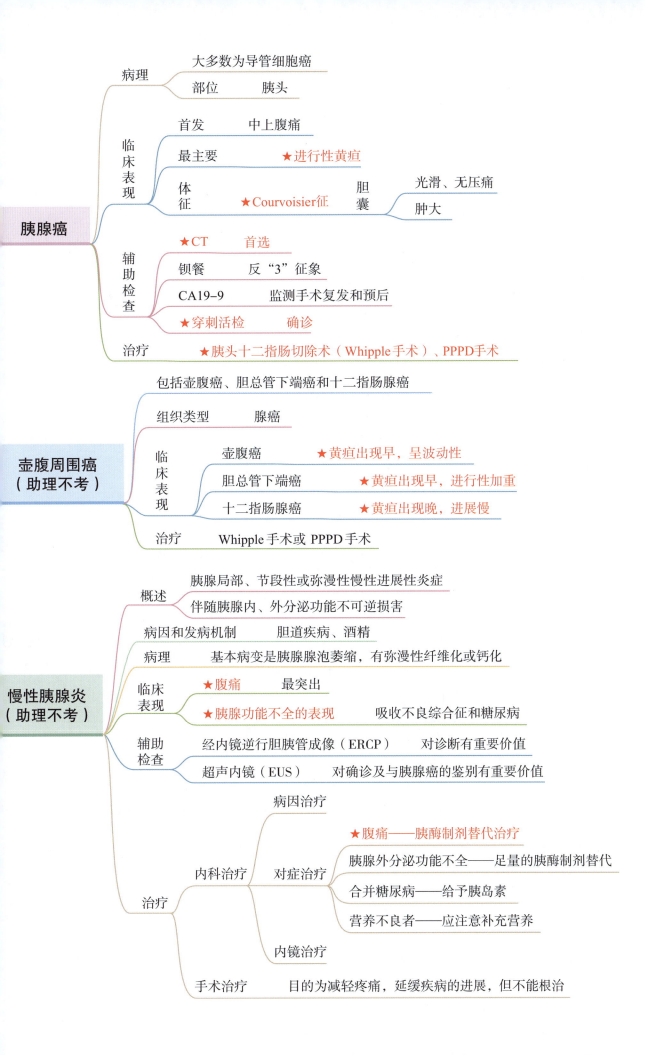

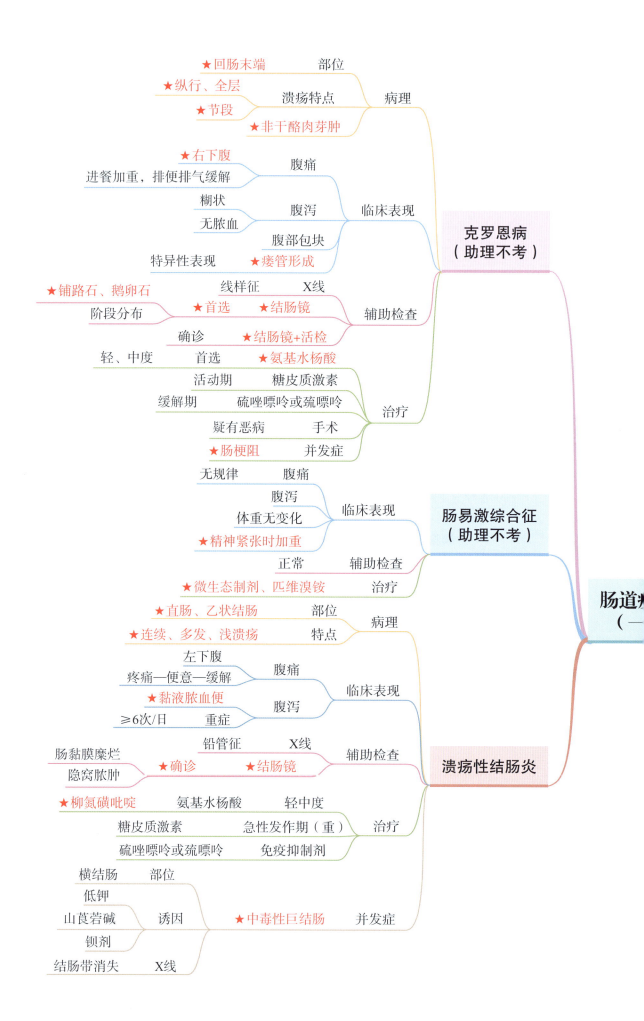

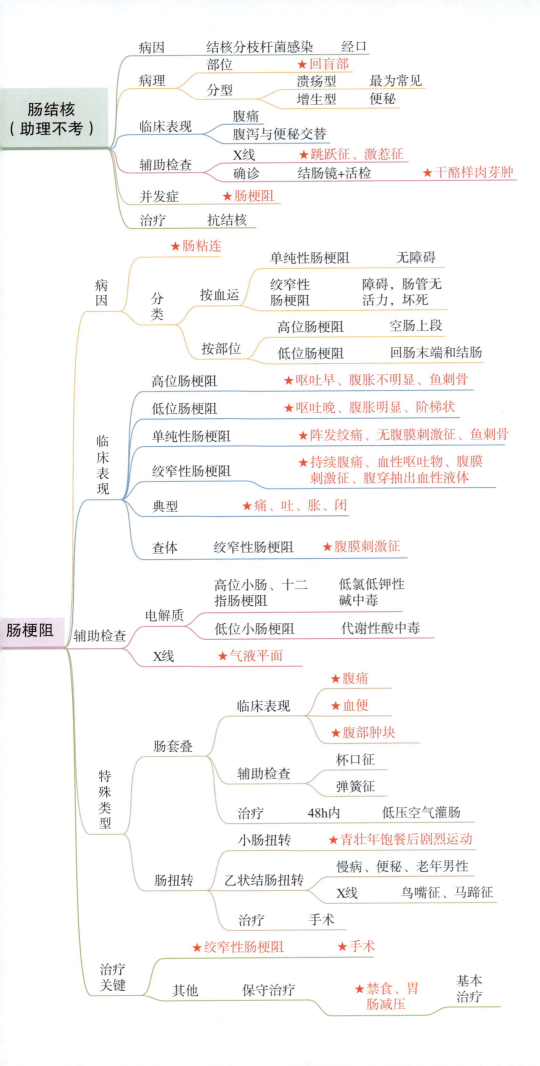

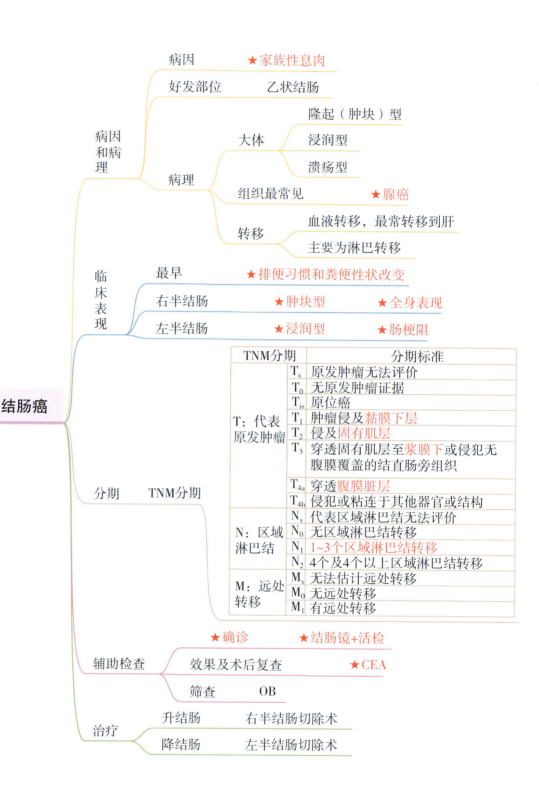

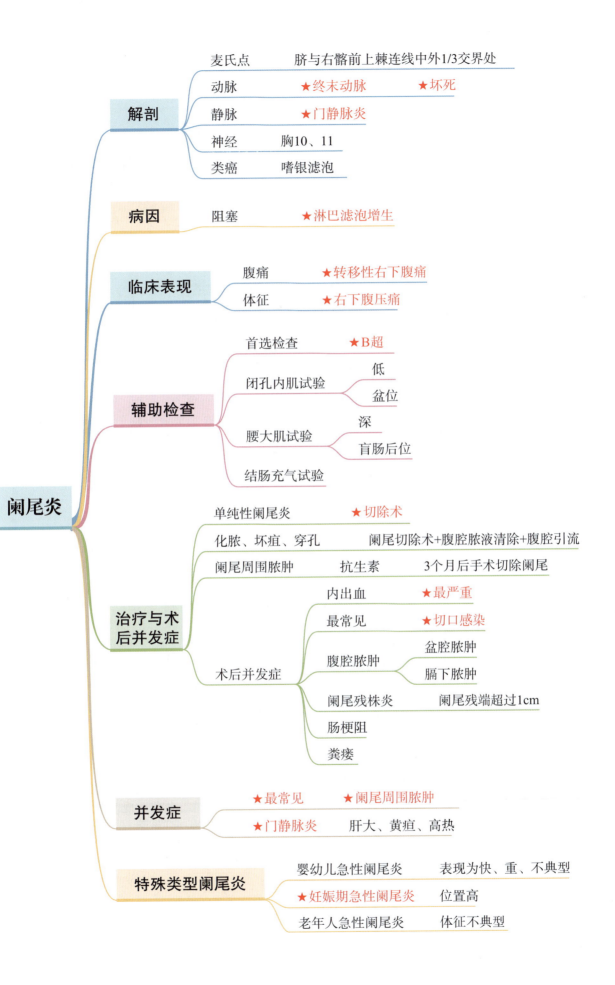

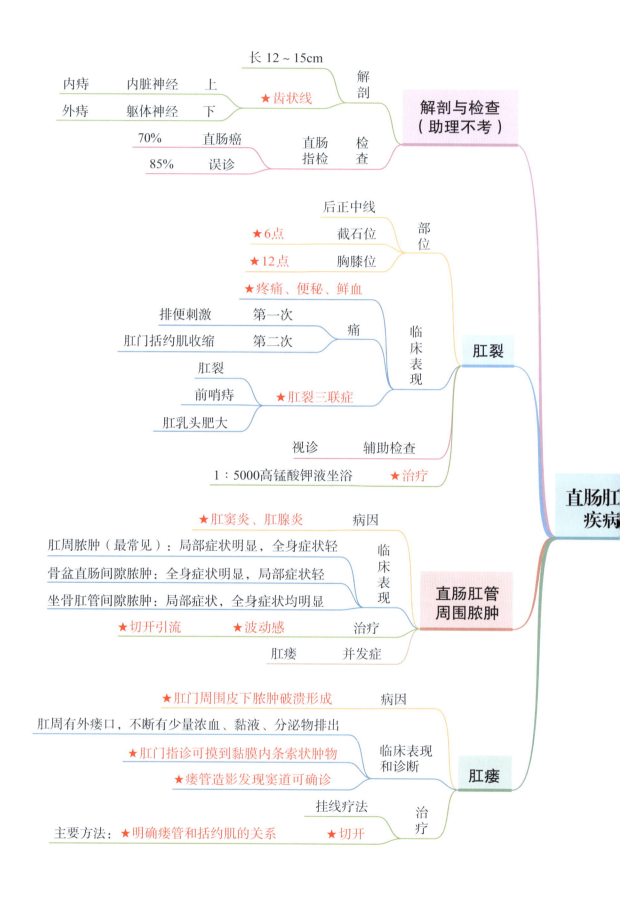

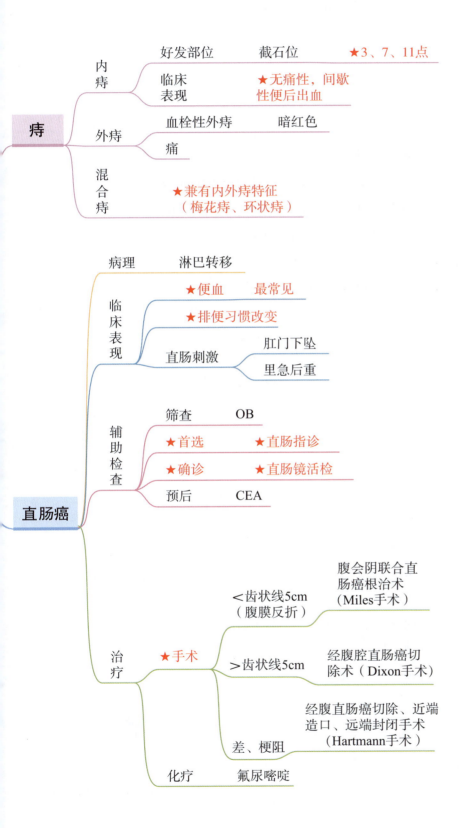

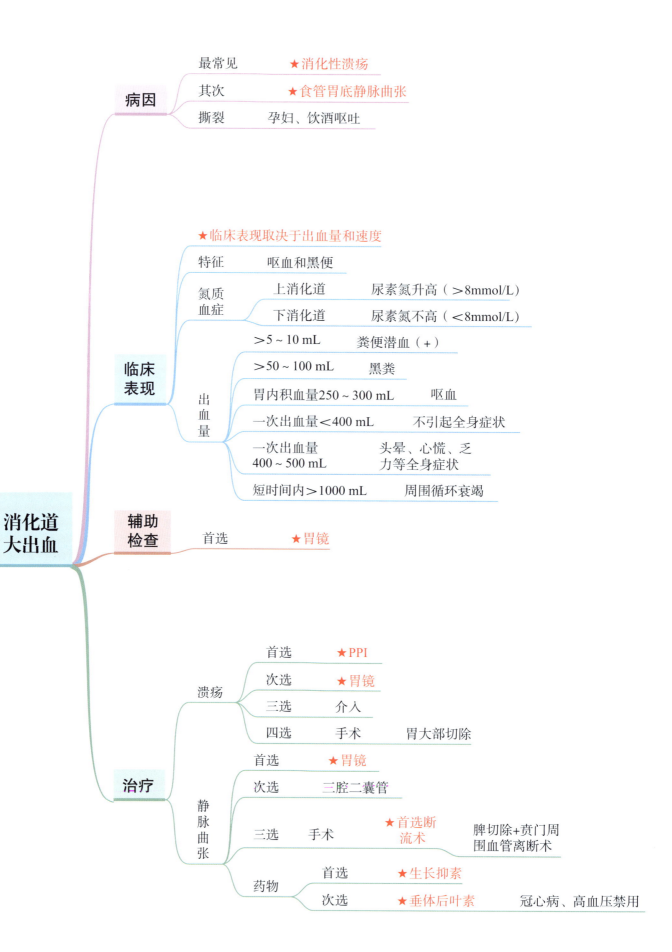

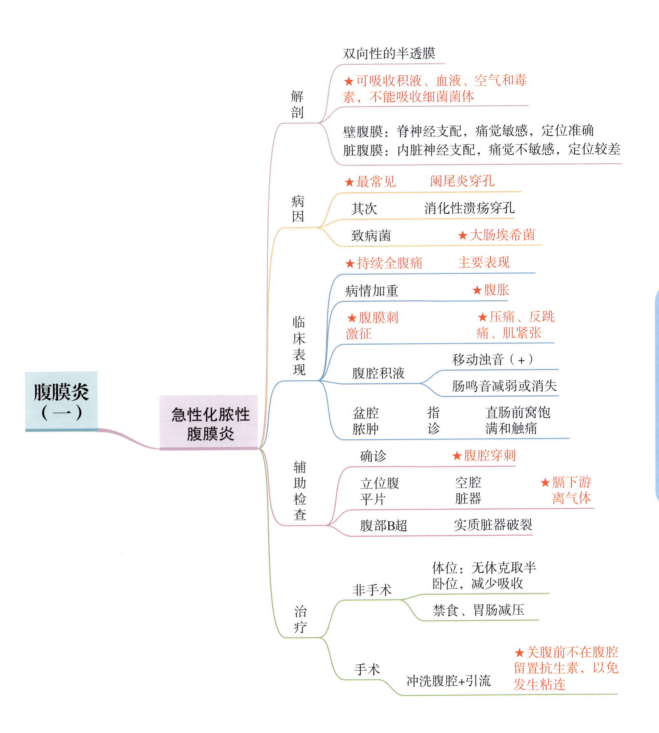

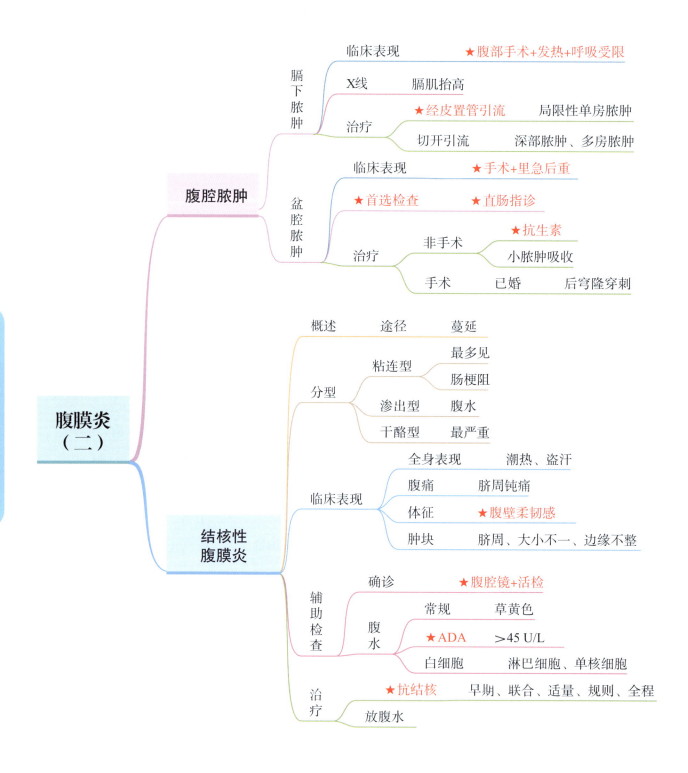

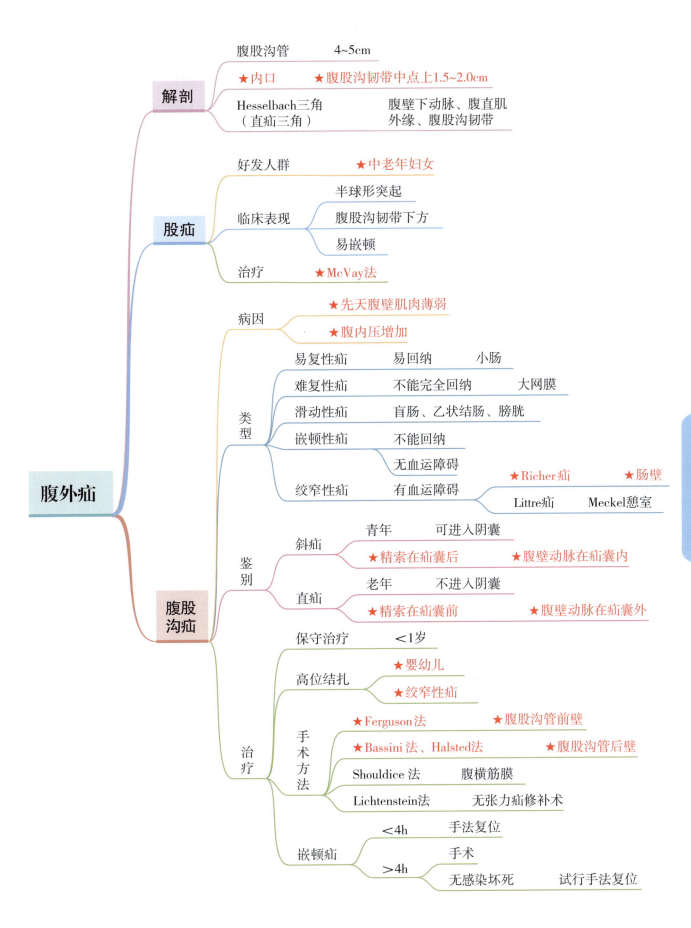

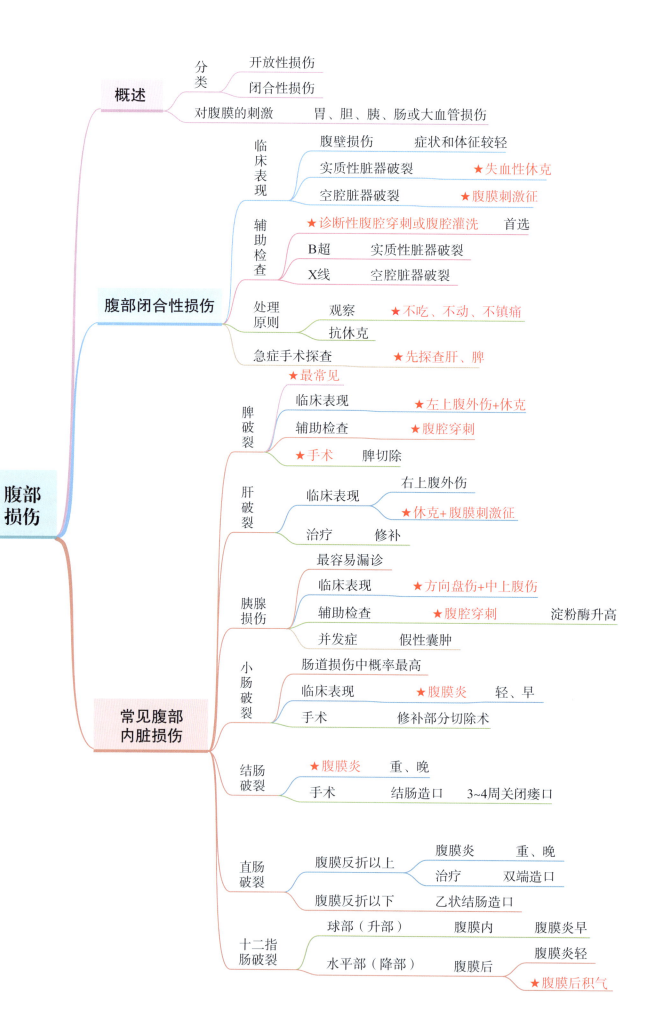

第十六章 泌尿系统

- 第一节 总论
- 第二节 肾小球疾病
- 第三节 肾间质疾病（助理不考）
- 第四节 尿路感染
- 第五节 男性生殖系统感染
- 第六节 肾结核
- 第七节 尿路结石
- 第八节 泌尿、男性生殖系统肿瘤
- 第九节 尿路梗阻
- 第十节 泌尿系统损伤
- 第十一节 肾功能不全
- 第十二节 泌尿、男性生殖系统先天畸形

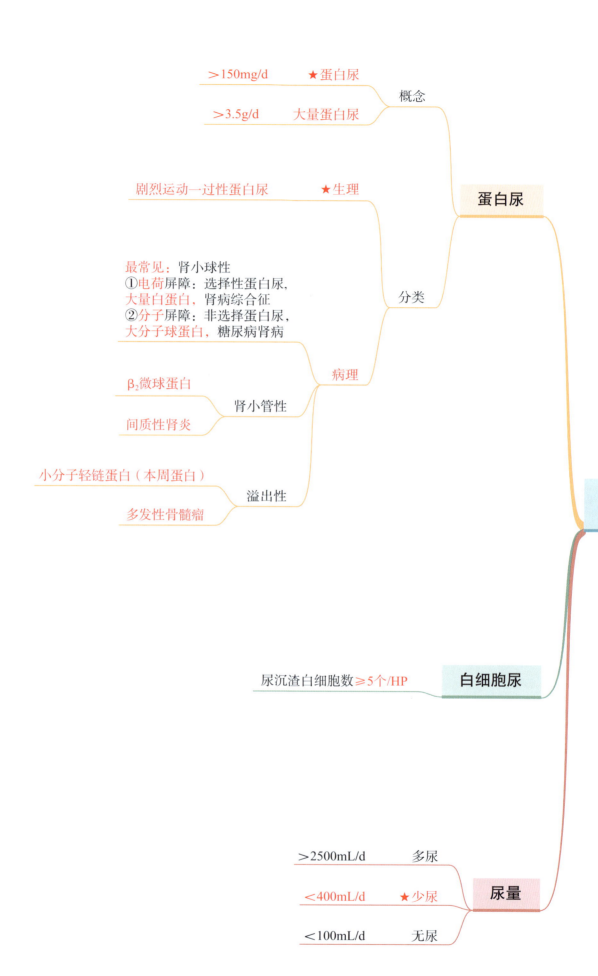

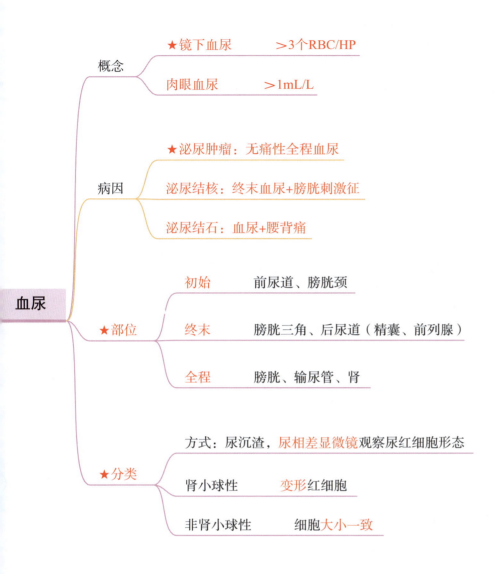

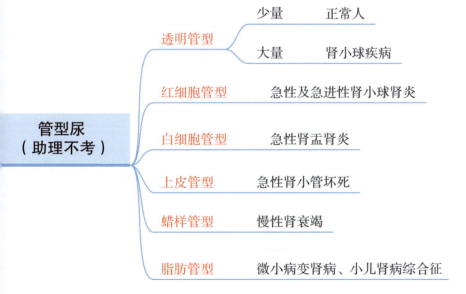

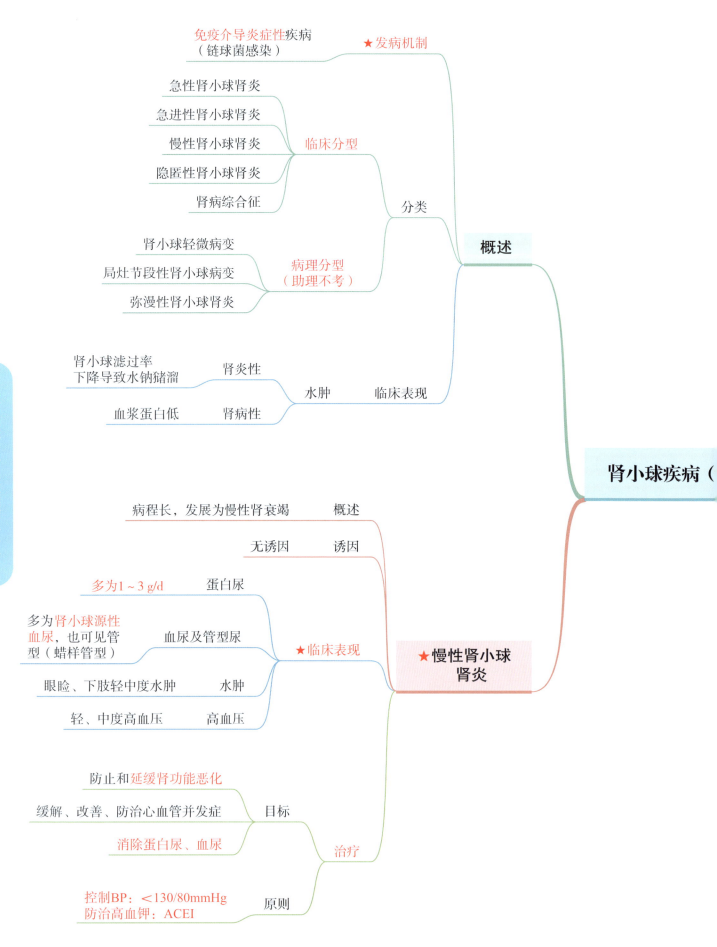

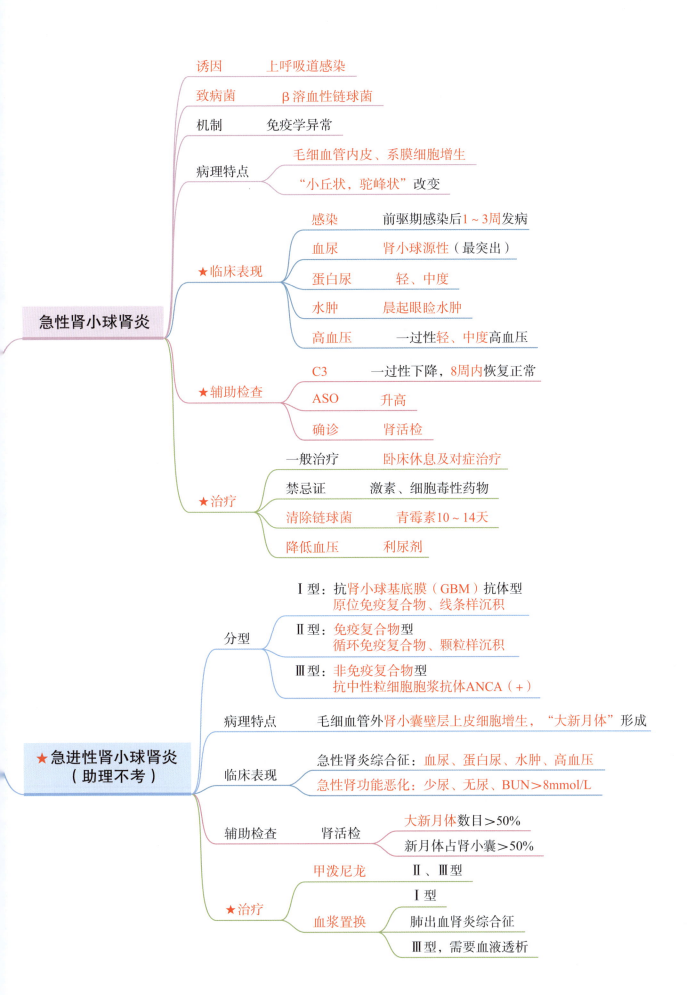

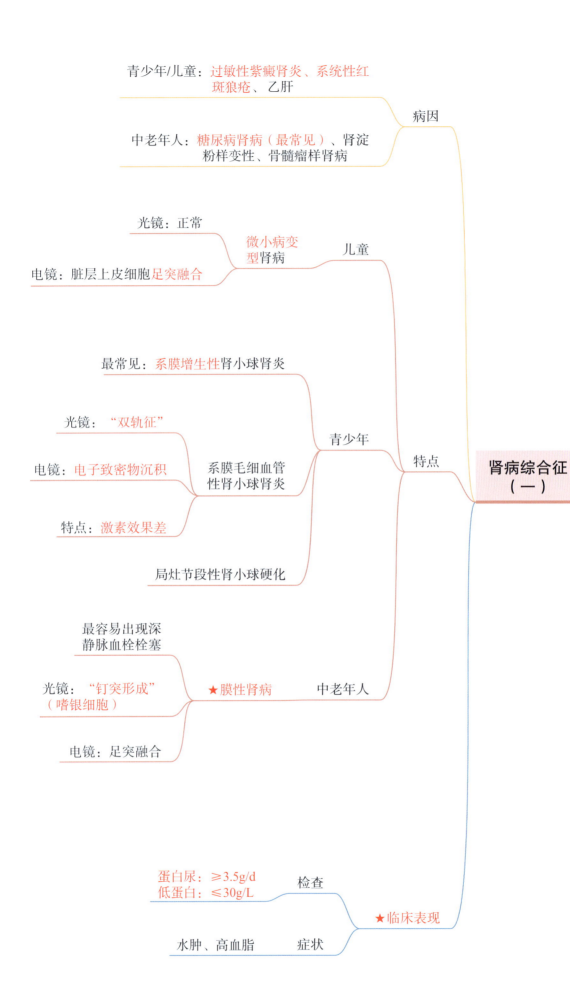

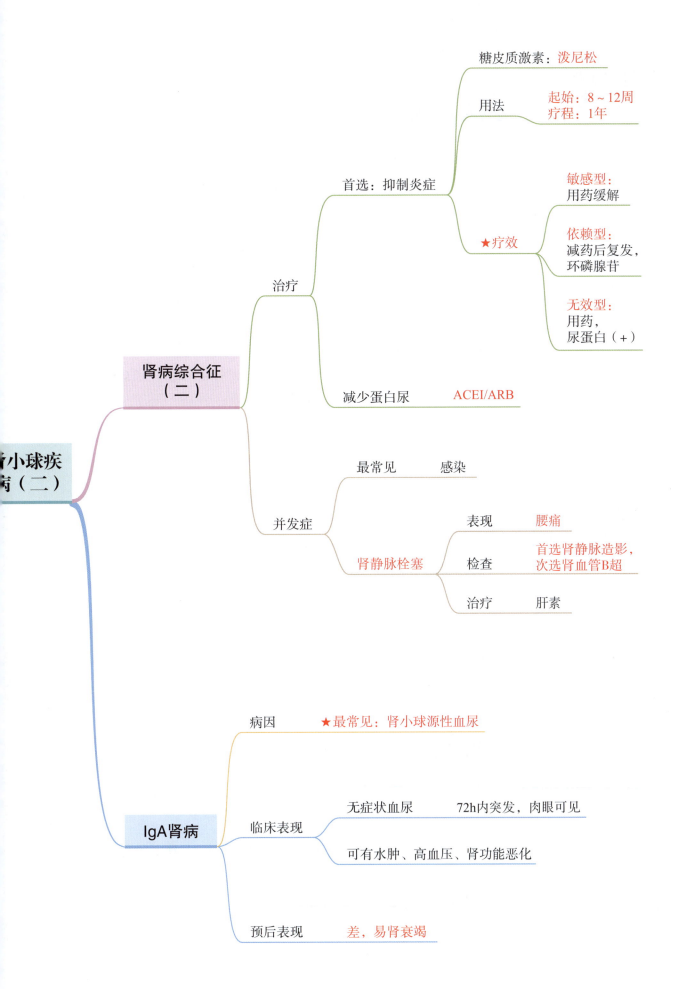

泌尿系统－肾间质疾病（助理不考）、尿路感染

肾间质疾病（助理不考）

急性间质性肾炎
- **病因**：★最常见：药物
- **临床表现**：
  - 尿检查异常：血尿、蛋白尿等
  - 肾小管功能损害
  - 外周血嗜酸性粒细胞增高
- **确诊**：肾穿刺活检
- **治疗**：去除病因，必要时激素

尿路感染

急性肾盂肾炎
- **病因**：
  - 致病菌：G⁻大肠埃希菌
  - 机制：上行感染
- **★临床表现**：
  - 寒战、高热
  - 尿路刺激征
  - 肾区疼痛
- **辅助检查**：
  - 尿细菌培养：≥10^5 CFU/mL
  - 硝酸盐过筛试验（+）：提示尿路感染
- **治疗**：
  - 抗感染：首选：喹诺酮；次选：头孢菌素
  - 疗程：≥2周

急性膀胱炎
- **临床表现**：膀胱刺激征（尿频、尿急、尿痛）
- **治疗**：氟氧沙星 疗程：3天（孕儿时间更长）

慢性肾盂肾炎
- **病因**：
  - 尿路结石、梗阻、畸形
  - 前列腺肥大：感染半年以上
- **辅助检查**：
  - 静脉肾盂造影：肾盂、肾盏变形变窄
  - B超：肾外形凹凸不平、大小不等
  - 肾小管功能受损：尿比重及渗透压↓、夜尿增多
- **治疗**：2种抗生素，疗程：2~4周

无症状细菌尿
- **致病菌**：G⁻大肠埃希菌
- **治疗**：适应证：妊娠前、学龄前儿童、曾出现感染症状、肾移植、尿路梗阻

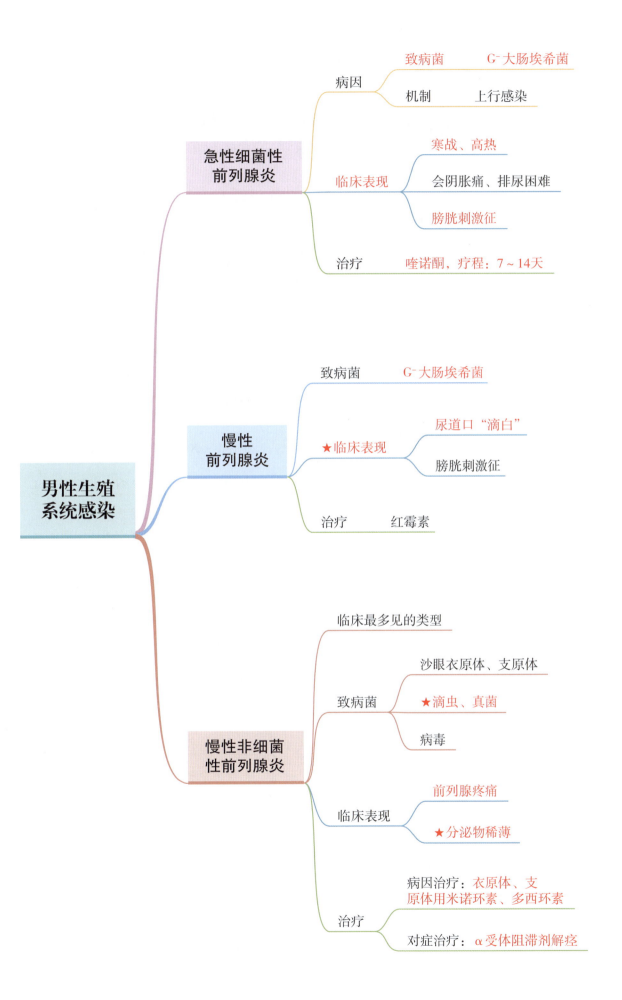

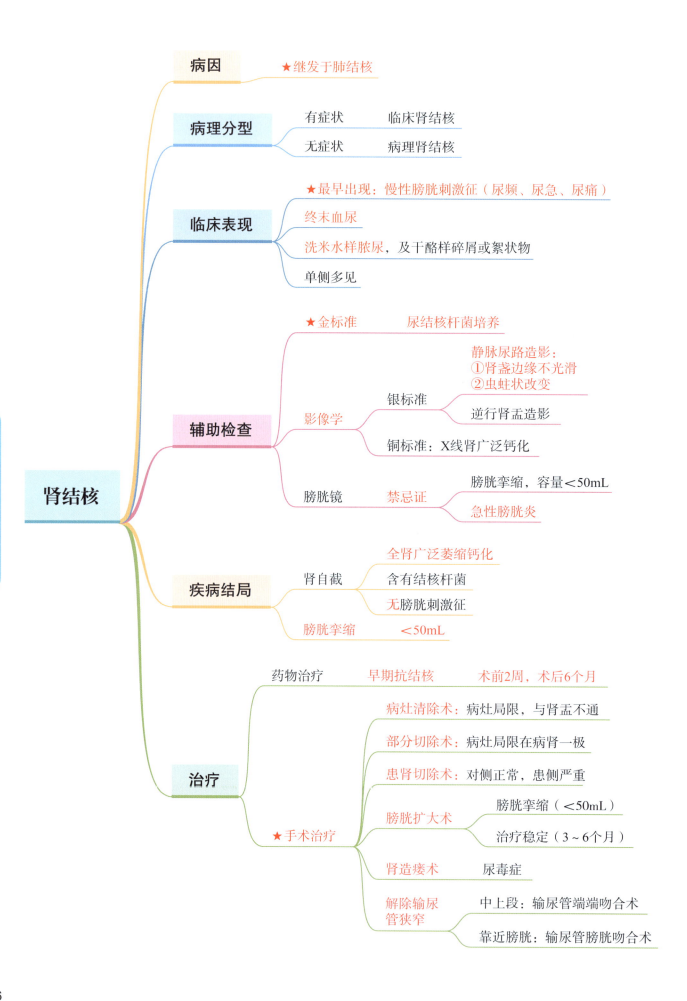

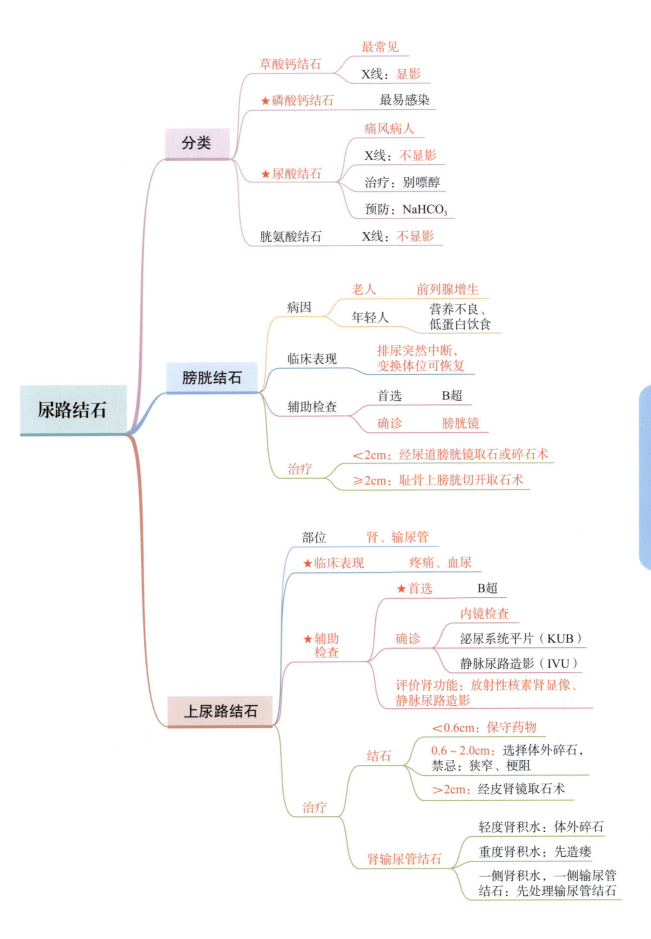

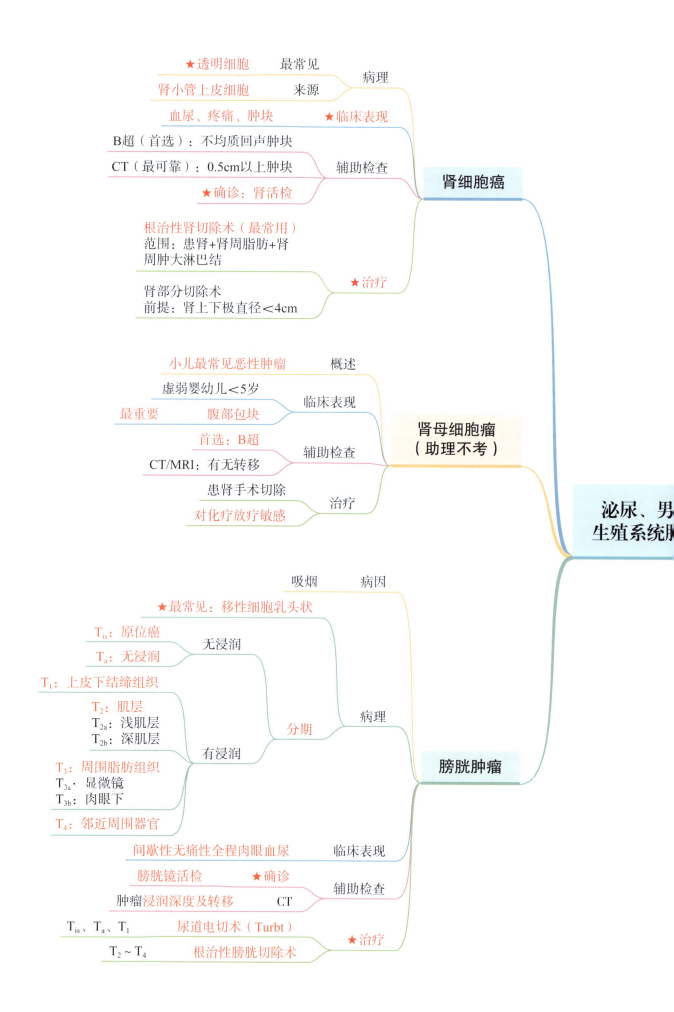

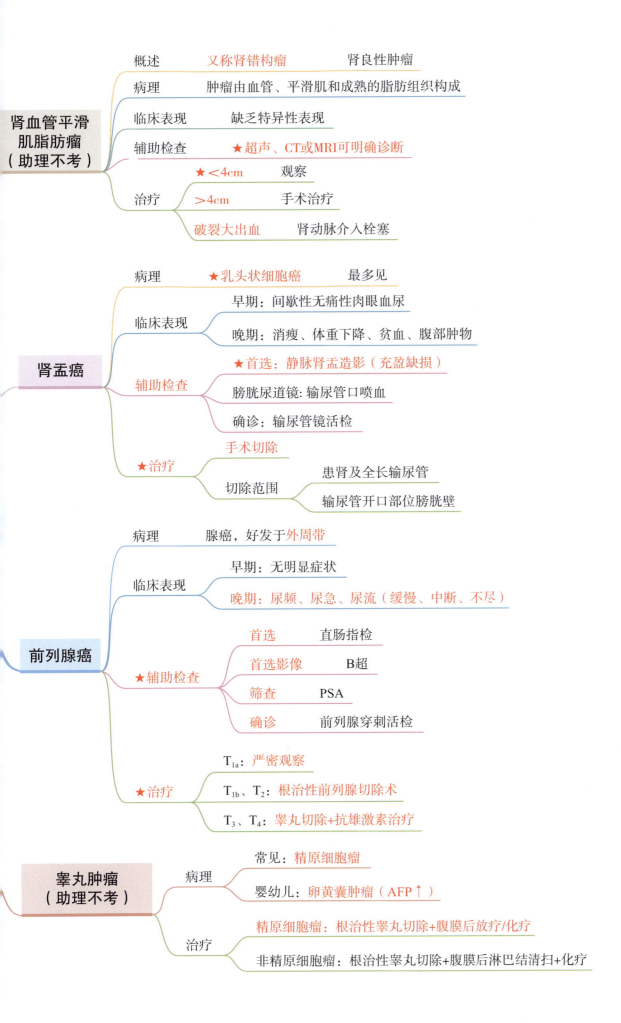

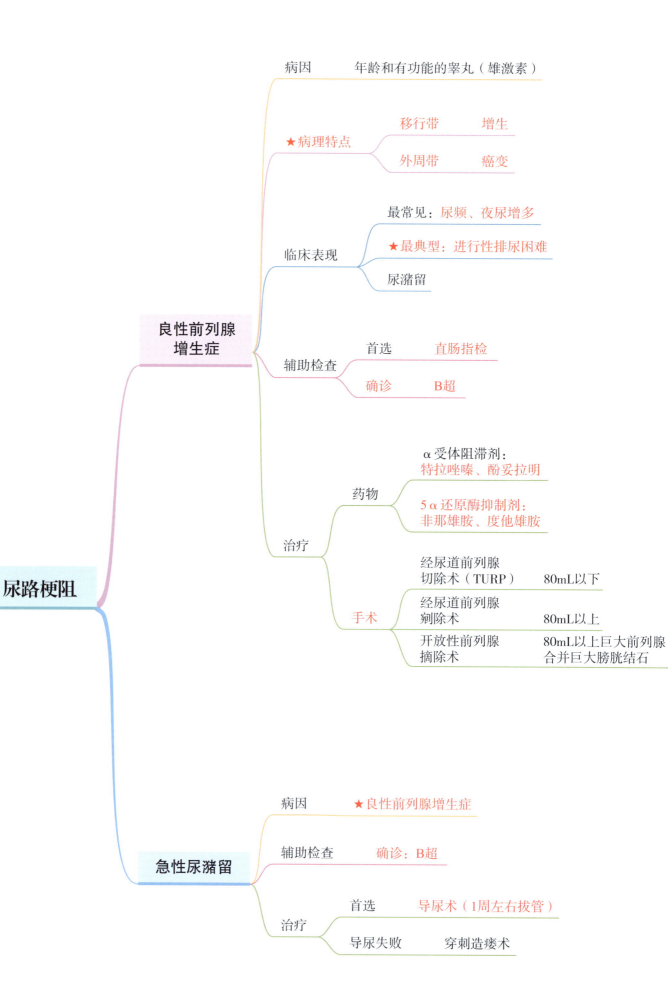

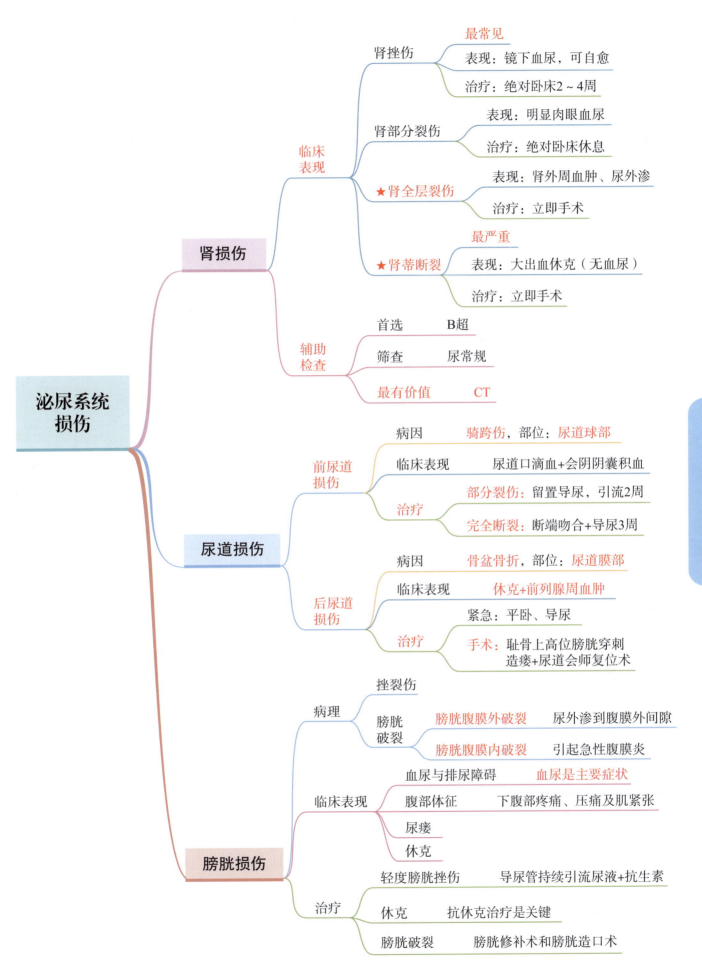

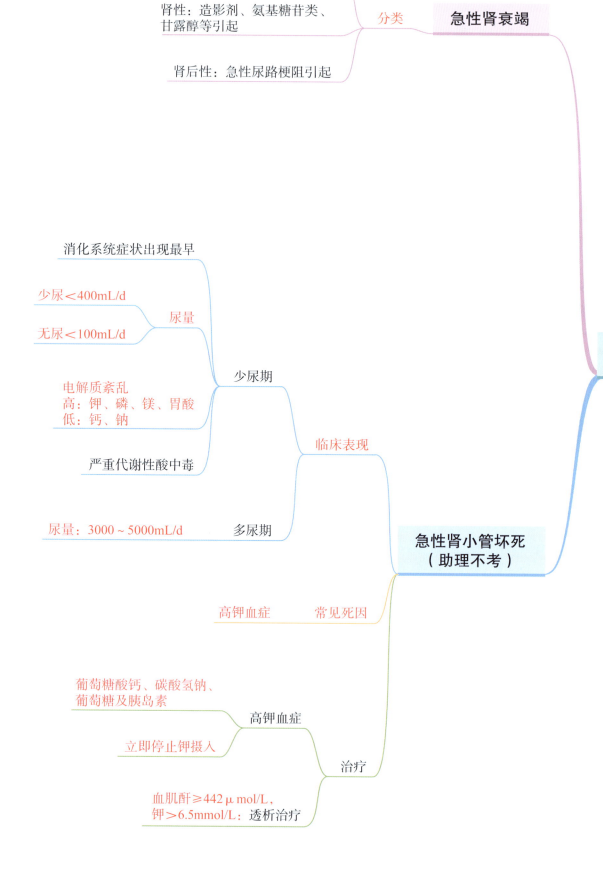

慢性肾衰竭

- **诱因**：感染

- **★病因**
  - 我国：原发（慢性）性肾小球肾炎
  - 外国：糖尿病肾病

- **临床表现**
  - 时间：肾脏结构或功能异常≥3个月
  - 最早：胃肠道症状：食欲不振、恶心、呕吐
  - 最主要死因：心血管疾病
  - 神经肌肉系统症状：手套感、袜子感、不宁腿
  - 肾性骨营养不良：继发性甲亢→肾性骨软化症、纤维性骨炎
  - 尿毒症脑病：惊厥、抽搐、谵妄，甚至昏迷
  - 贫血：肾性贫血，EPO减少

- **★辅助检查**

分期	描述	eGFR[mL/(min·1.73m²)]
1期	正常eGFR，伴其他肾损害证据	≥90
2期	肾功能轻度下降	60~89
3a期	肾功能中度下降	45~59
3b期	肾功能中度下降	30~44
4期	肾功能严重下降	15~29
5期	终末期肾脏疾病	<15

- **治疗**
  - 饮食治疗：低蛋白食物
  - 减轻贫血：重组人促红细胞生成素（r-HuEPO）

泌尿系统-肾功能不全

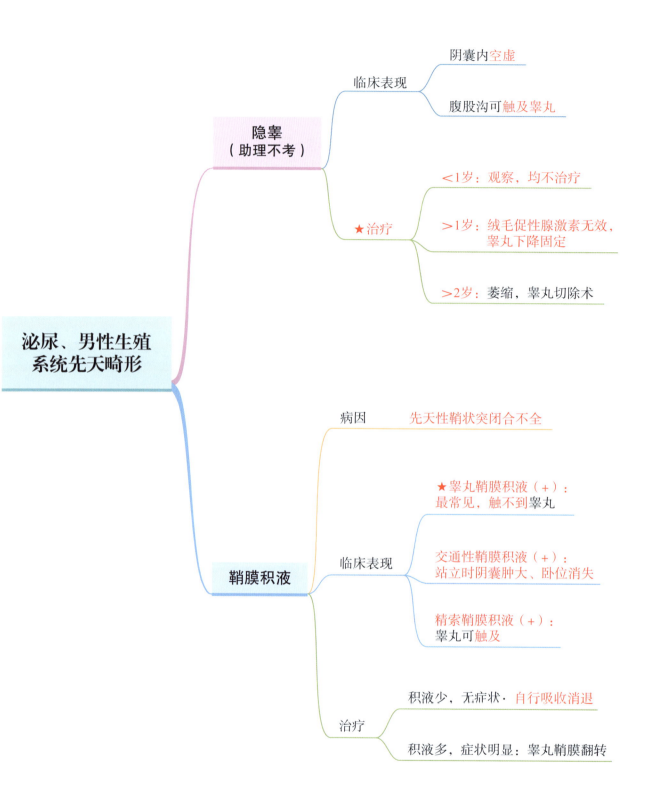

第十七章 女性生殖系统

- 第一节 女性生殖系统解剖
- 第二节 女性生殖系统生理
- 第三节 妊娠生理
- 第四节 妊娠诊断
- 第五节 产前检查与孕期保健
- 第六节 正常分娩
- 第七节 正常产褥
- 第八节 病理妊娠
- 第九节 妊娠合并症
- 第十节 异常分娩
- 第十一节 分娩期并发症
- 第十二节 异常产褥
- 第十三节 女性生殖系统炎症
- 第十四节 女性生殖系统肿瘤
- 第十五节 妊娠滋养细胞疾病
- 第十六节 生殖内分泌疾病
- 第十七节 子宫内膜异位症及子宫腺肌症
- 第十八节 盆底功能障碍性及生殖器官损伤疾病
- 第十九节 不孕症及辅助生殖技术
- 第二十节 计划生育

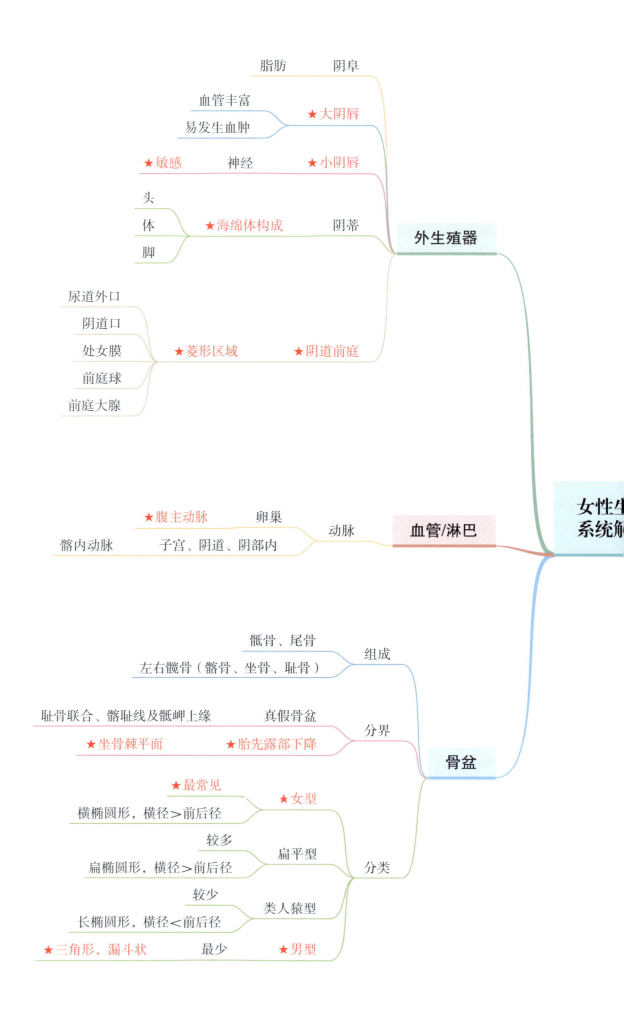

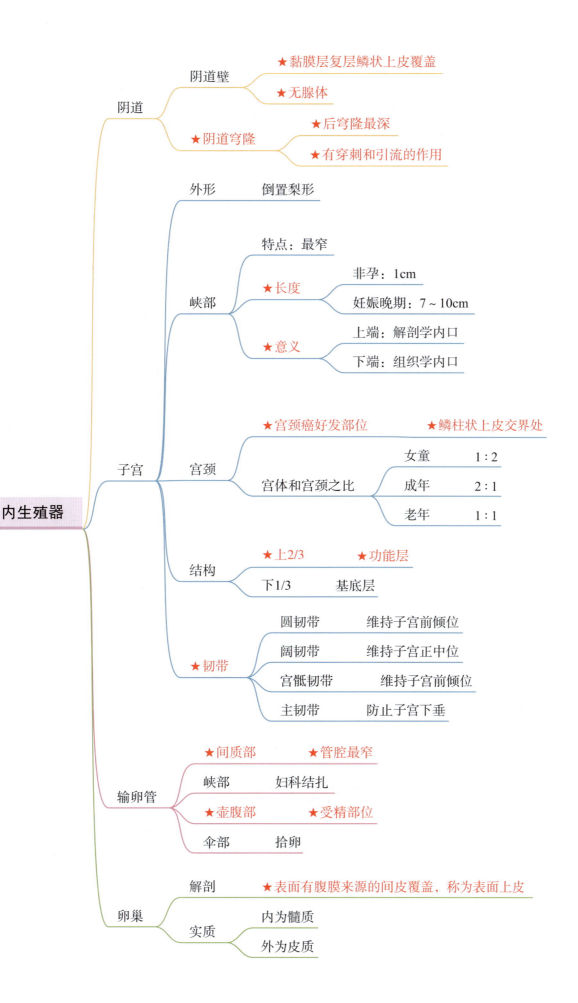

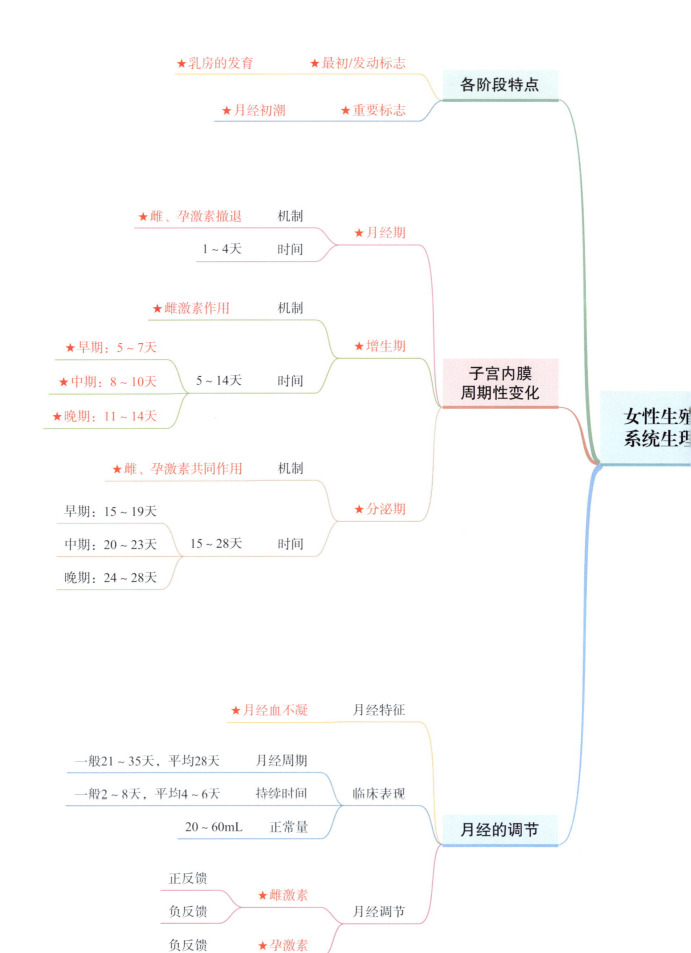

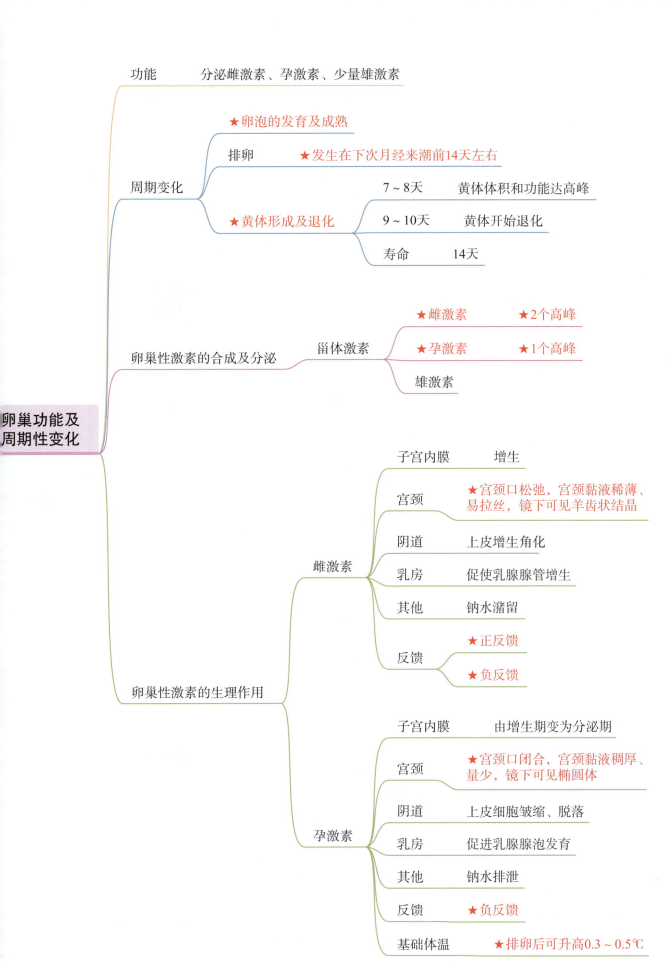

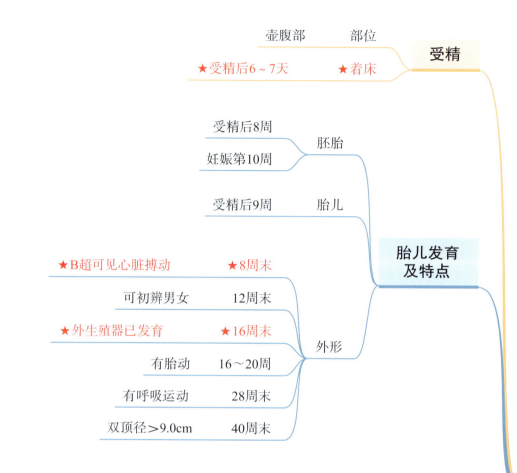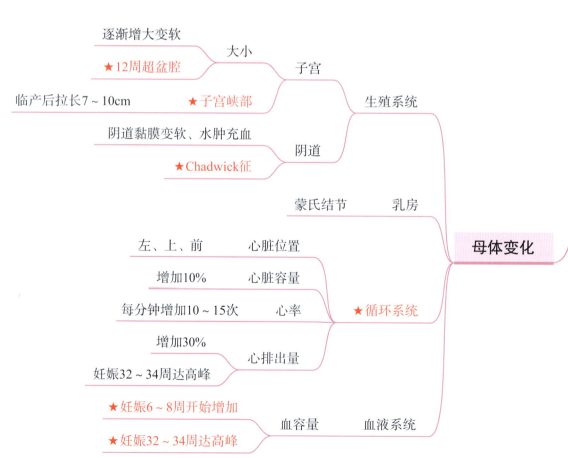

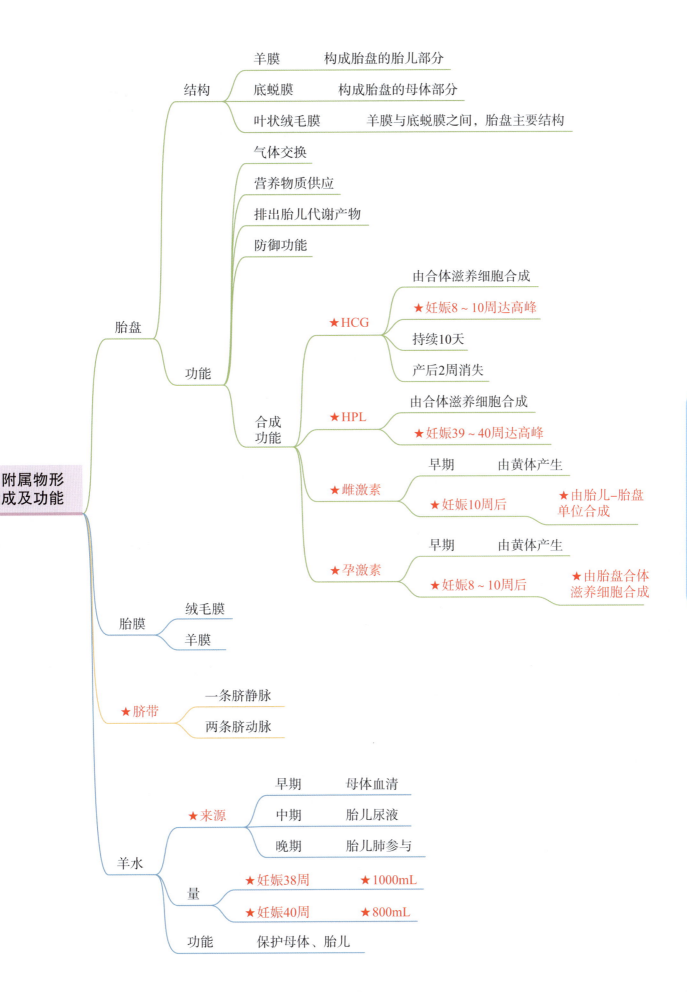

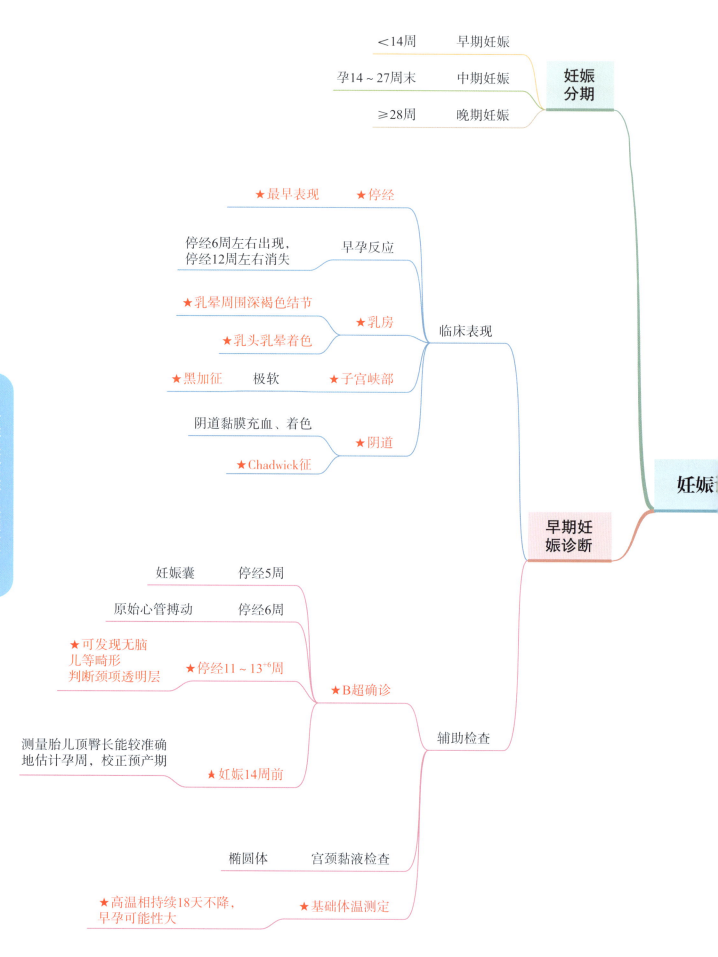

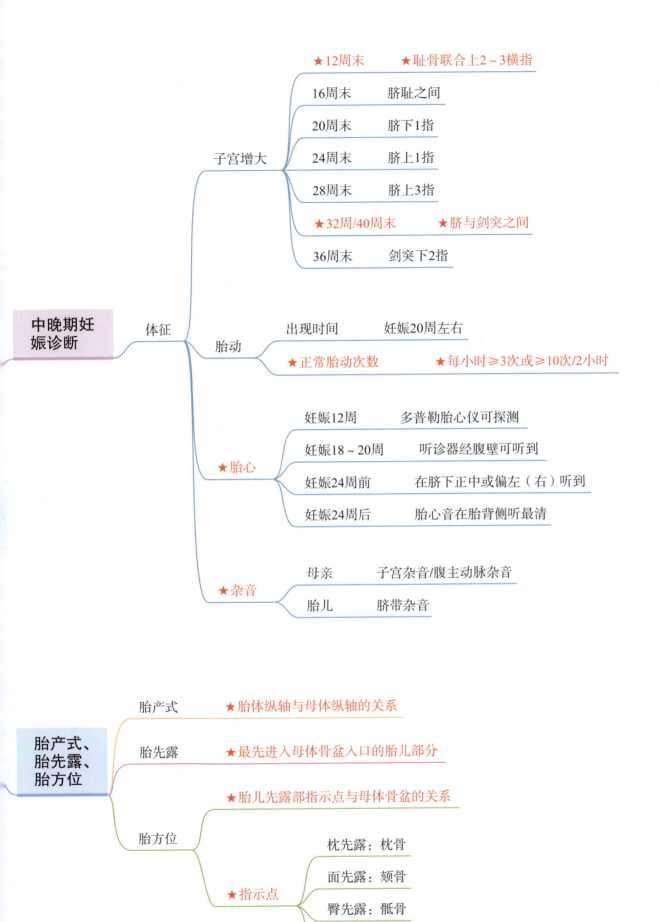

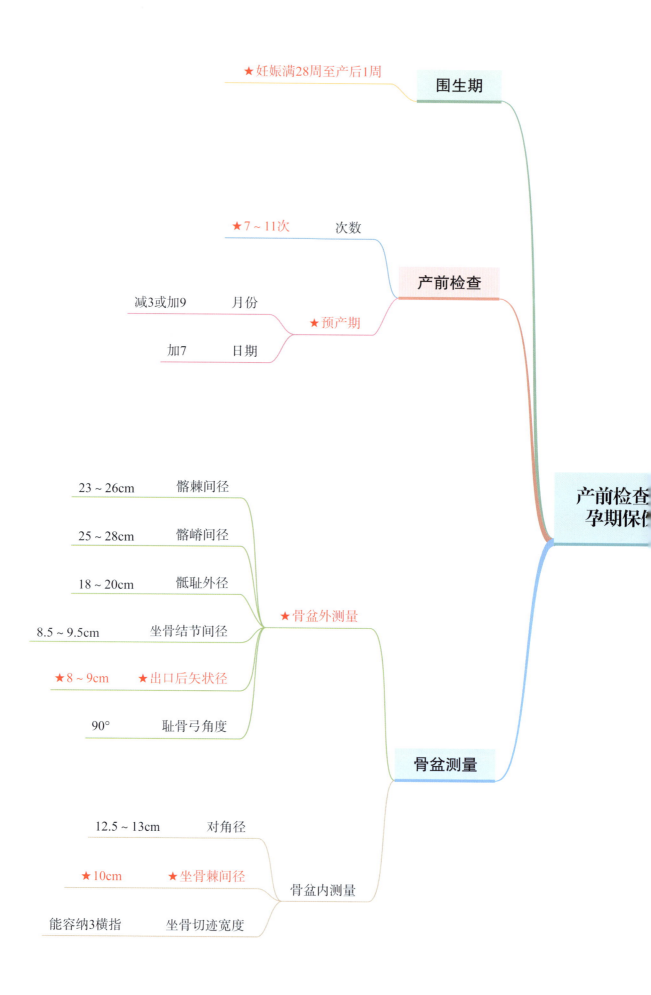

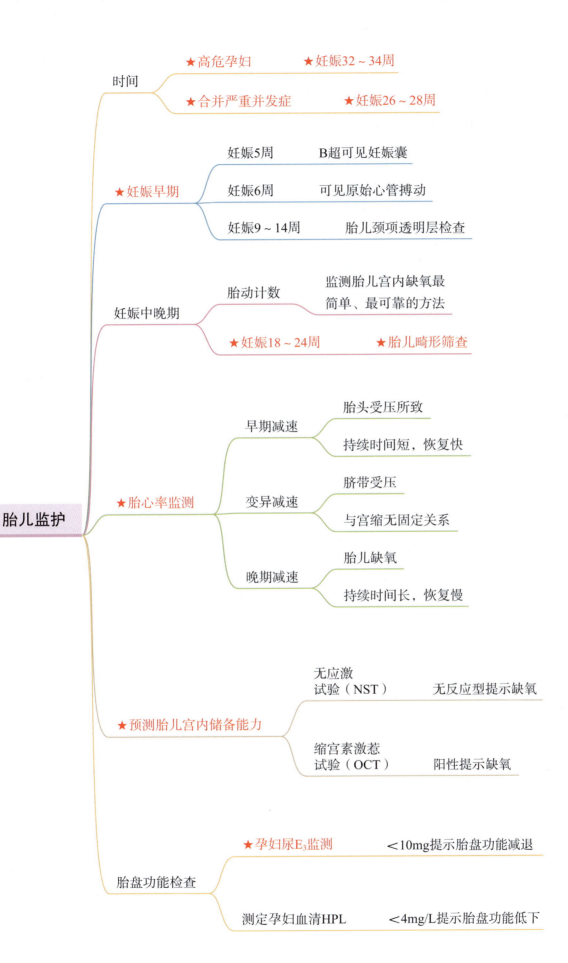

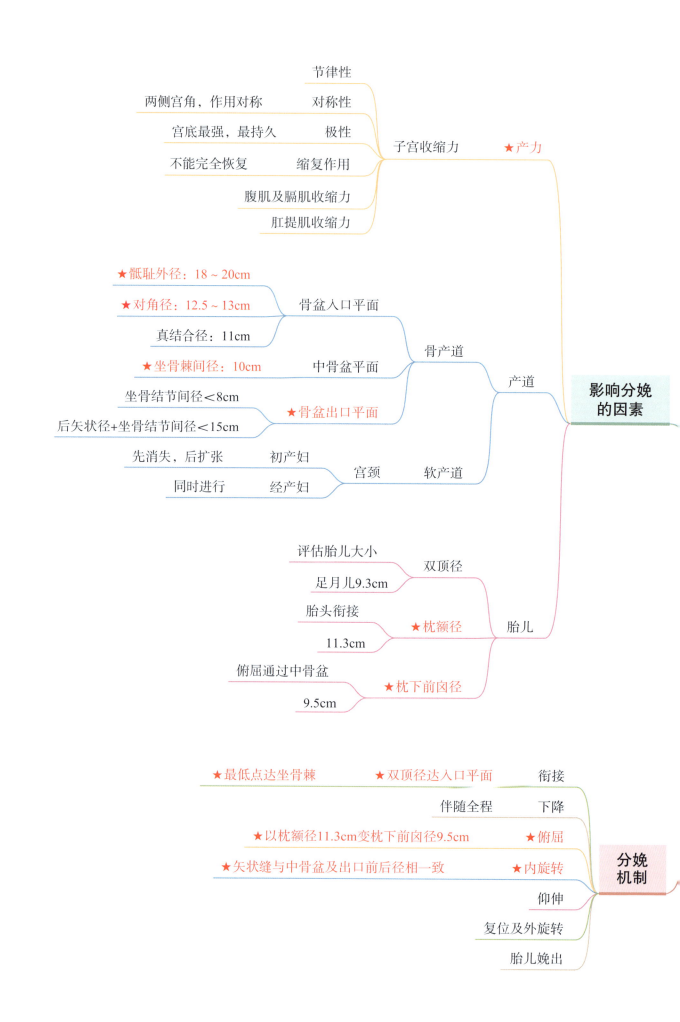

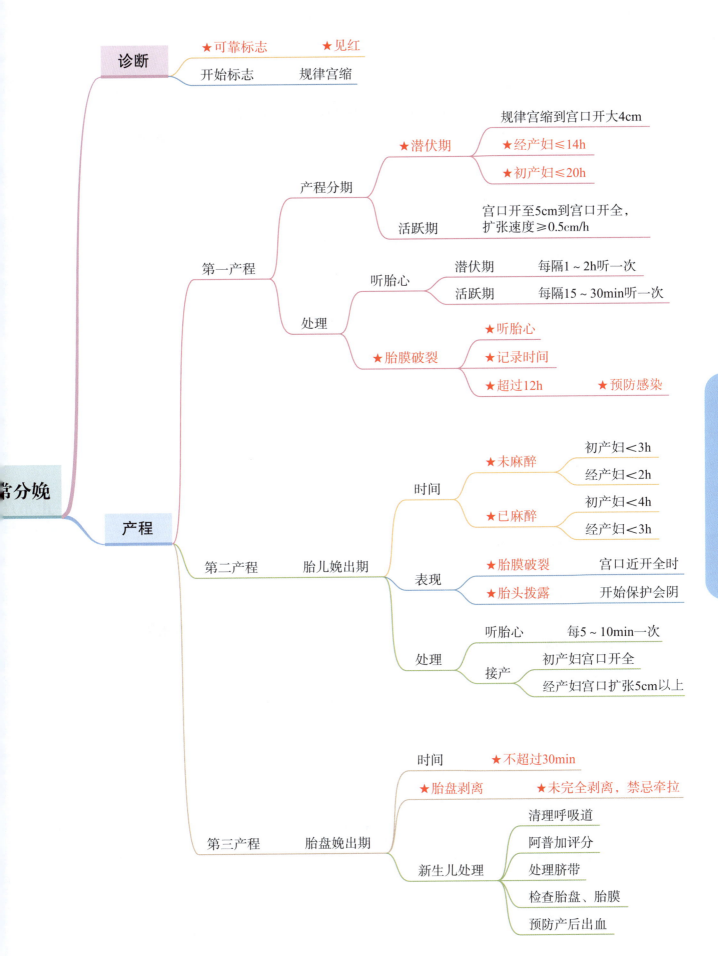

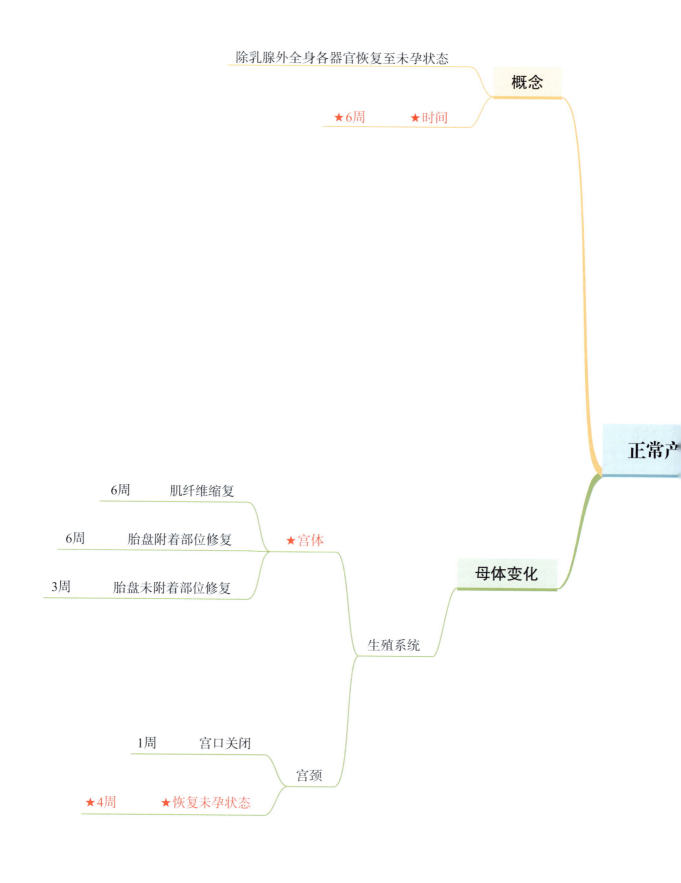

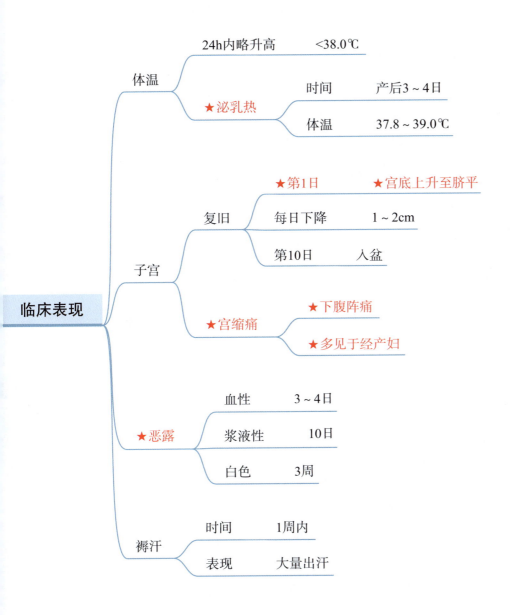

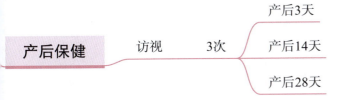

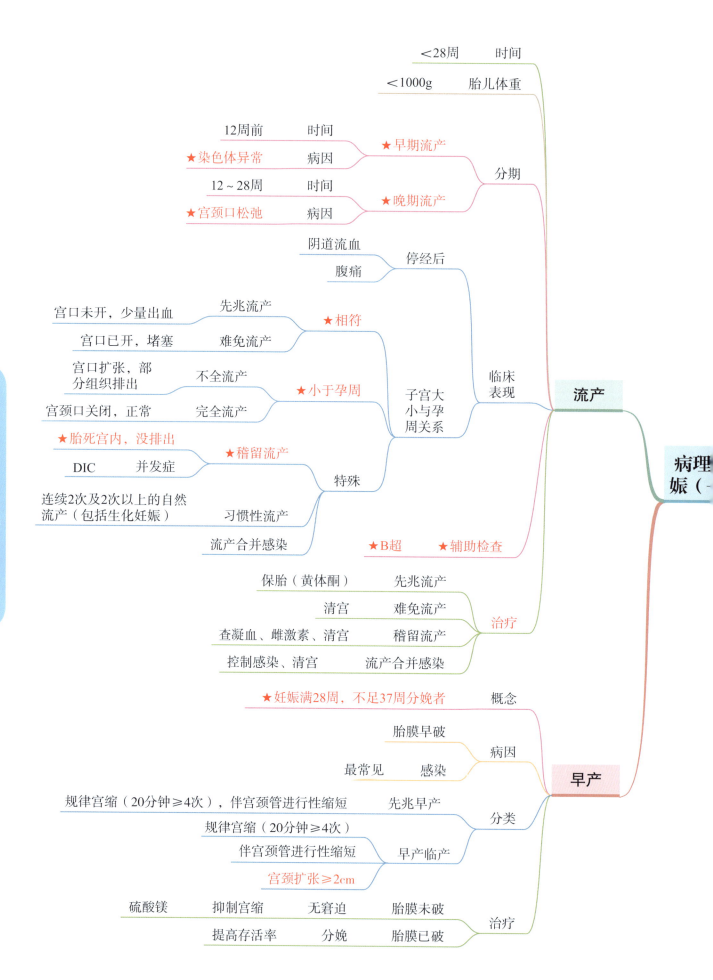

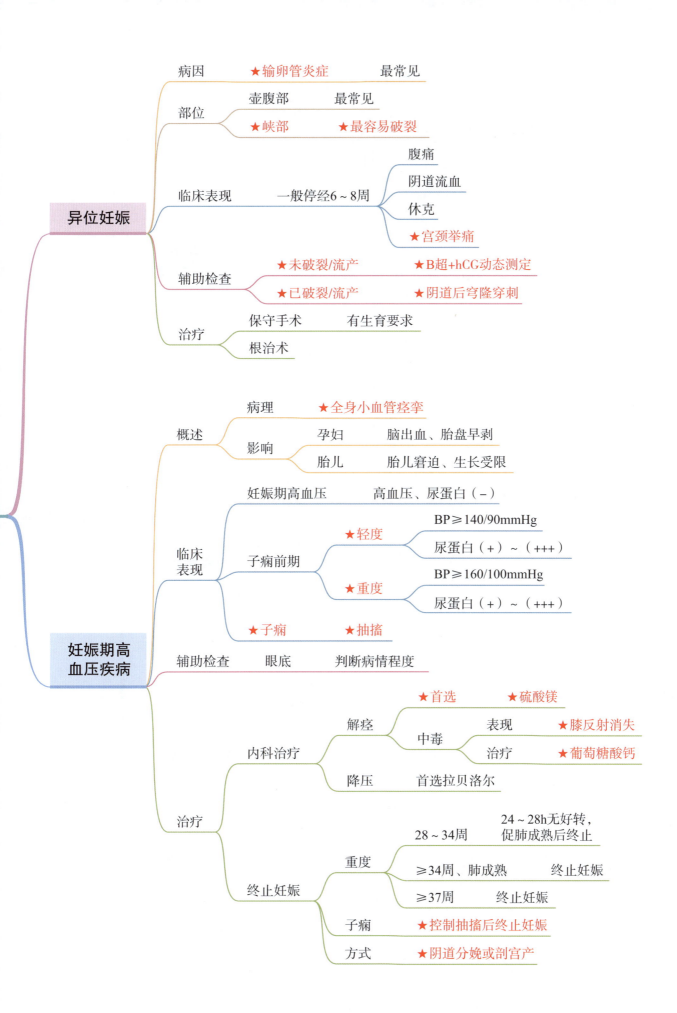

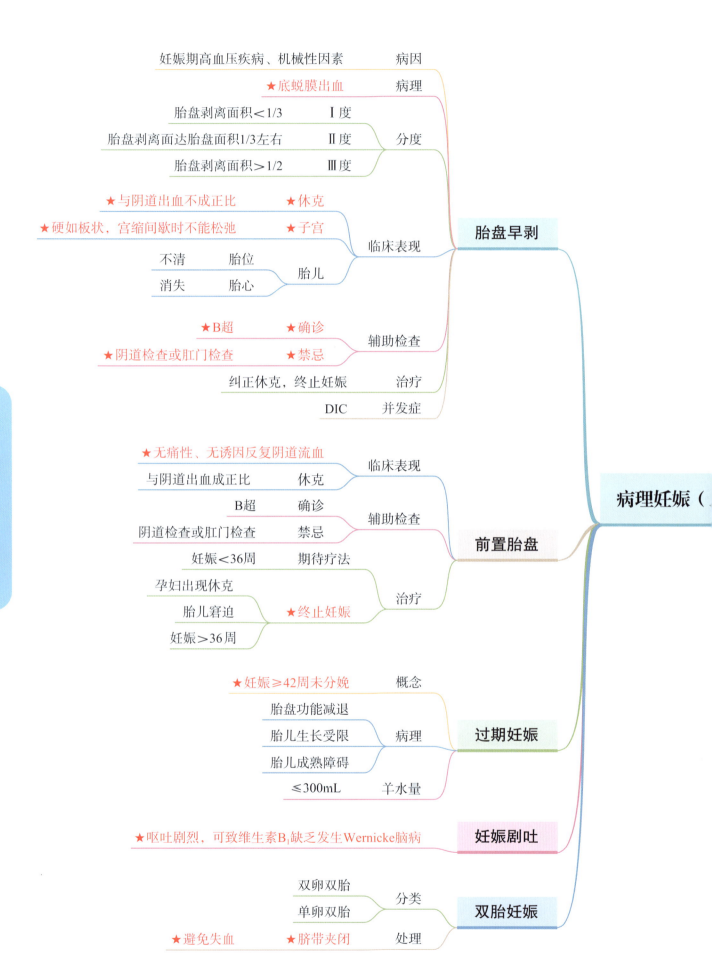

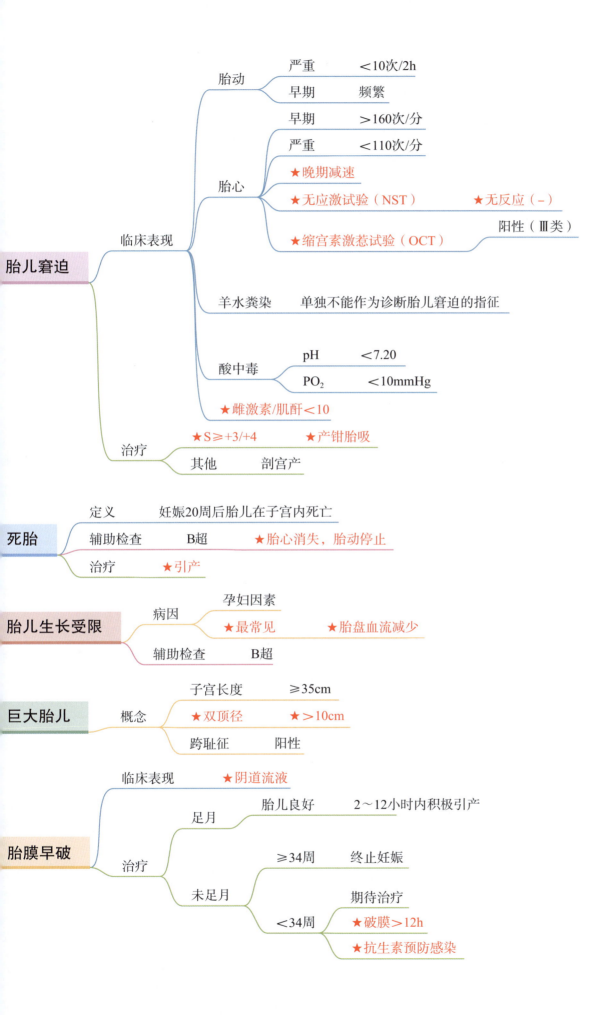

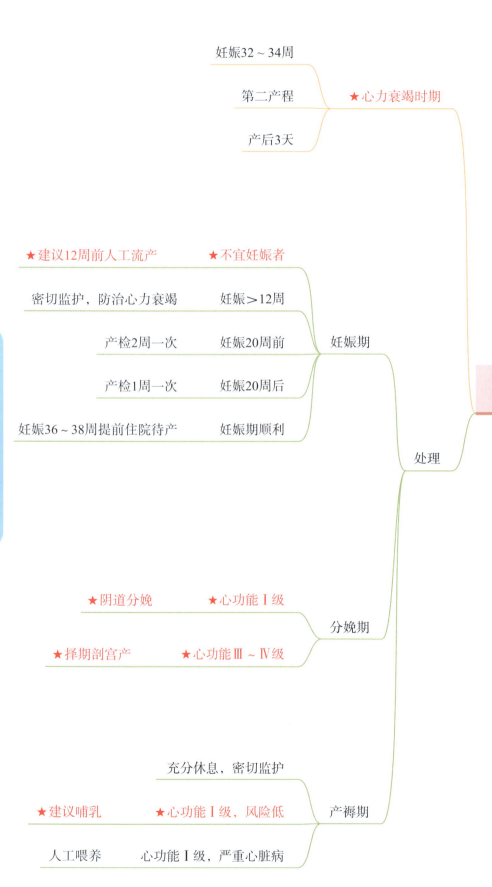

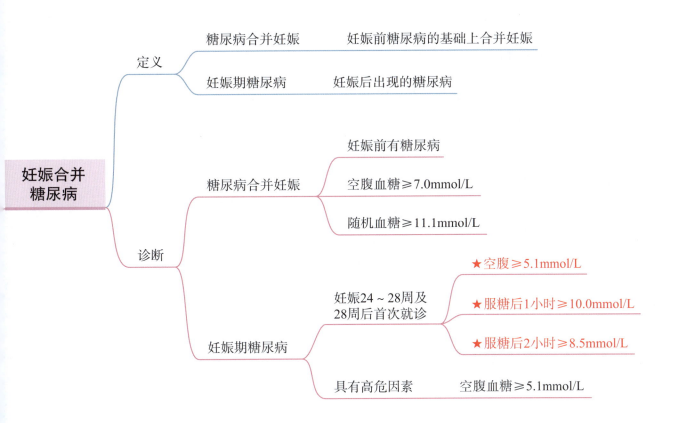

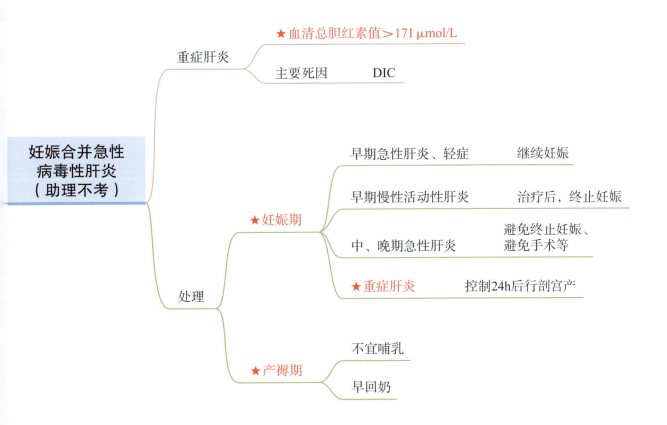

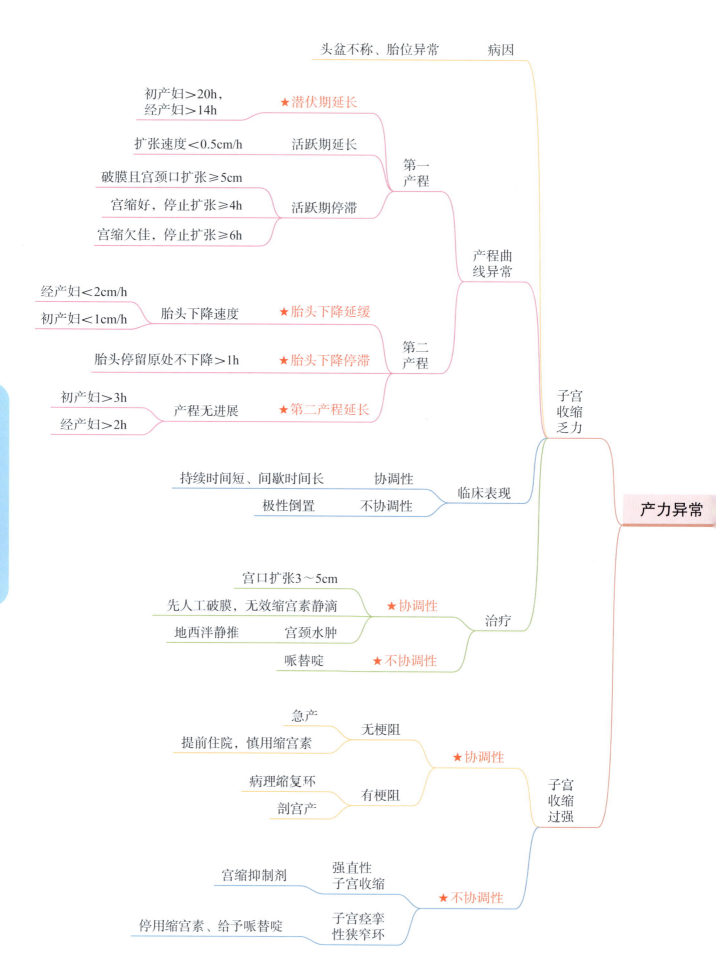

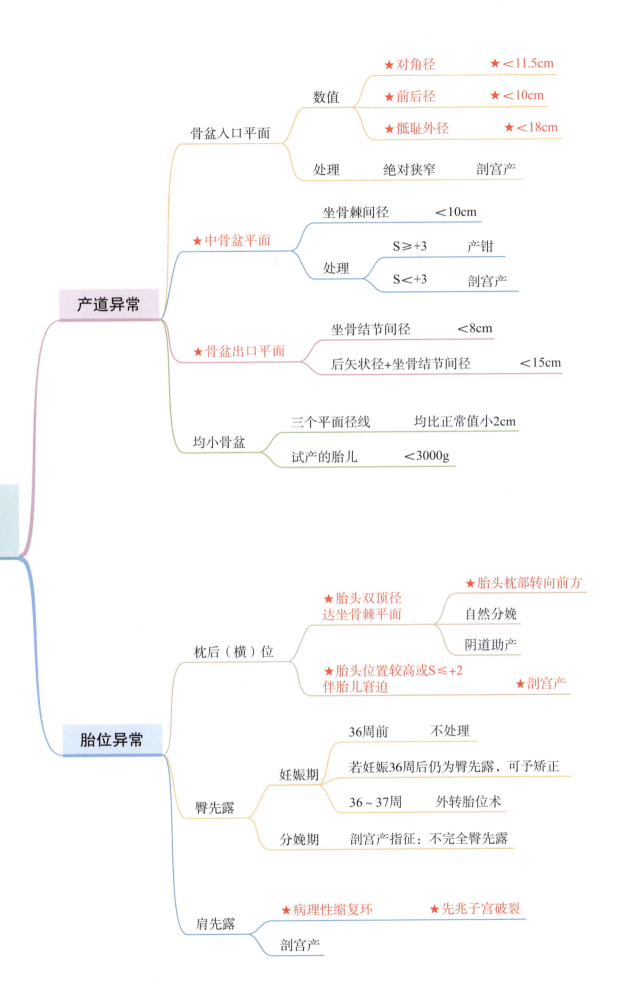

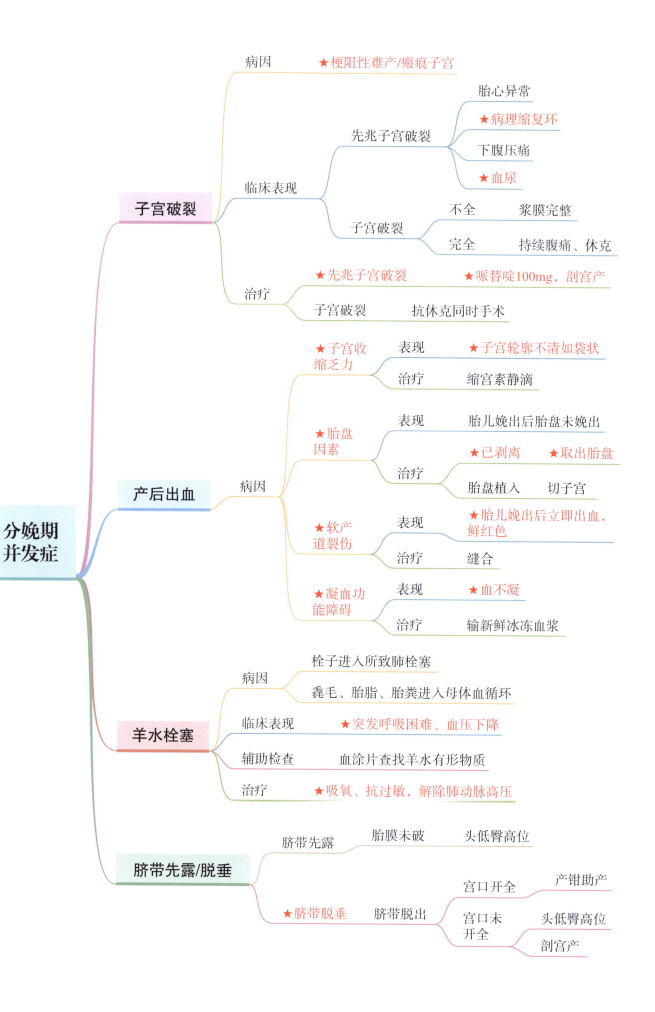

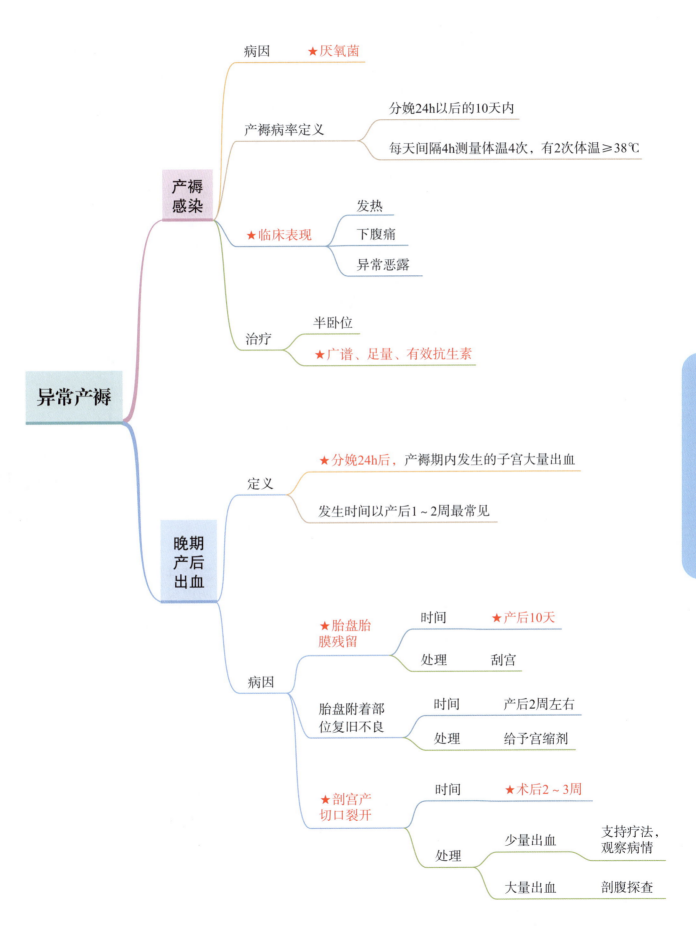

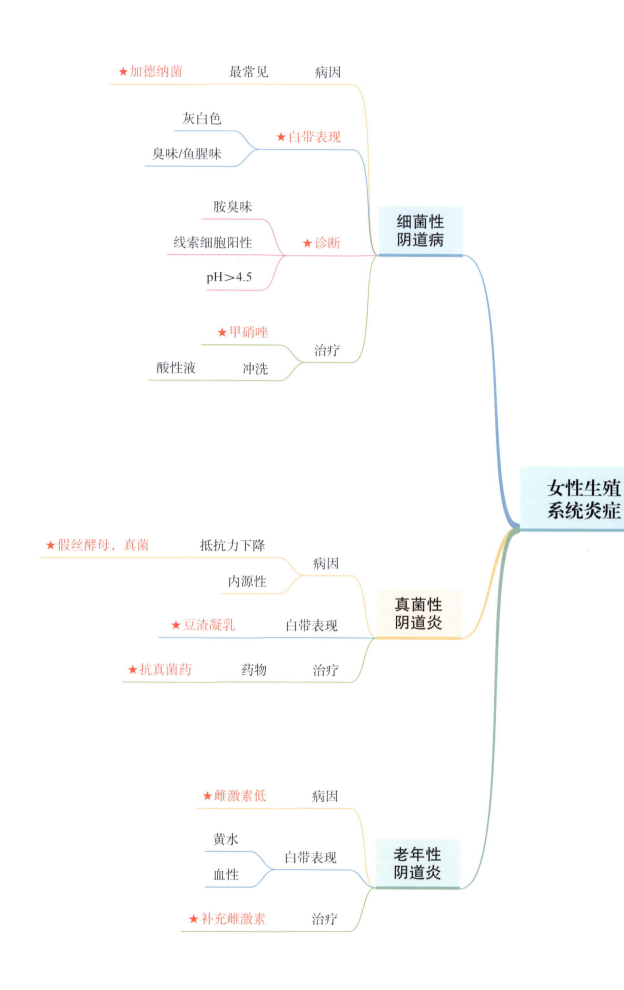

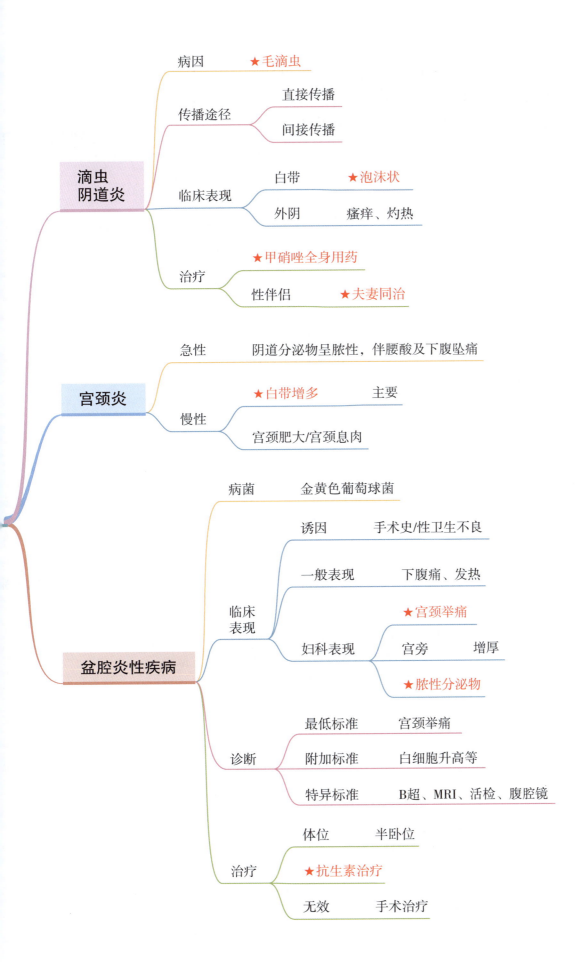

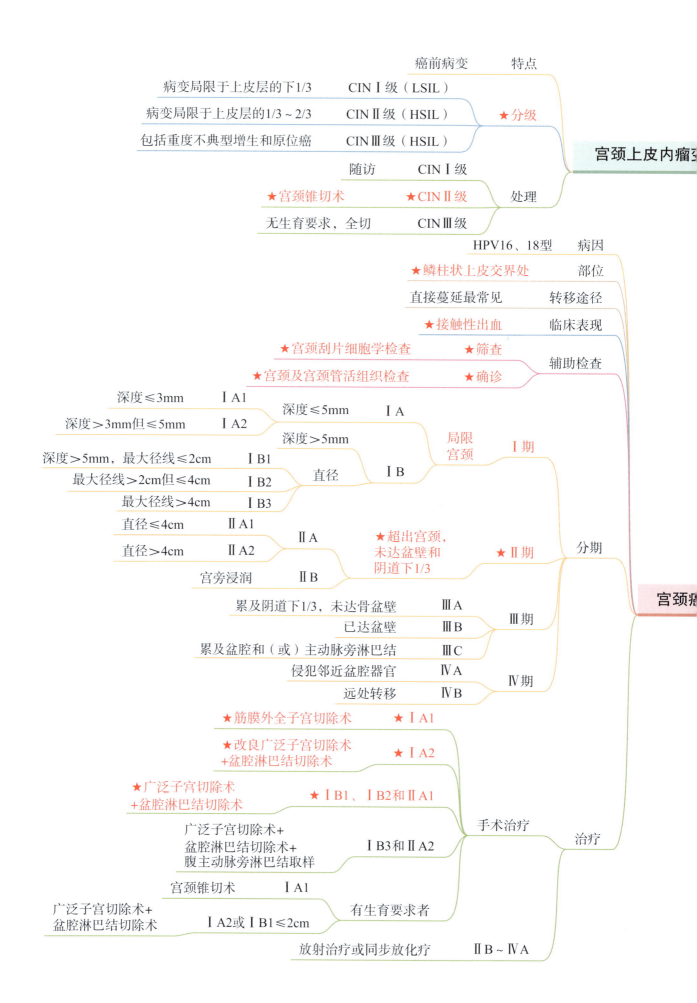

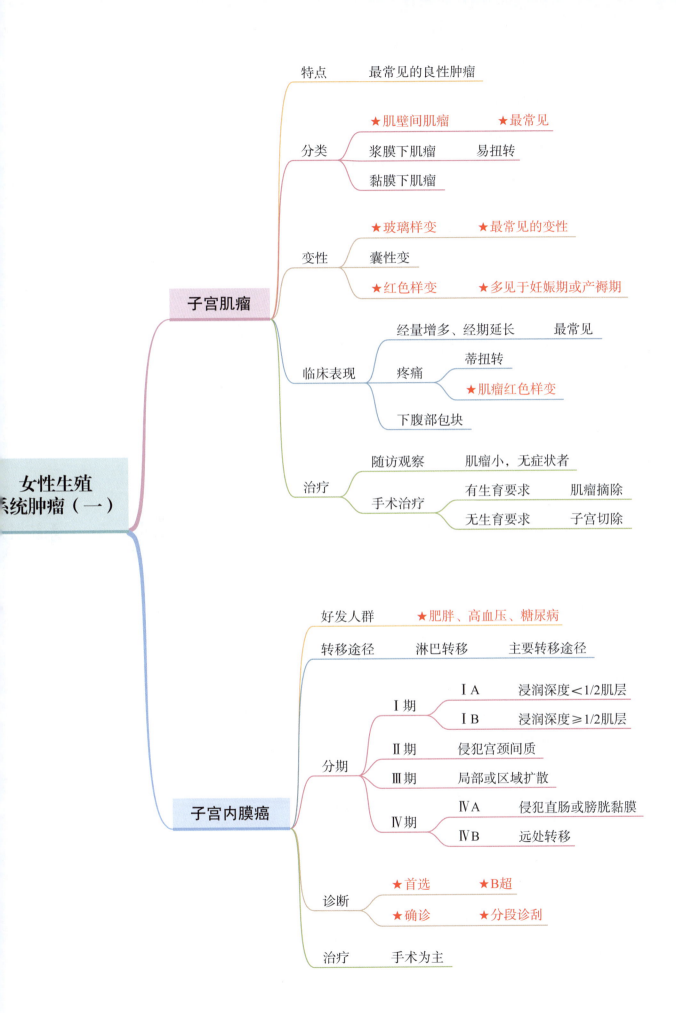

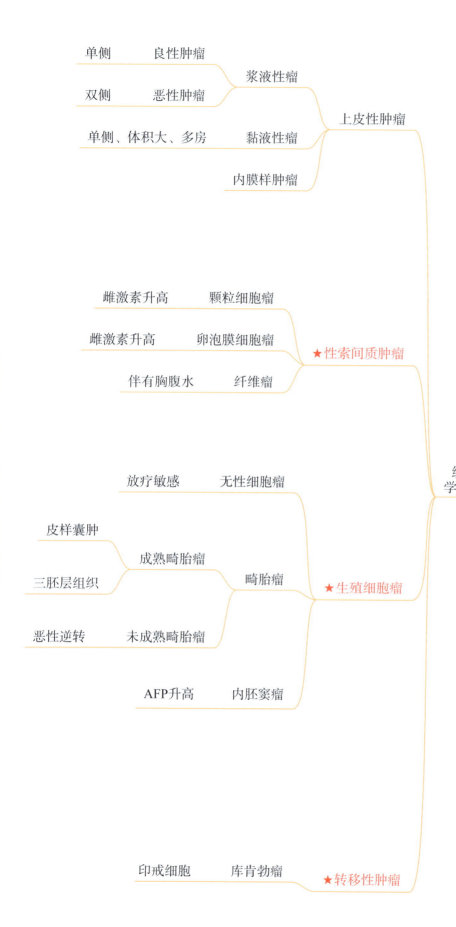

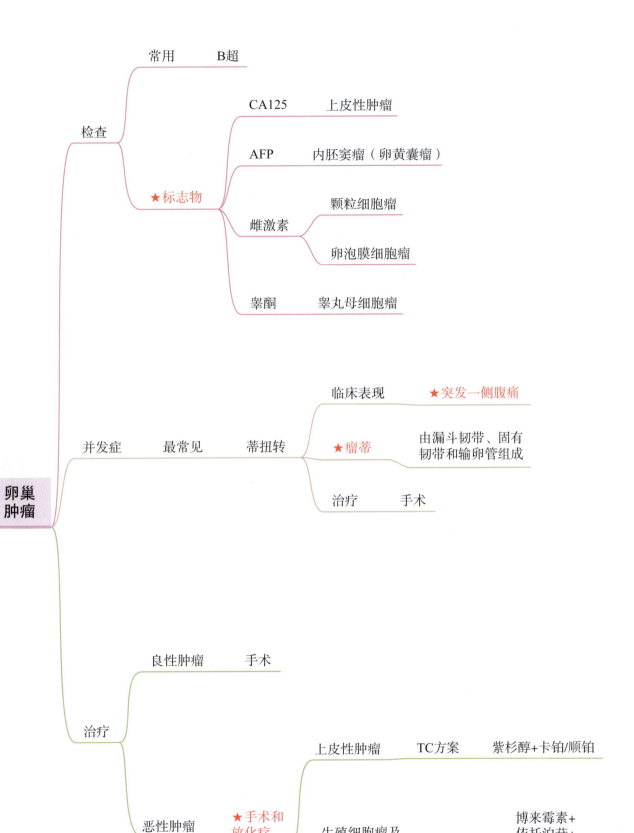

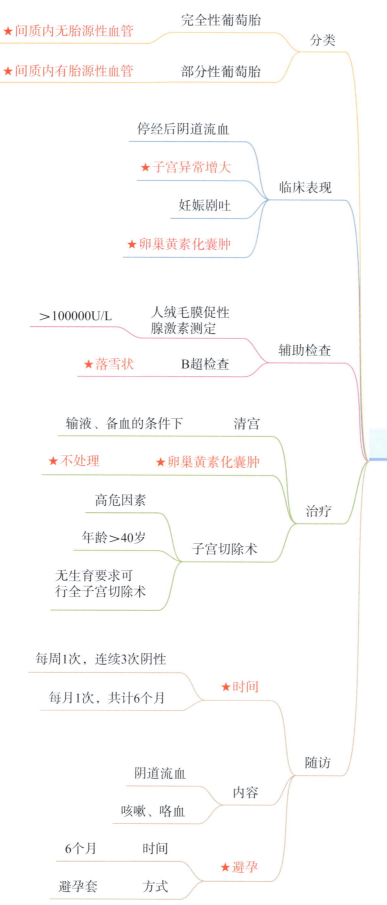

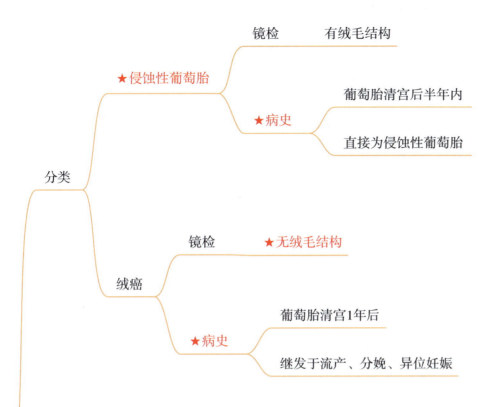
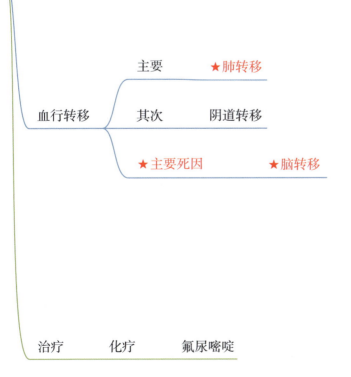

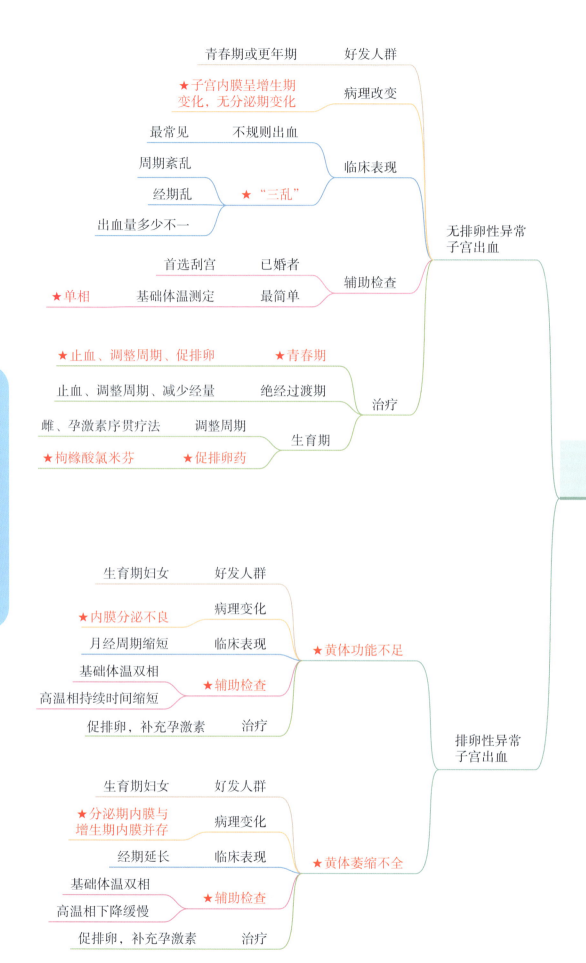

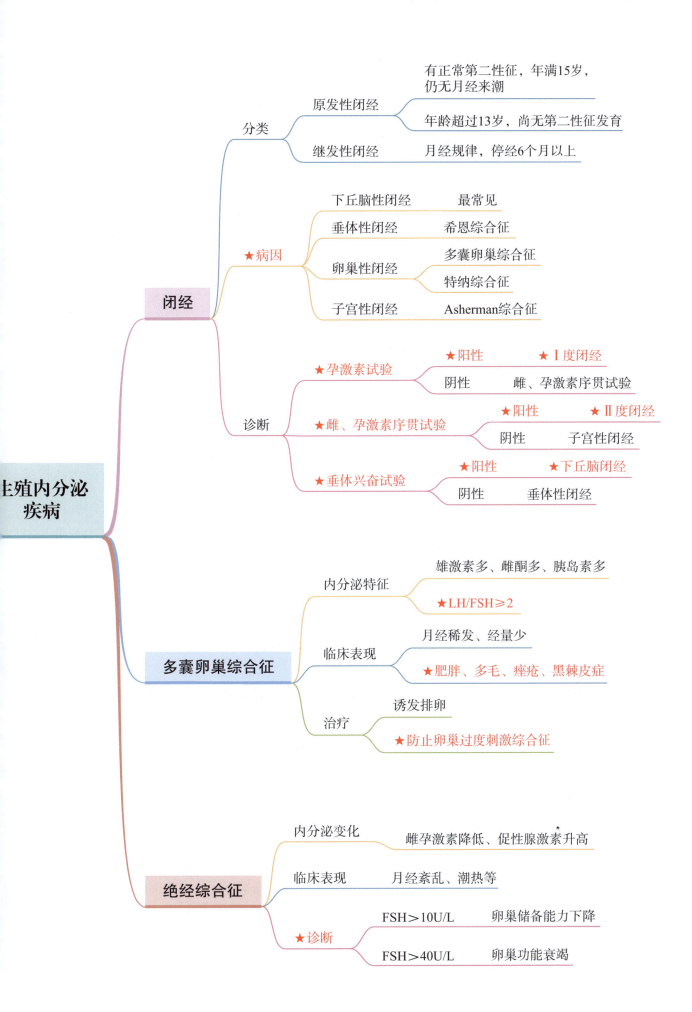

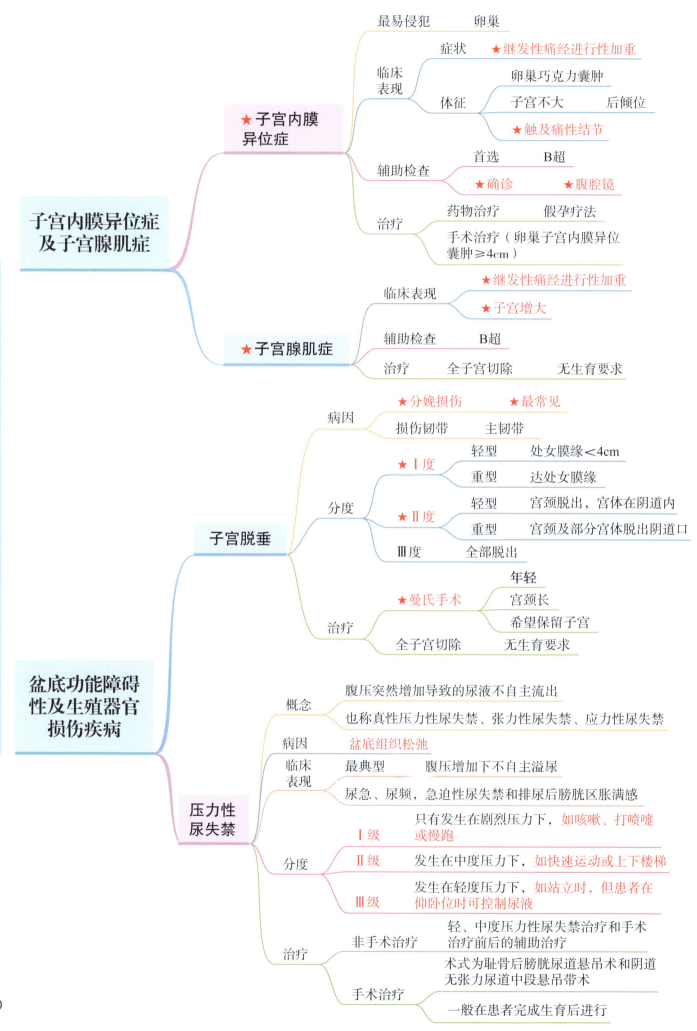

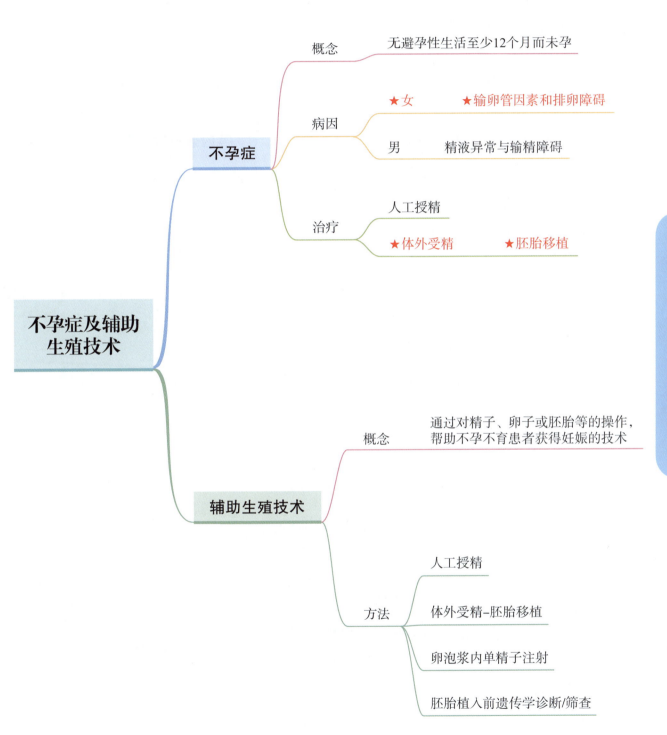

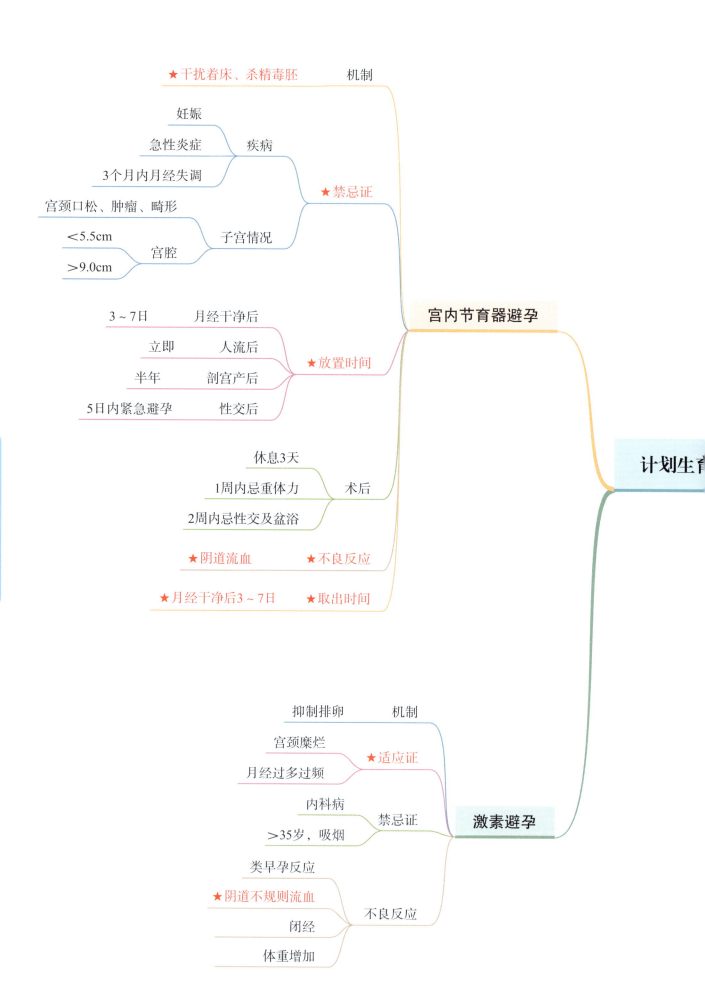

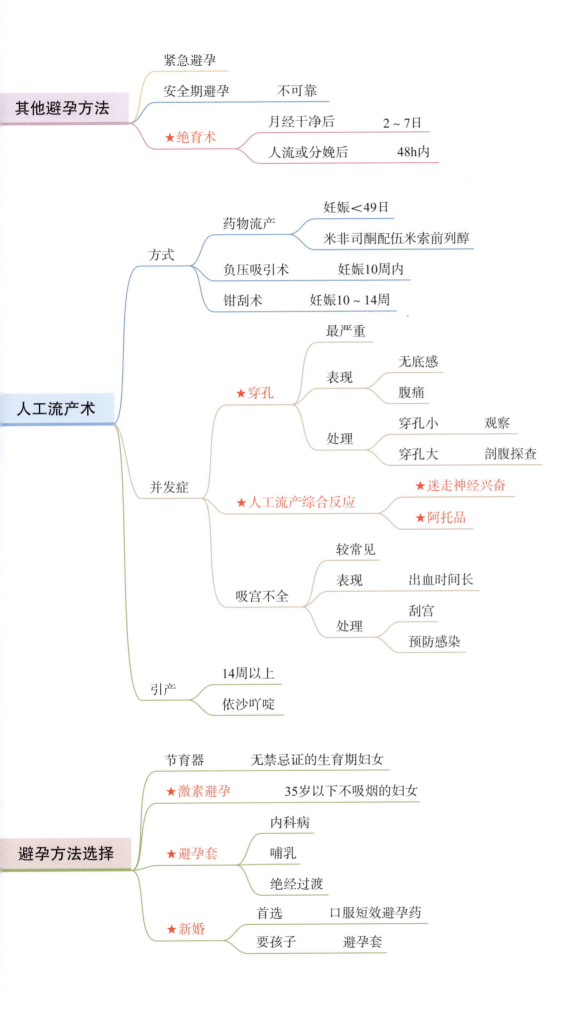

第十八章 血液系统

- 第一节 贫血
- 第二节 白血病
- 第三节 骨髓增生异常性肿瘤（助理不考）
- 第四节 淋巴瘤
- 第五节 多发性骨髓瘤
- 第六节 白细胞减少症和粒细胞缺乏症
- 第七节 出血性疾病
- 第八节 输血

血液系统－贫血

贫血

概述

定义
- 男性 <120g/L
- 女性 <110g/L
- 孕妇 <100g/L

分类
- 按血红蛋白浓度
  - 极重度（<30g/L）
  - 重度（30~59g/L）
  - 中度（60~90g/L）
  - 轻度（>90g/L）
- 按红细胞形态：★大细胞性贫血、正常细胞性贫血、小细胞低色素性贫血
- 按病因及发病机制：红细胞生成减少、红细胞破坏过多
- 按进展速度：急性贫血、慢性贫血

临床表现：呼吸、消化、神经、皮肤黏膜等各系统表现

诊断：血红蛋白+红细胞计数是确定贫血的可靠指标

缺铁性贫血

病因
- 慢性失血
- 铁代谢异常：外界、吸收、转运、储存

临床表现：★异食癖、匙状甲（反甲）、苍白

辅助检查
- ★最敏感：血清铁蛋白
- ★最可靠：骨髓染色（"核老浆幼"）
- "三低三高"

诊断：★血清铁降低

治疗：病因治疗+对症治疗

巨幼细胞贫血

病因：叶酸和维生素B_{12}缺乏

临床表现：口角炎、手足麻木、腱反射消失

辅助检查：★骨髓象：核幼浆老

诊断：头晕乏力+MCV>100fl+肢体、舌头震颤、神经发育倒退

治疗：补充叶酸和维生素B_{12}

再生障碍性贫血

- **病因**：氯霉素、保泰松、磺胺类
- **临床表现**：
  - ★三系减少：出血、感染、贫血
  - 肝脾不大
- **辅助检查**：骨髓增生减低、巨核细胞减少
- **诊断**：★三系减少+出血、贫血表现+骨髓增生低下
- **治疗**：
  - 急性：3个月以内，骨髓移植
  - 慢性：3个月以上，用雄激素

溶血性贫血（助理不考）

- **发病机制**：
  - ★RBC自身异常
    - 膜异常：遗传性球形细胞增多症（先天性）、PNH（获得性）
    - 酶异常：蚕豆病
    - 珠蛋白生成异常：地中海贫血
  - RBC外在缺陷
    - 血管性：人工瓣膜置换术所致
- **临床表现**：
  - 血管内溶血：★酱油色尿、腰背四肢痛
  - 血管外溶血：★贫血、黄疸、脾大
- **辅助检查**：
  - ★酸溶血试验（Ham试验）阳性→阵发性睡眠性血红蛋白尿
  - ★抗人球蛋白试验（Coombs试验）阳性→自身免疫性溶血性贫血
  - ★高铁血红蛋白还原试验阳性→蚕豆病
  - ★红细胞脆性试验阳性→遗传性球形细胞增多症
- **诊断**：首先除外三种情况→初步判断类型→确定病因
- **治疗**：★首选：糖皮质激素；无效：脾切除
- **阵发性睡眠性血红蛋白尿（PNH）**：
  - 辅助检查：
    - ★酸溶血试验（Ham试验）：为首选检查
    - ★尿含铁血黄素试验（Rouse试验）：阳性
- **自身免疫性溶血性贫血（AIHA）**：★Coombs试验（+）

血液系统-白血病

急性白血病

分类
- 急性淋巴细胞白血病（ALL）
- 急性非淋巴细胞白血病（AML）
  - ★M_3（早幼粒）、M_4（粒-单）、M_5（单核）

临床表现
- 贫血（红细胞生成受抑制）、感染、出血（M_3）
- ★细胞增殖浸润
  - ★ALL多见；牙龈增生：M_4和M_5

辅助检查
- 首选：骨髓细胞学（增生活跃）★
- Auer小体：阳性见于AML
- 髓过氧化物酶（MPO）染色：★强（M_3）、弱强（M_5）、阴（ALL）
- 糖原染色（PAS）：阳性（ALL）
- ★非特异性酯酶（NSE）：阴性（ALL）；阳性[NaF抑制（M_5），NaF不抑制（M_3)]

诊断
- 临床表现+血象和骨髓象

治疗

方案
- AML：IA（去甲氧柔红霉素+阿糖胞苷）、DA（柔红霉素+阿糖胞苷）
- M_3：全反式维甲酸
- ALL：DVLP（常用）或VP

副作用
- 末梢神经炎、周围神经炎 —— ★长春新碱
- 出血性膀胱炎 —— ★环磷酰胺
- 心脏毒性 —— ★柔红霉素

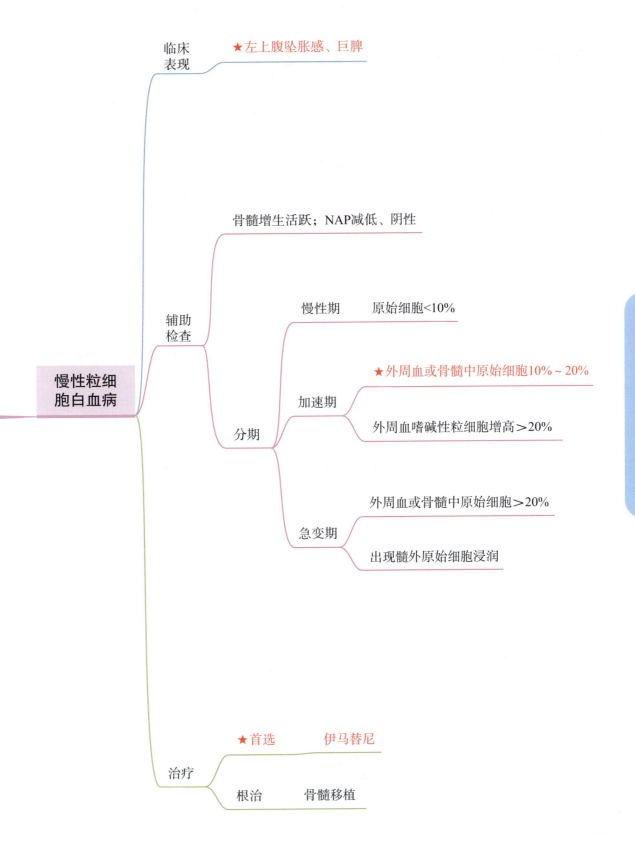

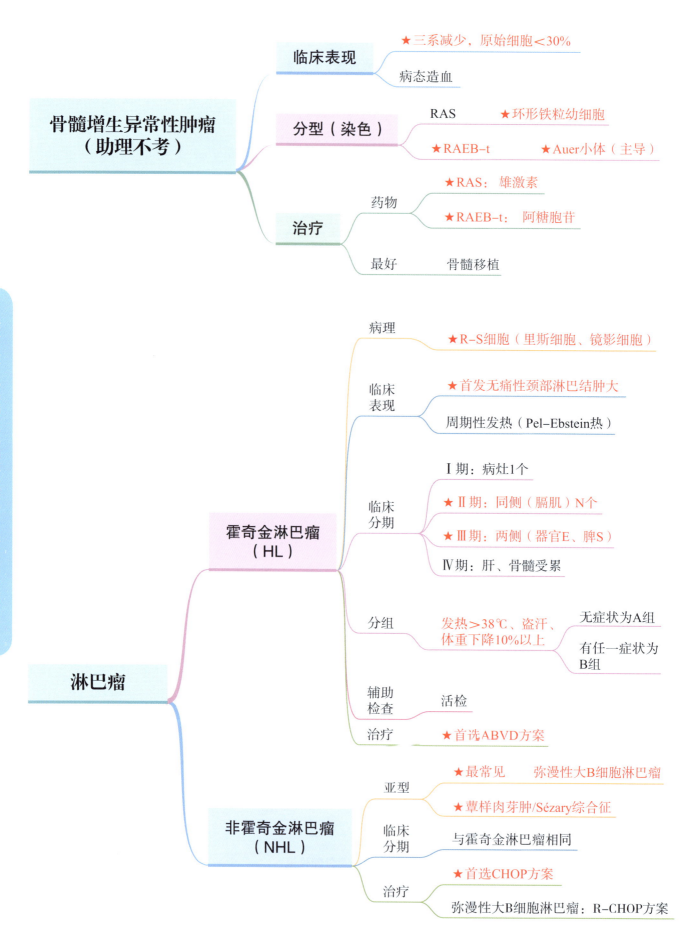

多发性骨髓瘤

- **发病机制**
  - 浆细胞破坏
  - ★异常M蛋白增生

- **临床表现**：腰骶部痛、贫血、重者骨折

- **辅助检查**
  - ★骨髓 ★单克隆浆细胞≥10%
  - ★血清M蛋白测定
  - 本-周蛋白尿

- **治疗**：★MPT方案（美法仑、泼尼松、沙利度胺）

白细胞减少症和粒细胞缺乏症

- **白细胞减少症**：白细胞数<4.0×10^9/L
- **粒细胞减少症**：中性粒细胞绝对计数<2.0×10^9/L
- **粒细胞缺乏症**：中性粒细胞绝对计数<0.5×10^9/L

血液系统-出血性疾病

出血性疾病

概述

发病机制
- ★血管壁功能异常：如过敏性紫癜
- 血小板异常：破坏过多（如ITP）；消耗过多（如DIC）
- 凝血异常：如血友病

凝血机制
- 内源性Ⅻ因子
- 外源性Ⅲ因子
- ★共同X因子

辅助检查
- 检查皮肤血管止血功能 ★出血时间（BT）
- 反映内源性凝血系统功能 ★凝血时间（CT）
- 反映外源性凝血系统功能 ★凝血酶原时间（PT）
- 反映纤维蛋白（FI）功能 ★凝血酶时间（TT）
- 反映内源性凝血系统功能 APTT
- 纤维蛋白原降解产物 FDP

诊断：诱因、部位、伴随症状及家族史等

治疗：补充凝血因子或血小板+止血药物

过敏性紫癜

- 临床表现
  - ★单纯型（紫癜型）：皮肤紫癜，双下肢与臀部对称分布
  - ★腹型（Henoch型）：腹痛，最常见
  - ★关节型（Schönlein型）：关节痛
  - ★肾型：皮肤紫癜+血尿、蛋白尿及管型尿
- 辅助检查：★毛细血管脆性试验（束臂试验）
- 诊断：上呼吸道感染病史+皮肤紫癜，伴腹痛、关节肿痛、血尿
- 治疗：糖皮质激素

原发免疫性血小板减少症

- 本质：免疫性疾病
- 临床表现：血小板减少、鼻出血、牙龈出血
- 辅助检查
  - ★骨髓象：巨核细胞增多
  - 抗体：PAIg、PAC3阳性
- 治疗
  - ★慢性：糖皮质激素
  - 脾切除：糖皮质激素治疗6个月无效者

弥漫性血管内凝血（DIC）

- 发病机制：G⁻杆菌感染、凝血因子减少
- 临床表现：★出血倾向、微血管栓塞、休克或微循环障碍
- 诊断：临床表现+实验室检查（3P试验阳性、血浆FDP＞20mg/L）
- 治疗
  - ★早期：肝素
  - ★晚期：凝血因子

血友病（助理不考）

- 病因
  - 血友病A（甲）：FⅧ缺乏症（最常见，比血友病乙重）
  - 血友病B（乙）：FⅨ缺乏症
- 临床表现
  - 出血：与生俱来，伴随终身；亲属同病
  - 软组织或深部肌肉血肿
  - 血肿压迫症状及体征
- 诊断：APTT延长、PT正常
- 治疗：替代治疗
  - 新鲜冷冻血浆
  - 冷沉淀物（FⅧ浓度高）

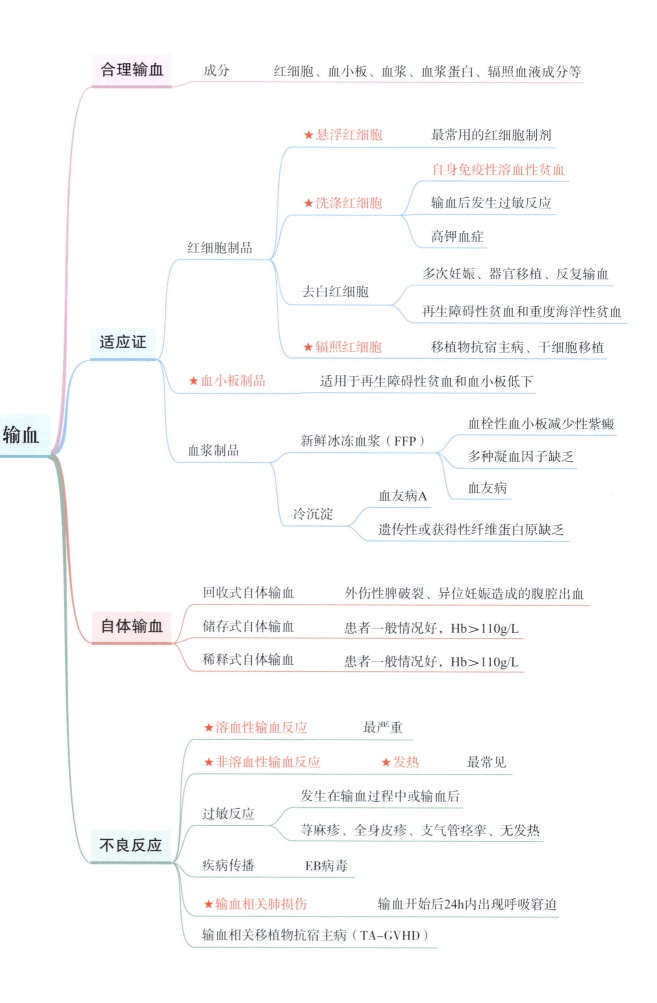

第十九章 代谢、内分泌系统

- 第一节 内分泌及代谢疾病概述
- 第二节 下丘脑-垂体病（助理不考）
- 第三节 甲状腺疾病
- 第四节 甲状旁腺疾病（助理不考）
- 第五节 骨质疏松症
- 第六节 肾上腺疾病（助理不考）
- 第七节 糖尿病与低血糖症
- 第八节 水、电解质代谢和酸碱平衡失调

代谢、内分泌系统 - 内分泌及代谢疾病概述

内分泌及代谢疾病概述

- **内分泌系统**：下丘脑-垂体-靶器官
- **内分泌器官**：垂体、肾上腺、甲状腺、甲状旁腺、性腺
- **内分泌组织**：下丘脑、胰岛、胎盘

内分泌器官和组织的生理功能（助理不考）

- **下丘脑**
  - 分泌促垂体激素
  - ★视上核细胞：血管加压素（抗利尿激素）
  - ★室旁核细胞：催产素

- **垂体**
  - **腺垂体**
    - ★促甲状腺激素（TSH）
    - ★促肾上腺皮质激素（ACTH）
    - 促卵泡激素（FSH）、促黄体激素（LH）
    - 生长激素（GH）、催乳素（PRL）
    - 黑色素细胞刺激素（MSH）
  - **神经垂体**：血管加压素和催产素的储存和释放

- **甲状腺**
  - 滤泡上皮细胞　★合成和分泌甲状腺激素
  - 滤泡旁细胞　★分泌降钙素

- **肾上腺**
  - 皮质　★分泌类固醇：醛固酮、皮质醇、性激素
  - 髓质　★释放儿茶酚胺：肾上腺素和去甲肾上腺素

- **性腺**：睾酮、雌激素、孕激素

- **胰岛**
  - 胰岛A细胞　★胰高血糖素：升高血糖
  - 胰岛B细胞　★胰岛素：降低血糖
  - 胰岛D细胞　★生长抑素：抑制胰岛素、生长激素

内分泌及代谢性疾病

- **临床表现（助理不考）**：多饮多尿、糖尿、低血糖、多毛、巨大体型、矮小体型、肥胖
- **功能状态（助理不考）**
  - ★疑诊激素分泌缺乏→兴奋试验
  - ★疑诊激素分泌过多→抑制试验
- **诊断**
  - 病因诊断
  - ★功能诊断　★激素功能试验
  - ★定位诊断　★影像、分段取血测定激素
- **治疗**
  - 功能减退　替代治疗　生理治疗量
  - 功能亢进　手术

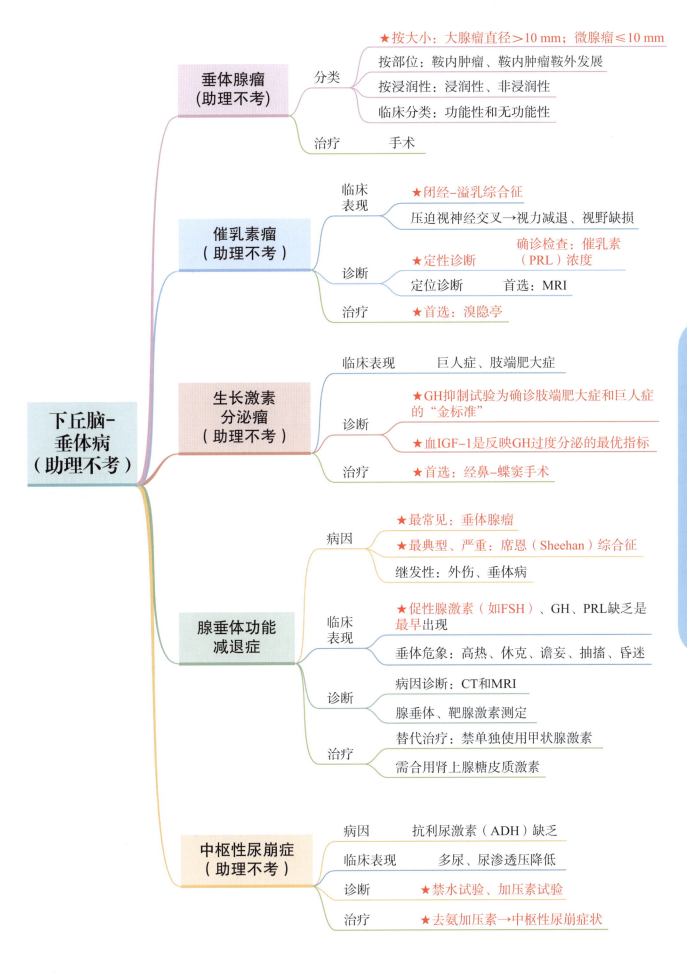

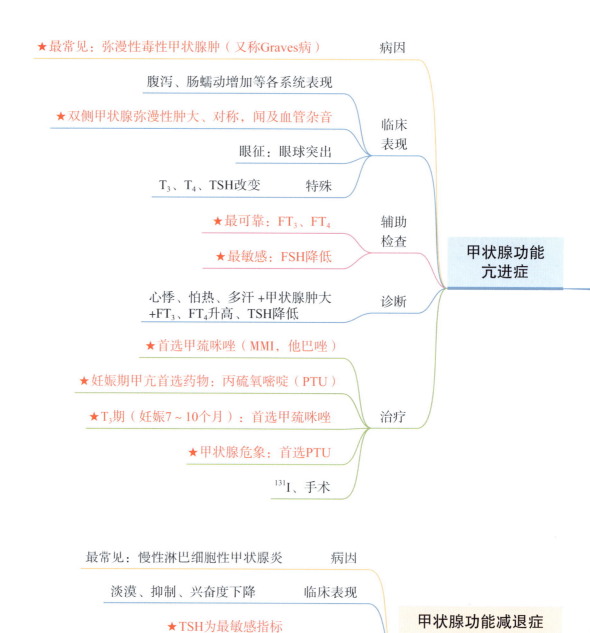

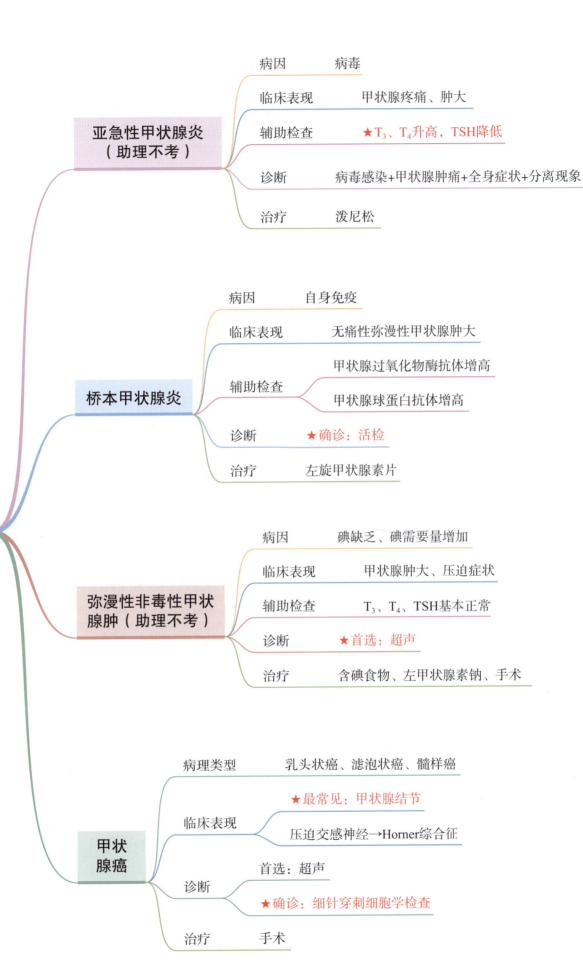

代谢、内分泌系统-甲状旁腺疾病（助理不考）、骨质疏松症

甲状旁腺疾病（助理不考）

甲状旁腺生理
- 功能
  - 促进破骨细胞，使磷酸钙溶解释放
  - 抑制肾小管（磷回收）
  - 升高血钙（高血钙、高尿钙）
- 靶器官（肾、骨）

甲状旁腺功能亢进症
- 病因：甲状旁腺腺瘤、增生、腺癌分泌过多的PTH所致
- 临床表现
  - ★Ⅰ型（骨型）：最多见，骨质疏松
  - Ⅱ型：以肾结石为主
  - Ⅲ型：骨骼改变和尿路结石
- 诊断
  - ★血钙＞2.75 mmol/L
  - ★血磷＜0.65～0.97 mmol/L
  - 定位：B超、放射性核素显像、CT检查
- 治疗：切除

骨质疏松症

分型
- 原发性
  - Ⅰ型：绝经后骨质疏松症（PMOP）
  - Ⅱ型：老年性骨质疏松症
- 继发性
  - 内分泌代谢疾病：甲旁亢、库欣综合征等
  - 全身性疾病：肾功能不全

病因与机制
- 骨吸收因素→雌激素缺乏（PMOP病因）
- 骨形成因素→骨重建功能衰退（Ⅱ型病因）
- 不良生活方式及环境
  - 高龄、吸烟、酗酒
  - 活动减少、卧床、制动、跌倒
  - 光照减少、服用激素、维生素D和钙摄入减少

临床表现
- 骨痛和肌无力
  - 轻者：无症状
  - 重者：腰背部痛、全身乏力
- 骨折　部位：脊柱、髋部及前臂（多发）

辅助检查
- X线检查
- 骨密度BMD测定　★同性别PBM下降≥2.5SD

治疗
- 补充钙剂和维生素
- 加强运动和纠正不良生活方式
- 性激素补充治疗
  - 雌激素→Ⅰ型预防和治疗
  - 雄激素→男性OP

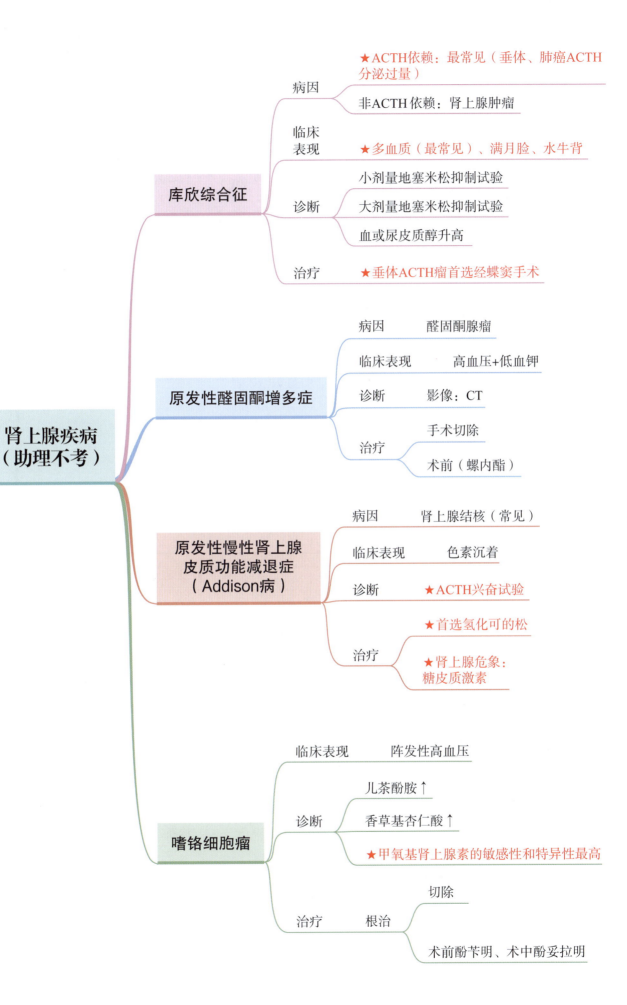

代谢、内分泌系统-糖尿病与低血糖症

糖尿病与低血糖

胰岛的生理（助理不考）
- A细胞（α细胞）：胰高血糖素
- B细胞（β细胞）：胰岛素
- D细胞（δ细胞）：生长抑素（SS）
- H细胞（D1细胞）：血管活性肠肽（VIP）
- PP细胞（F细胞）：胰多肽（PP）

糖尿病（一）

分型
- 1型糖尿病（T1DM）
- ★2型糖尿病（T2DM）（最常见）
- 特殊类型糖尿病
- 妊娠糖尿病

临床表现
- ★多尿、多饮、多食及消瘦

并发症
- 糖尿病酮症酸中毒
- 高渗高血糖综合征
- ★大血管病变是2型糖尿病最常见死亡原因
- ★糖尿病肾病是1型糖尿病主要死亡原因
- 糖尿病视网膜病变
- 神经病变、糖尿病足

诊断

- 1型糖尿病：
  消瘦、多饮、多尿、多食
  随机血糖：11.1 mmol/L
  空腹血糖：≥7.0 mmol/L
  口服葡萄糖耐量试验2小时血糖≥11.1mmol/L
  尿糖（+）

- 糖尿病并发糖尿病酮症酸中毒：
  多饮、多尿、多食、消瘦、呼吸深快
  血糖：16.7~33.3 mmol/L
  尿糖强阳、尿酮体强阳

- ★2型糖尿病：
  肥胖+多饮、多尿、多食、消瘦
  血糖：随机血糖≥11.1 mmol/L；
  空腹血糖：≥7.0 mmol/L
  口服葡萄糖耐量试验2小时血糖≥11.1mmol/L
  尿糖（+）

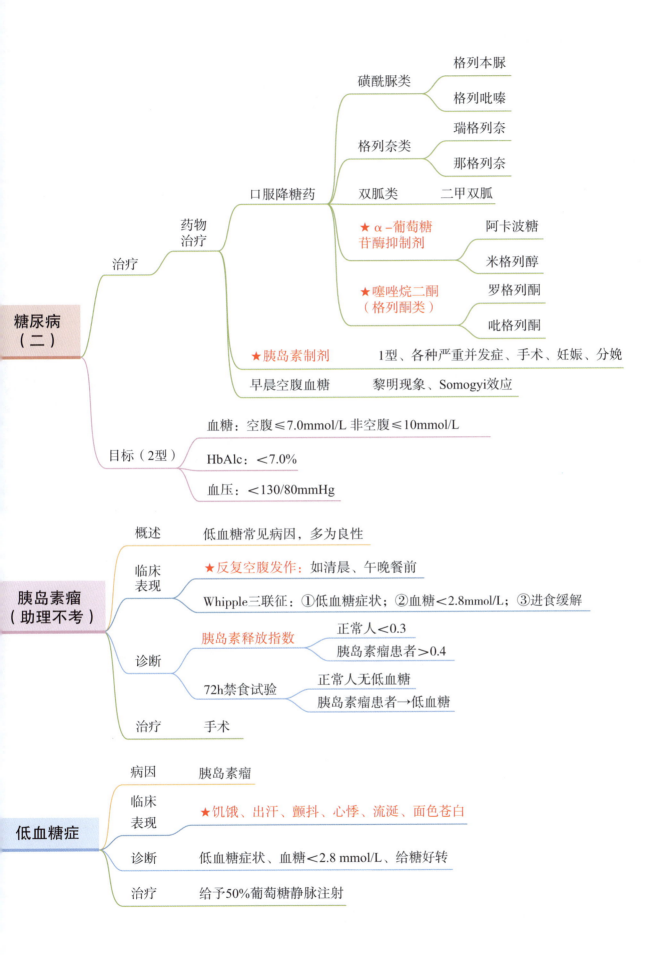

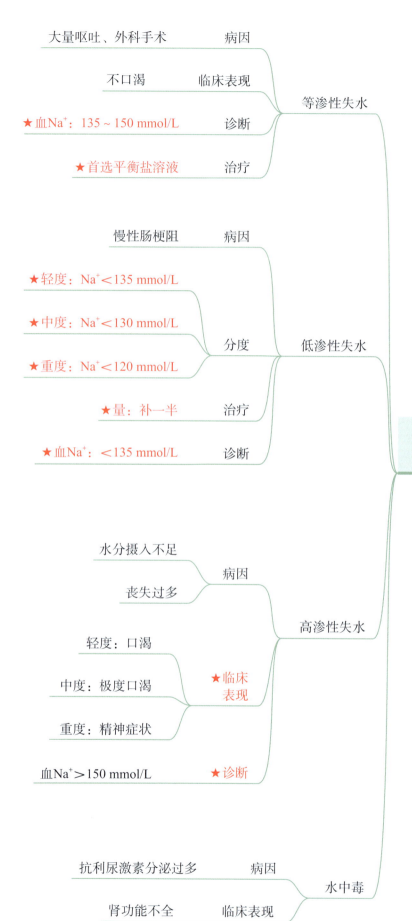

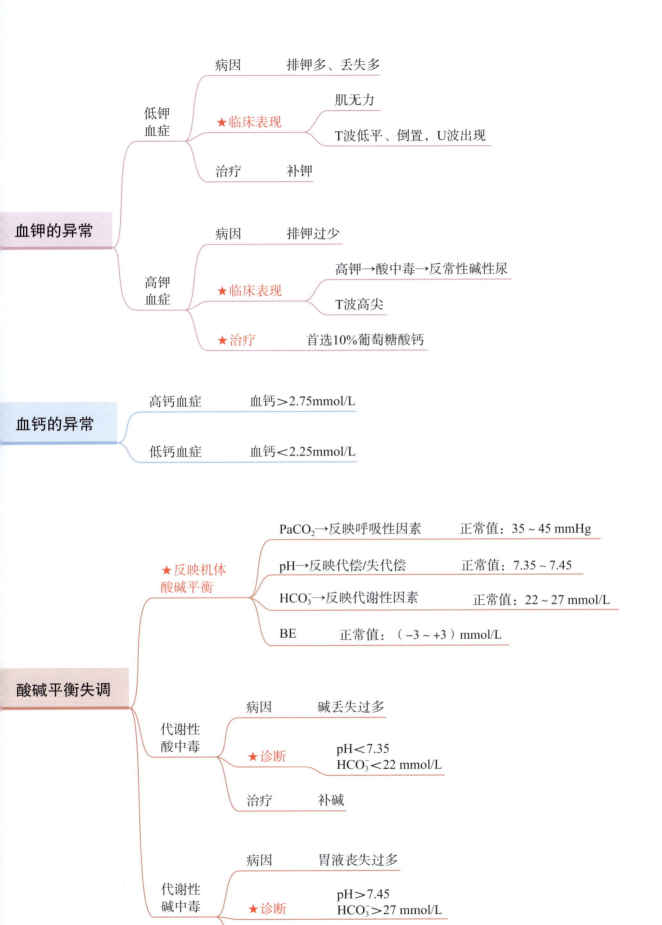

第二十章　精神、神经系统

- 第一节　神经病学概论
- 第二节　周围神经病
- 第三节　脊髓病变（助理不考）
- 第四节　颅脑损伤
- 第五节　脑血管疾病
- 第六节　多发性硬化（助理不考）
- 第七节　颅内肿瘤（助理不考）
- 第八节　颅内压增高
- 第九节　脑疝（助理不考）
- 第十节　帕金森病
- 第十一节　阿尔茨海默病（助理不考）
- 第十二节　偏头痛
- 第十三节　单纯疱疹性脑炎（助理不考）

第二十章 精神、神经系统

- 第十四节 癫痫
- 第十五节 神经-肌肉接头与肌肉疾病（助理不考）
- 第十六节 精神障碍
- 第十七节 神经认知障碍
- 第十八节 物质使用所致障碍
- 第十九节 精神分裂症
- 第二十节 心境障碍
- 第二十一节 焦虑及恐惧相关障碍、强迫及相关障碍、分离障碍
- 第二十二节 应激相关障碍（助理不考）
- 第二十三节 喂养和进食障碍、睡眠-觉醒障碍（助理不考）

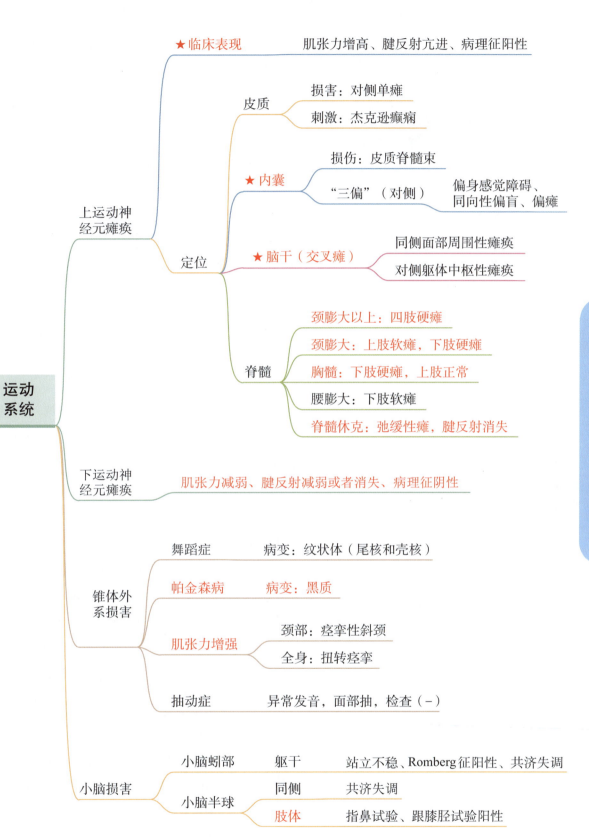

神经病学概论（二）

精神、神经系统－神经病学概论（二）

感觉系统

- **感觉相关概念**
  - 浅感觉：痛、温、触
  - 深感觉：位置、运动、精细

- **★ 临床表现**
  - 感觉过度：潜伏、定位不明确
  - 痛觉过敏：频发／强烈
  - 感觉异常：自发
  - 感觉缺失：抑制

- **定位**
  - 周围神经：感觉减退（呈手套-袜型）
  - 后根：放射痛
  - 后角：感觉分离；病侧：痛温觉障碍，深感觉存在
  - ★ 脊髓：半切损伤：同侧深感觉障碍，对侧浅感觉障碍

脑神经

- **★ 视神经**
  - 视神经受损：该眼全盲
  - 视交叉受损：两眼颞侧偏盲
  - 视束受损：对侧同向性偏盲

- **动眼神经**
  - 支配：上睑提肌、上直肌、内直肌、下斜肌、下直肌
  - 支配：瞳孔括约肌
    - 功能：缩小瞳孔（副交感纤维支配）
    - 损伤：散大、对光反应消失

- **滑车神经**：支配：上斜肌；损伤：外下受限

- **外展神经**：支配：外直肌；损伤：不能向外，内斜视

- **三叉神经**
  - 分支：眼支、上颌支、下颌支
  - 损伤：
    - 同侧面部感觉障碍和角膜反射消失
    - 咀嚼肌瘫痪
    - 张口时下颌向病侧偏斜

- **面神经**
  - 运动
    - 运动支配：面上部（双侧）；面下部（对侧）
    - 下损伤：口角偏向健侧
  - 味觉：传导舌前2/3的味觉

- **迷走神经**
  - 耳郭皮肤：终止于三叉神经脊束核
  - 内脏感觉纤维：终止于孤束核
  - 副交感纤维：起自迷走神经背核

- **舌咽神经**
  - 味觉：传导舌后1/3的味觉
  - 疑核：软腭

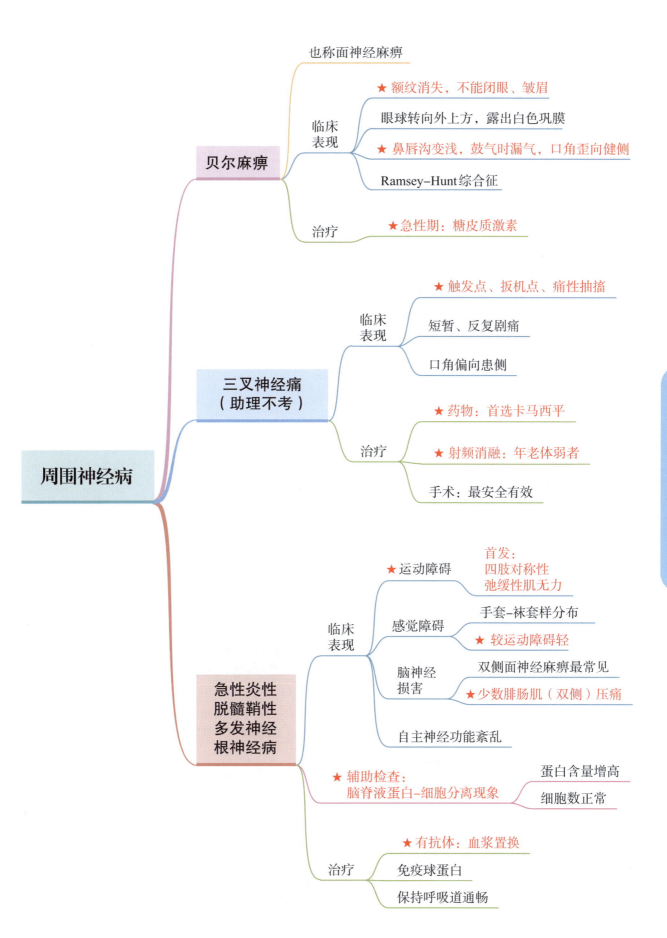

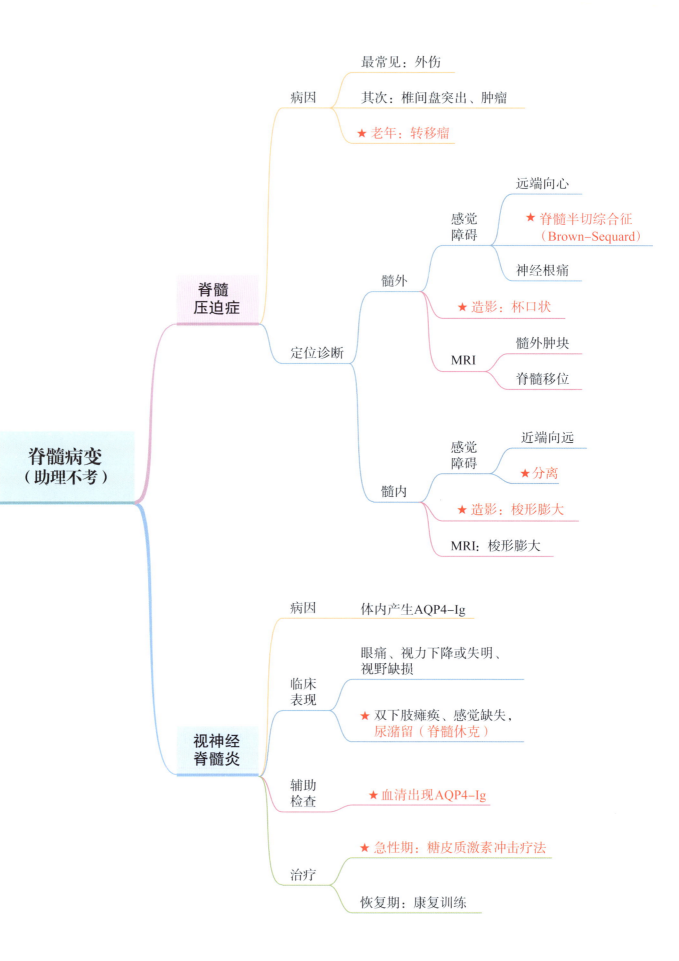

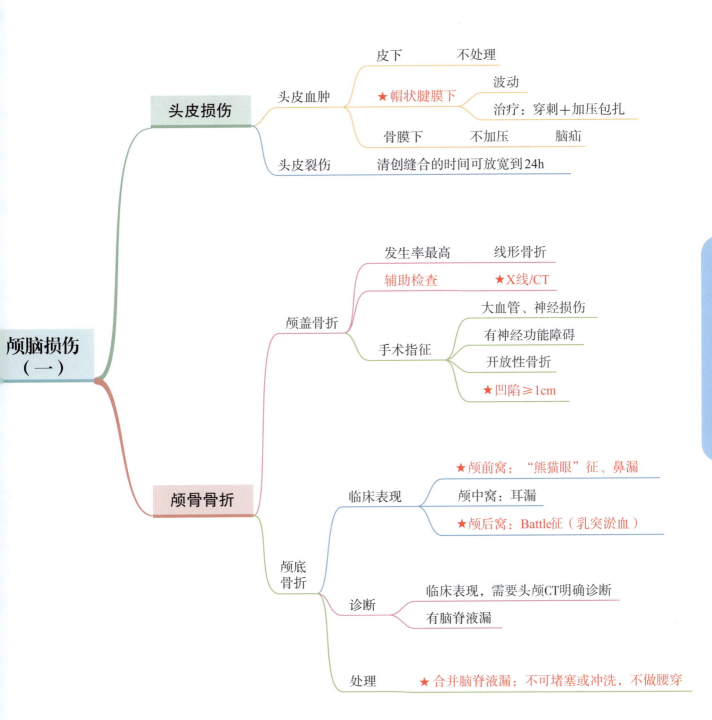

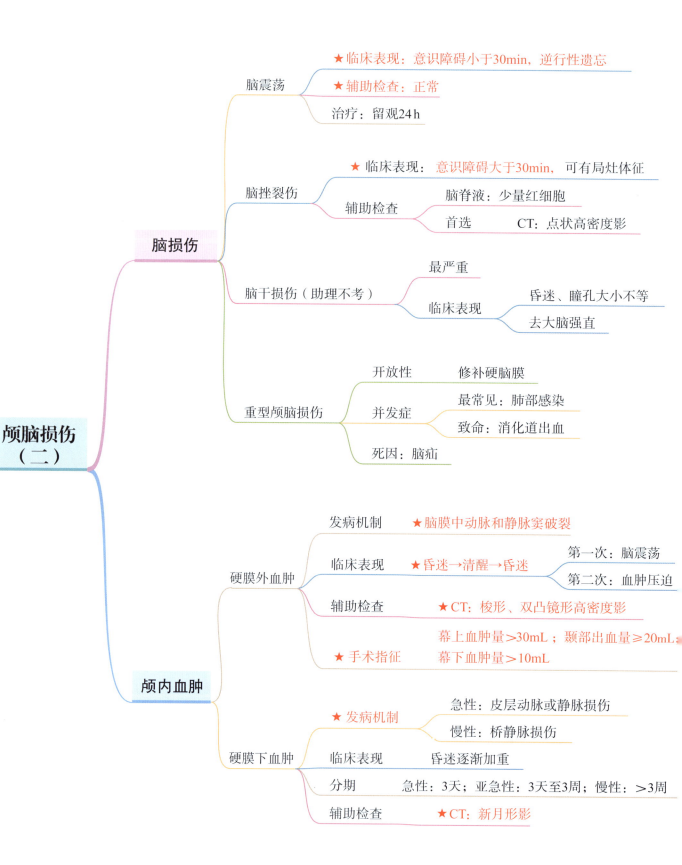

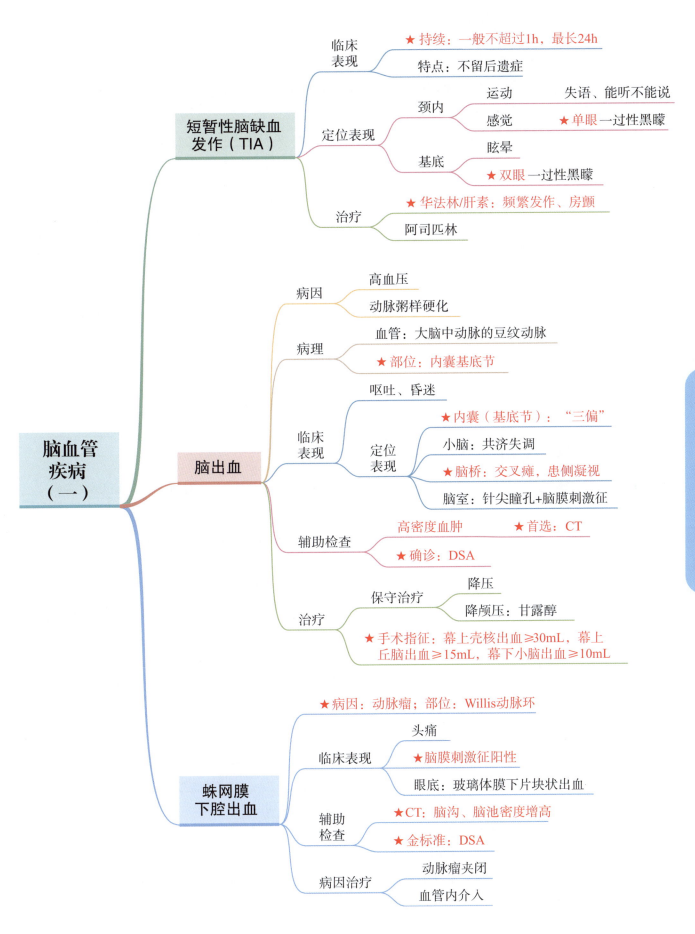

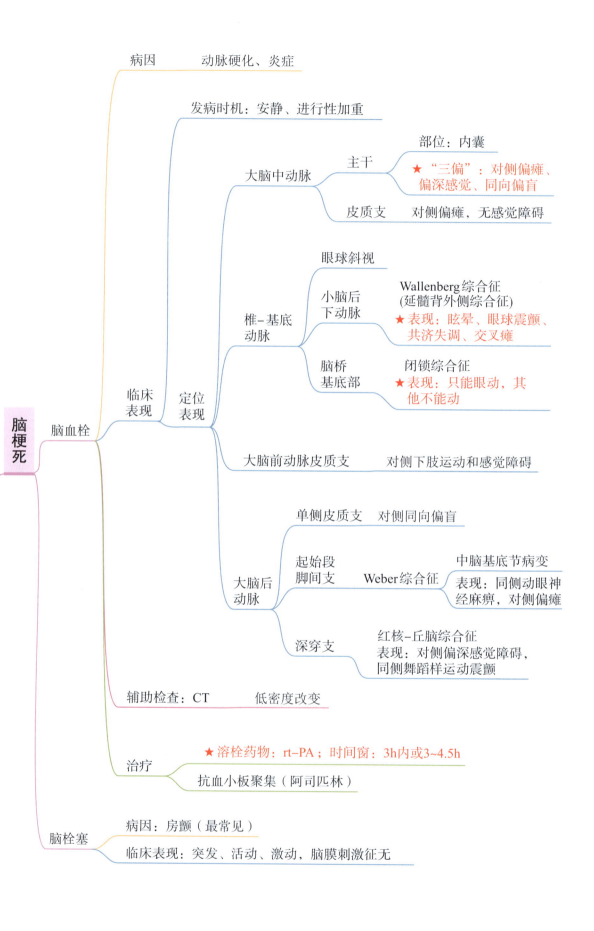

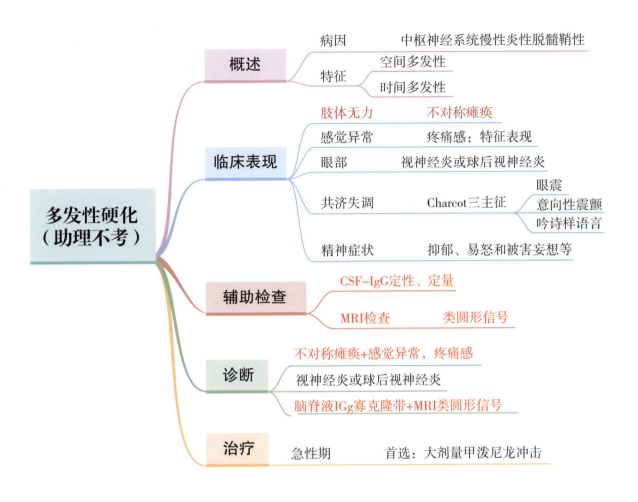

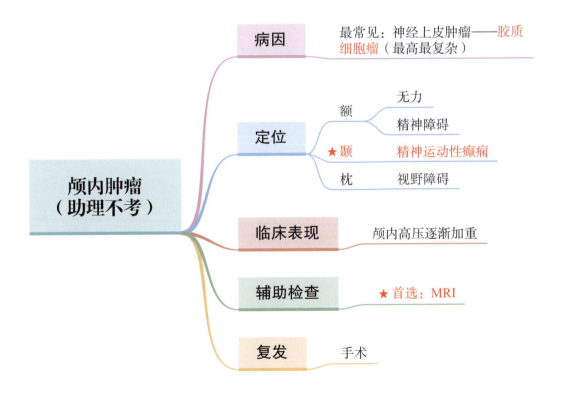

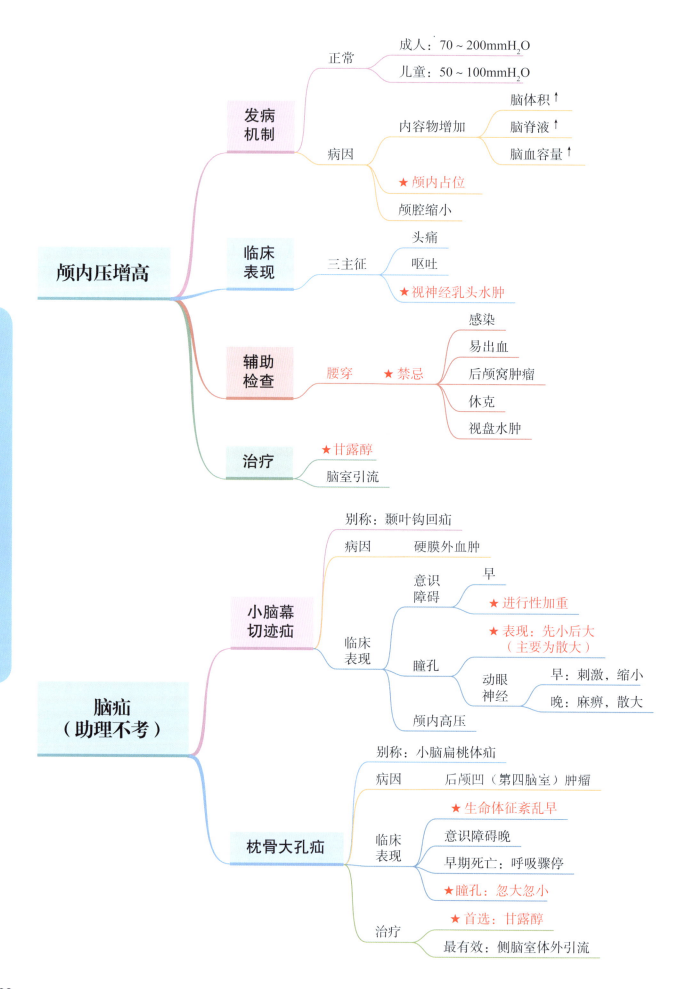

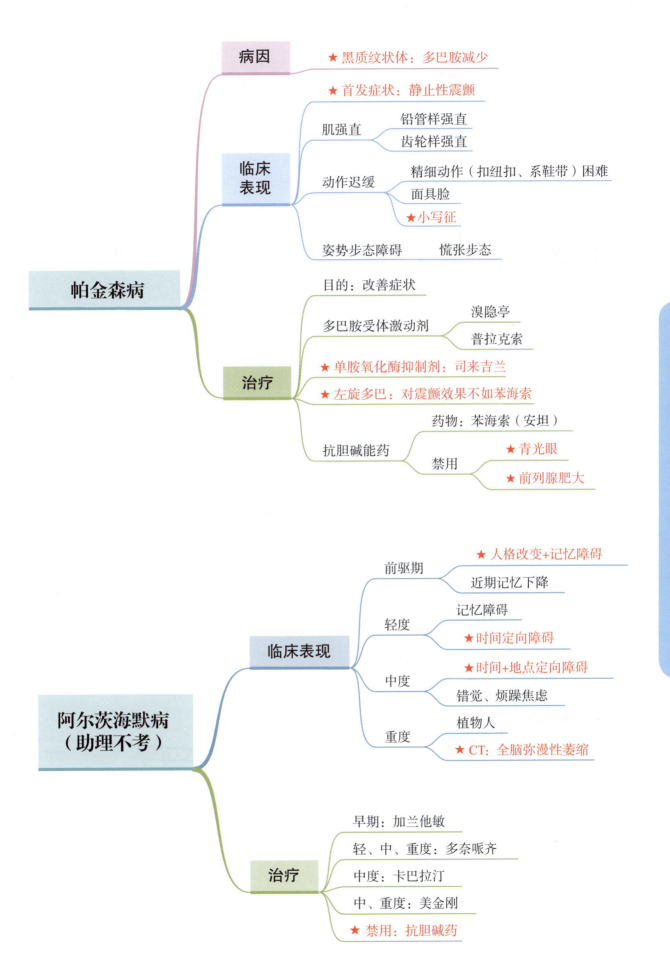

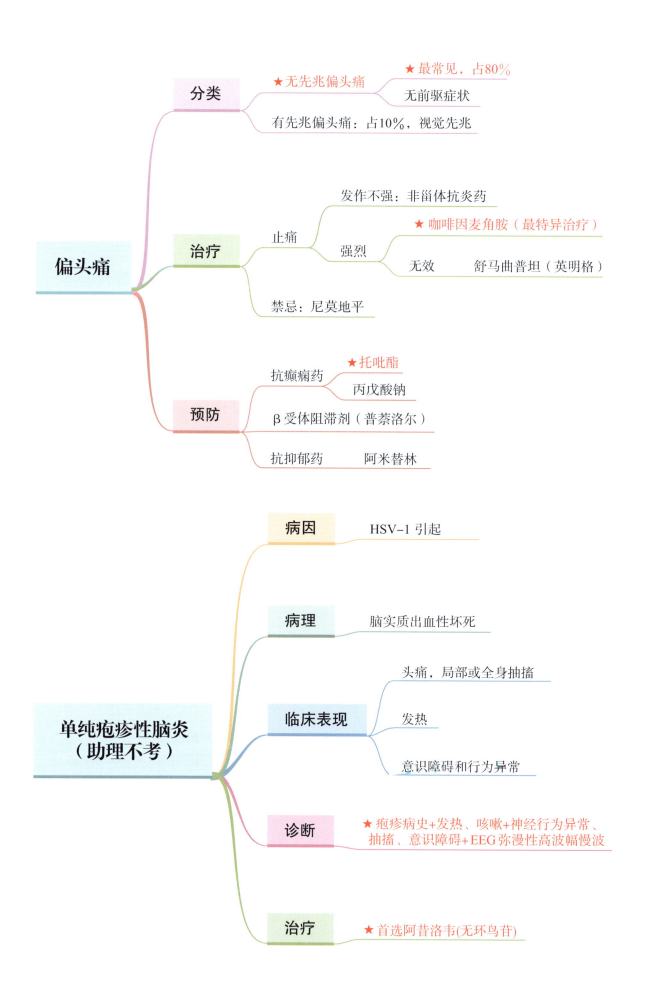

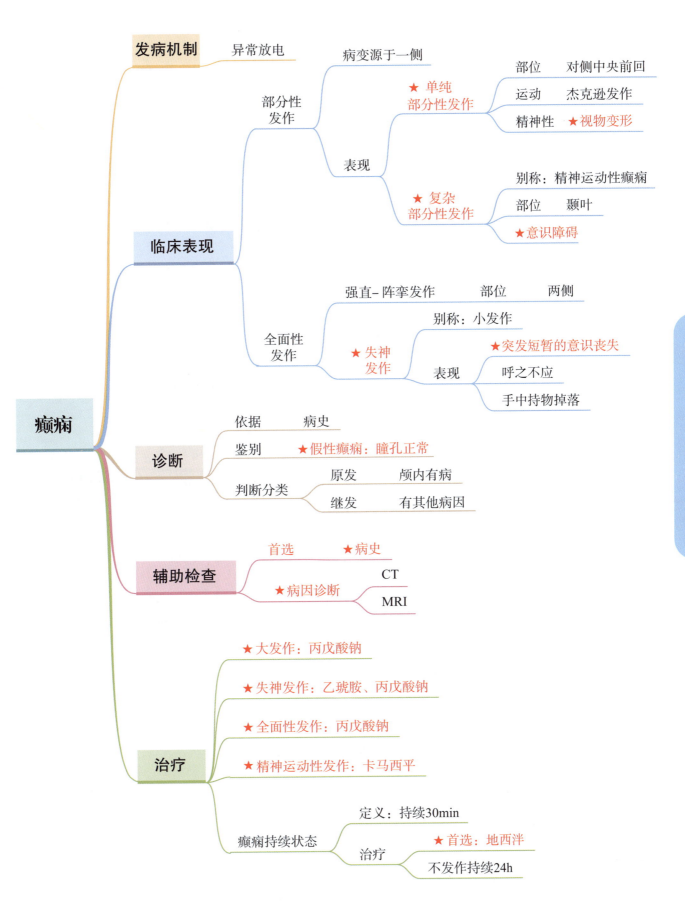

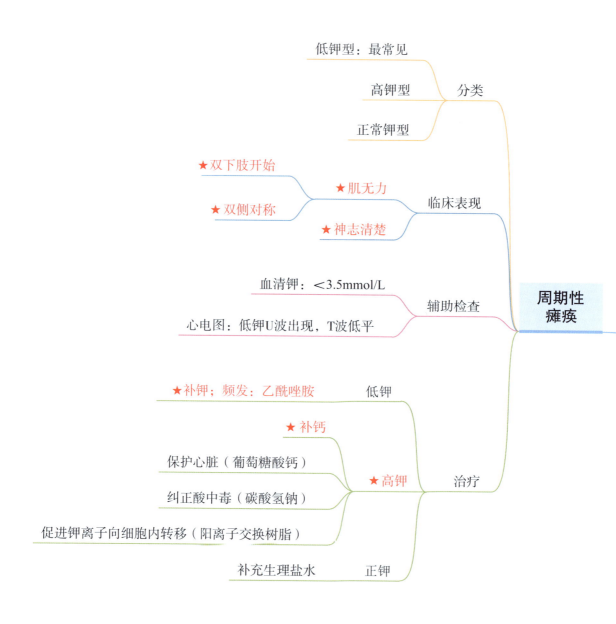

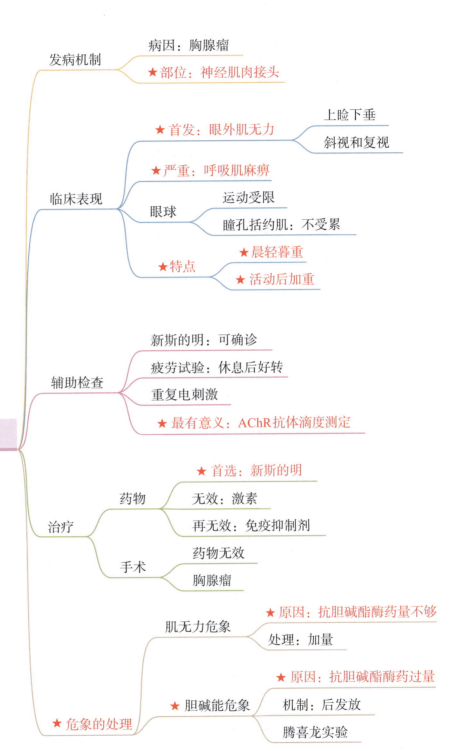

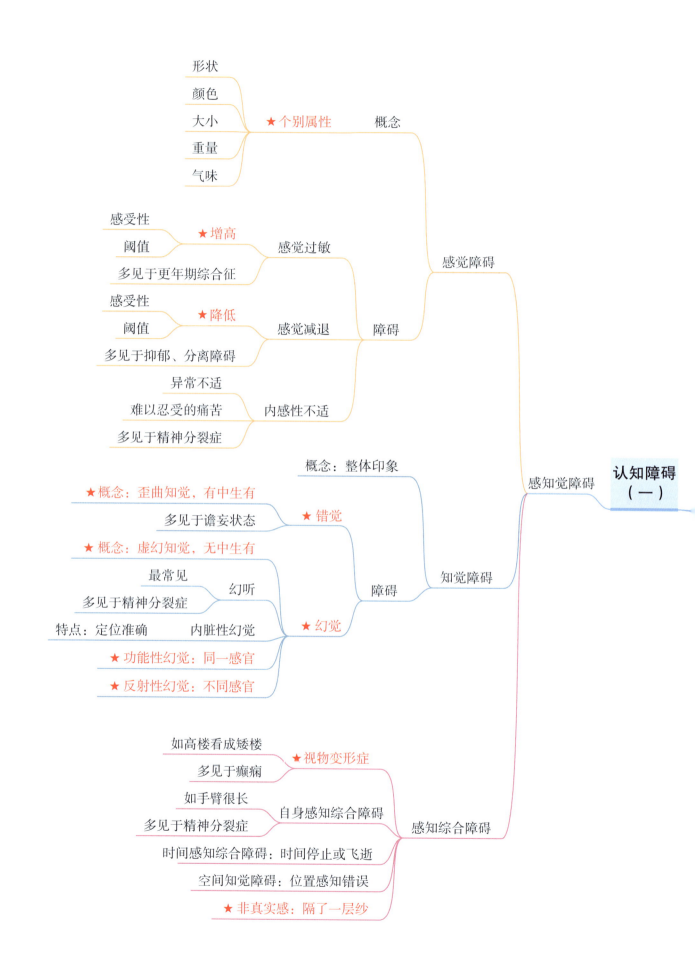

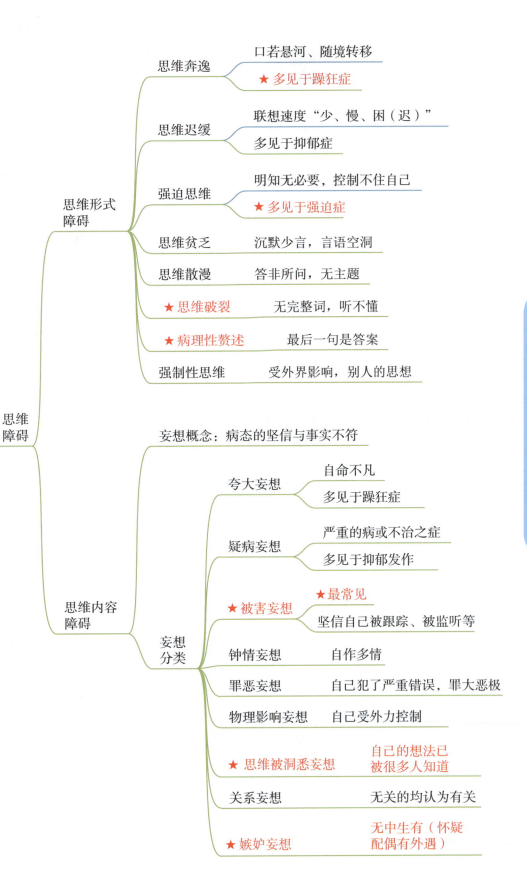

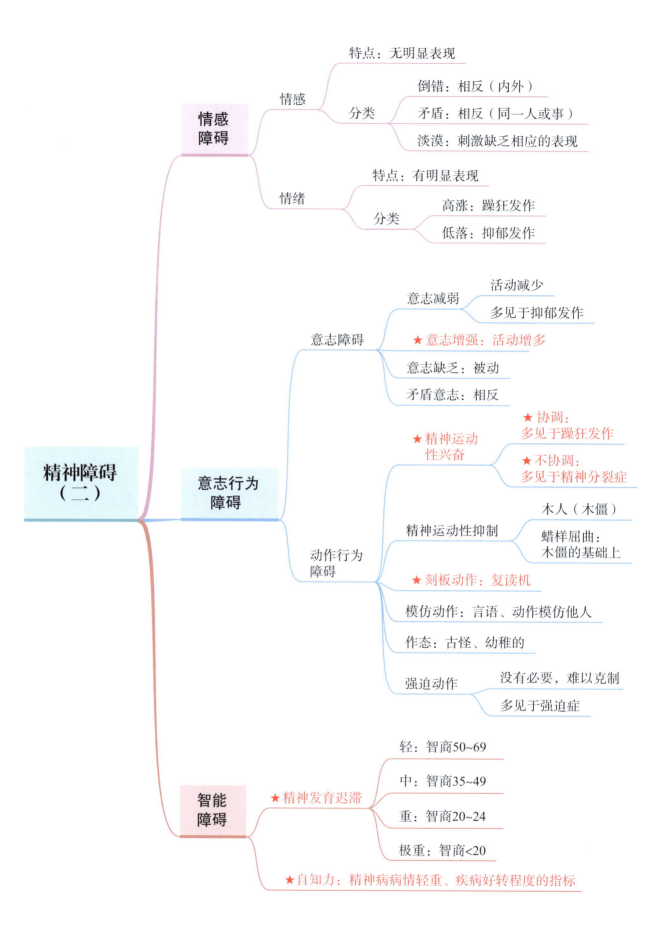

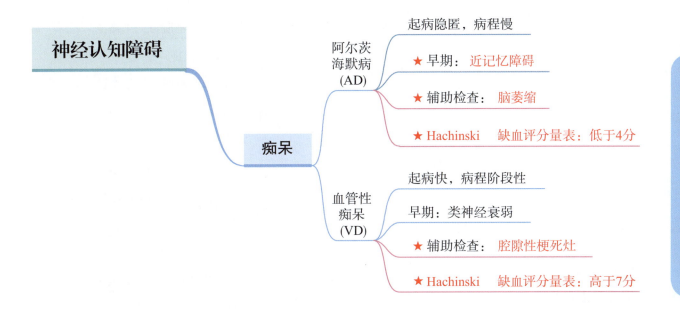

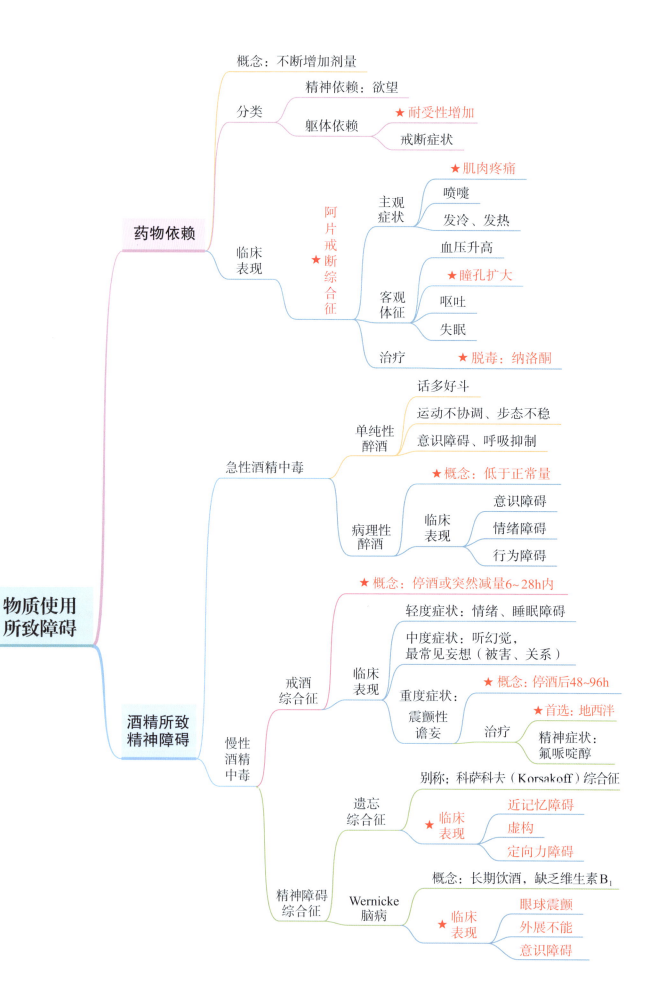

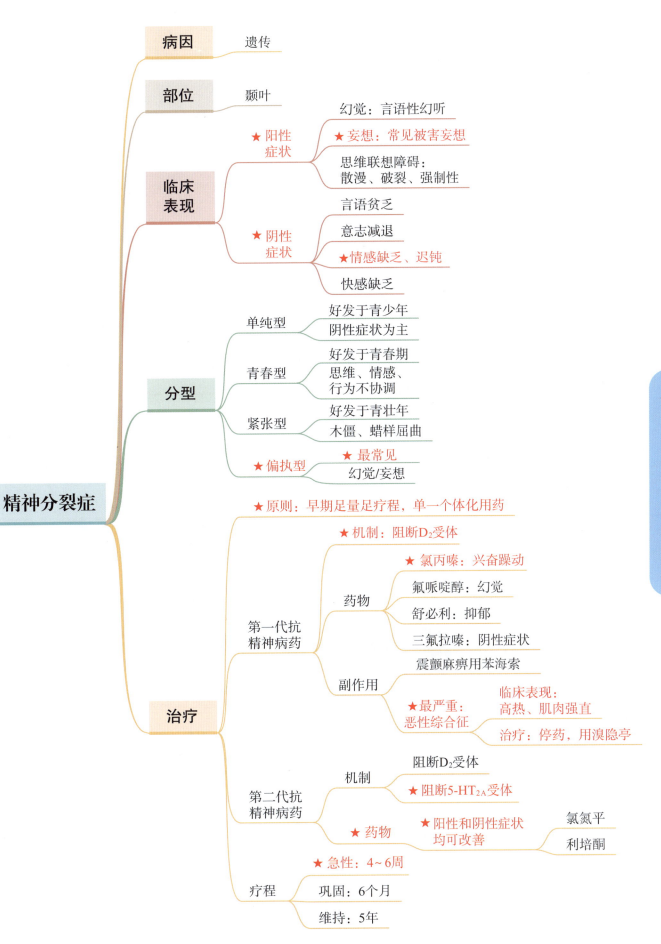

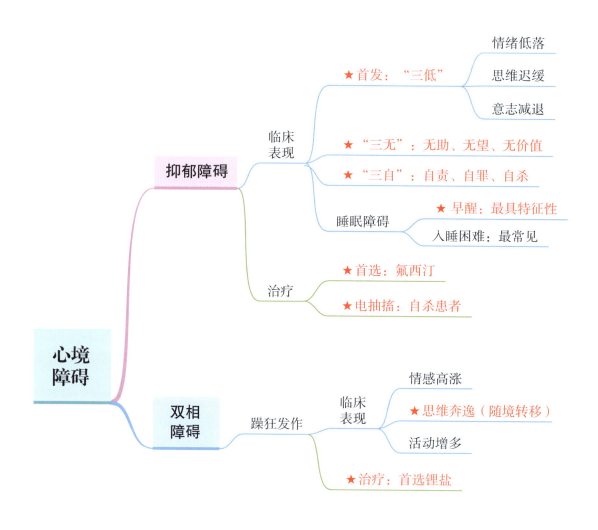

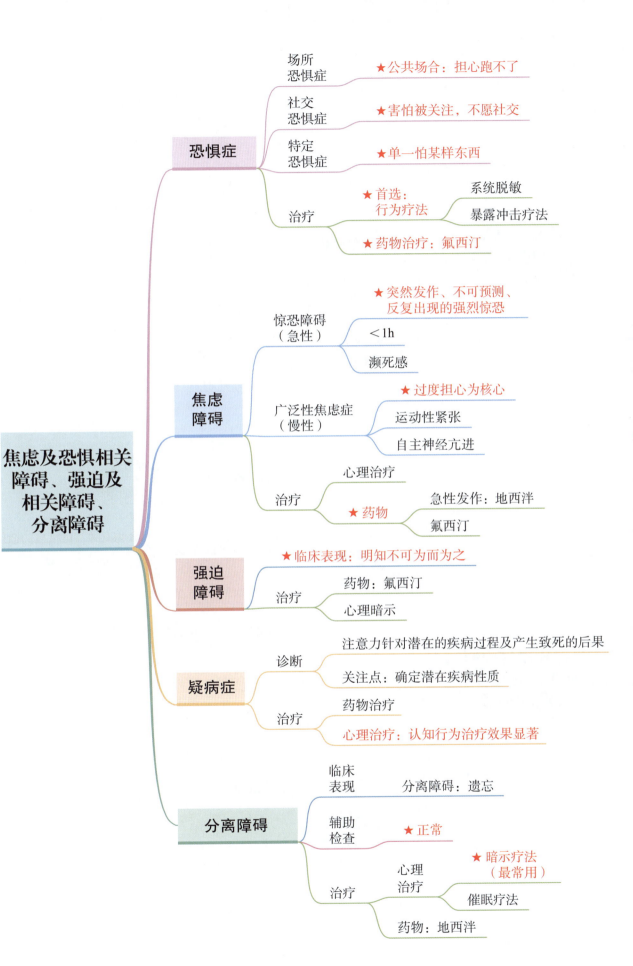

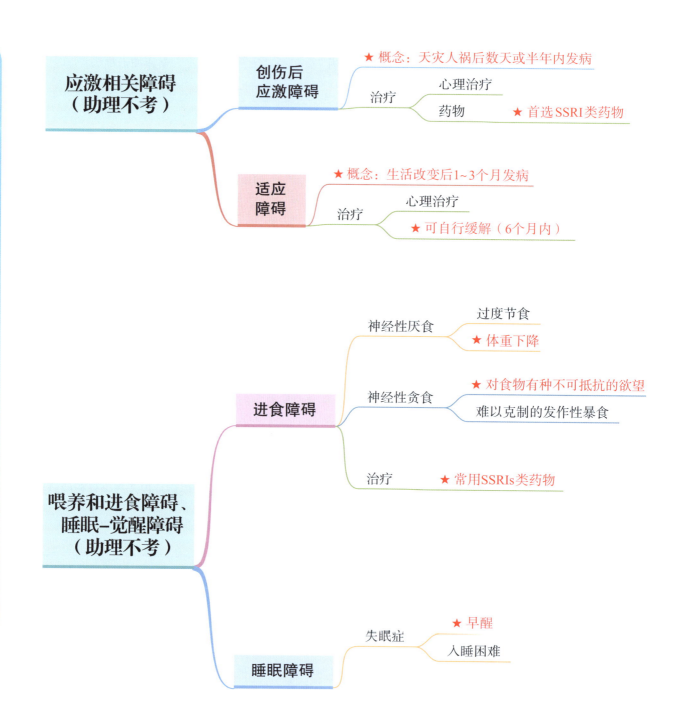

第二十一章 运动系统

- 第一节 骨折概论
- 第二节 上肢骨折
- 第三节 下肢骨折
- 第四节 脊柱骨折、脊髓损伤和骨盆骨折
- 第五节 关节脱位与损伤
- 第六节 手外伤及断肢（指）再植
- 第七节 周围神经损伤
- 第八节 运动系统慢性损伤
- 第九节 骨与关节感染
- 第十节 非化脓性关节炎
- 第十一节 骨肿瘤

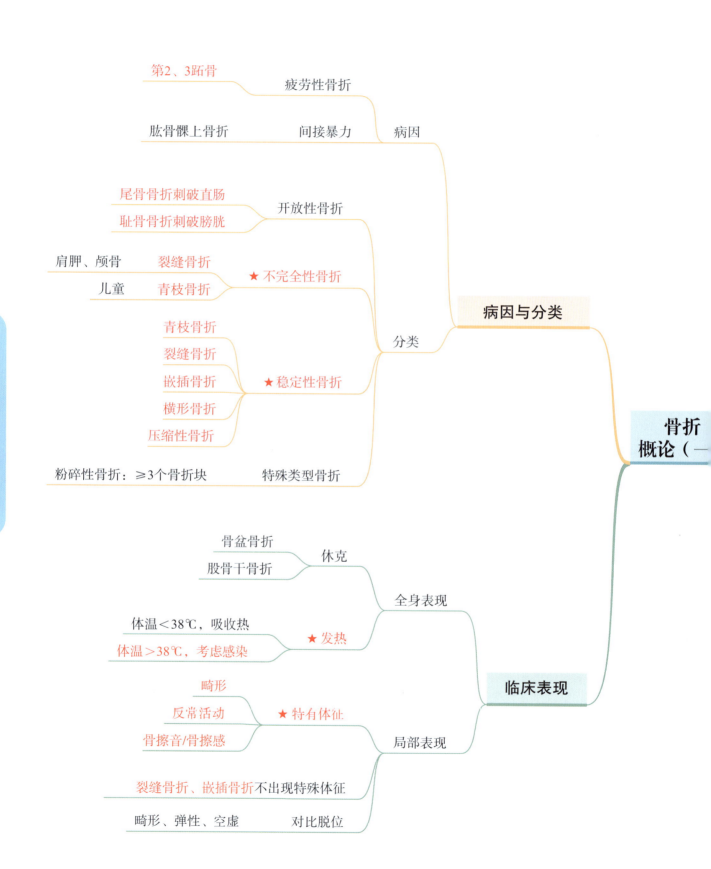

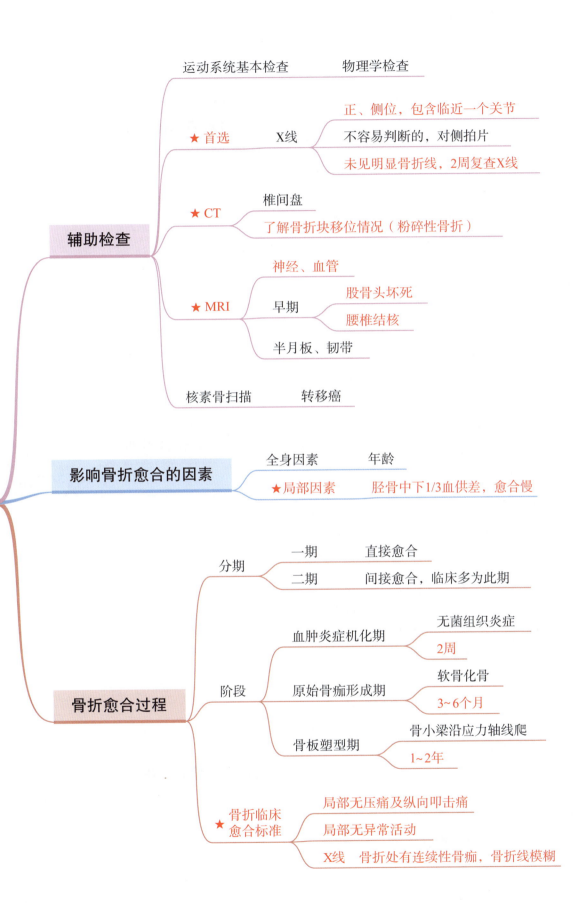

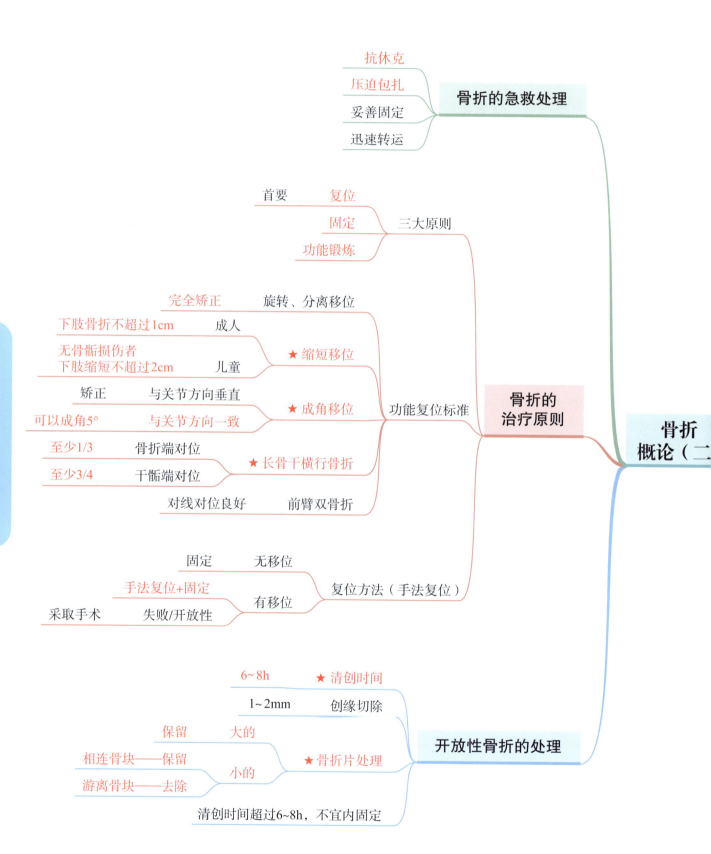

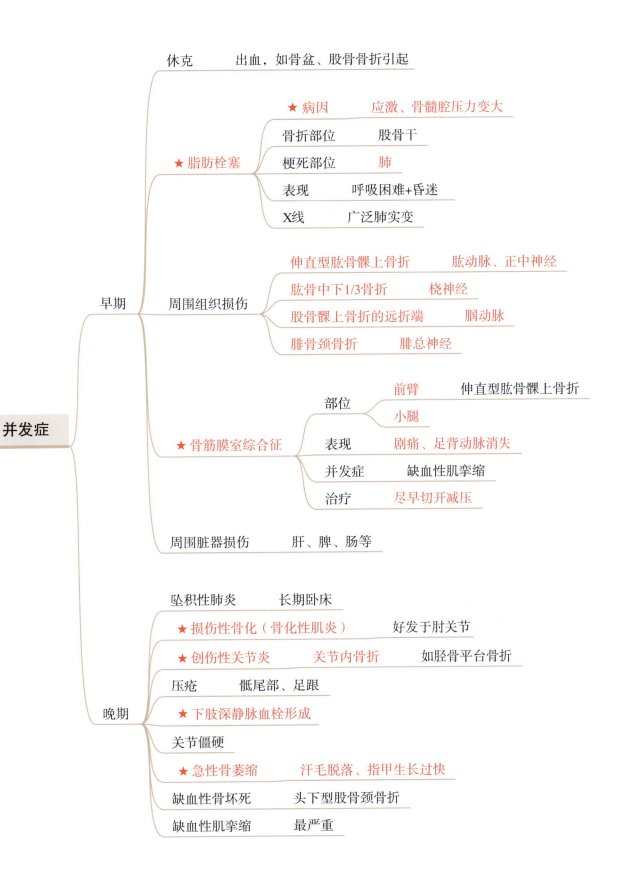

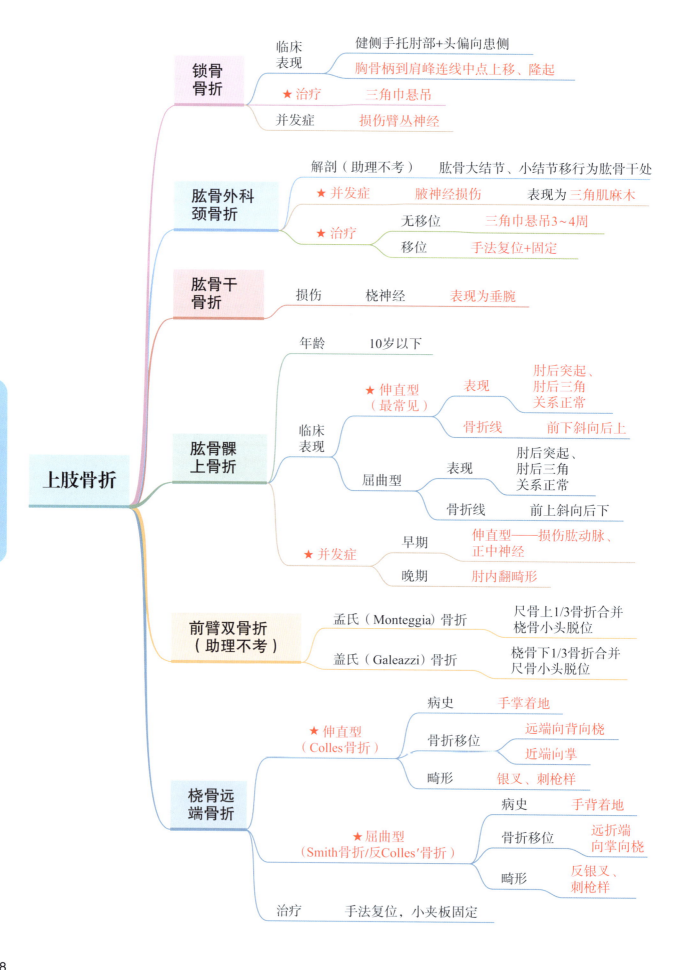

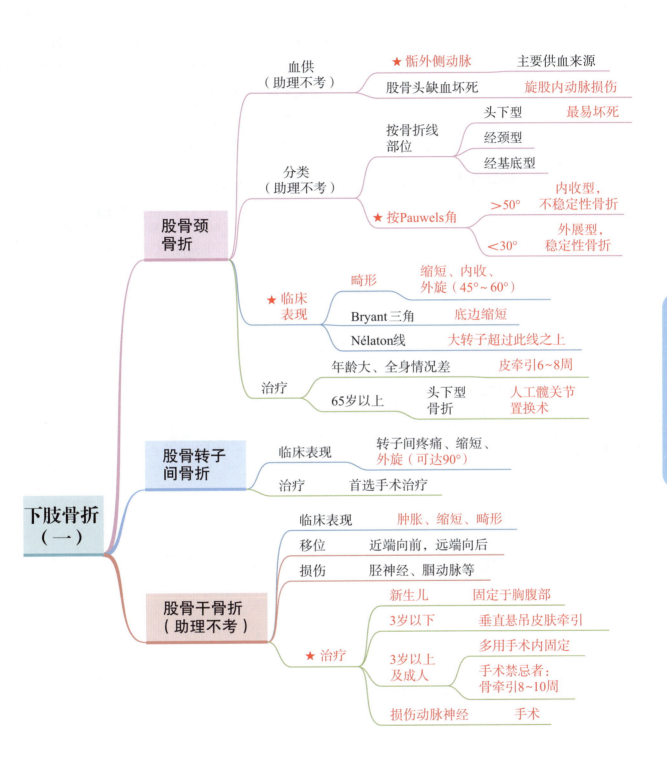

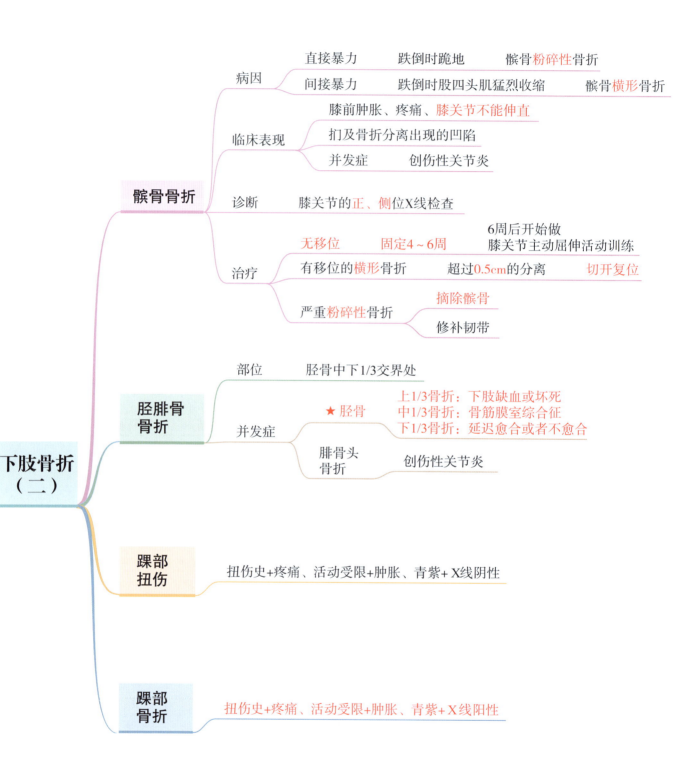

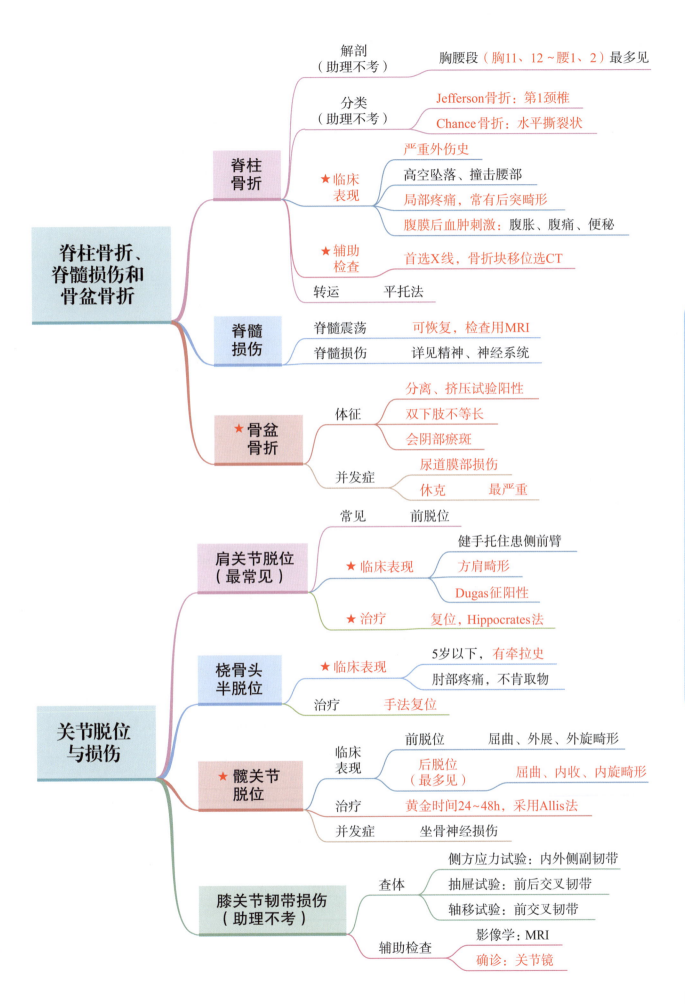

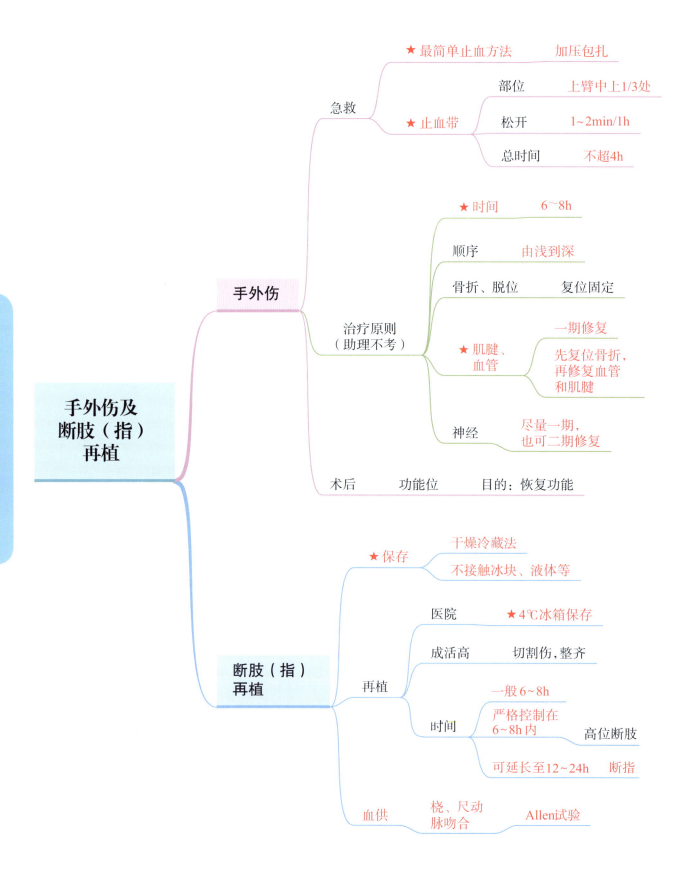

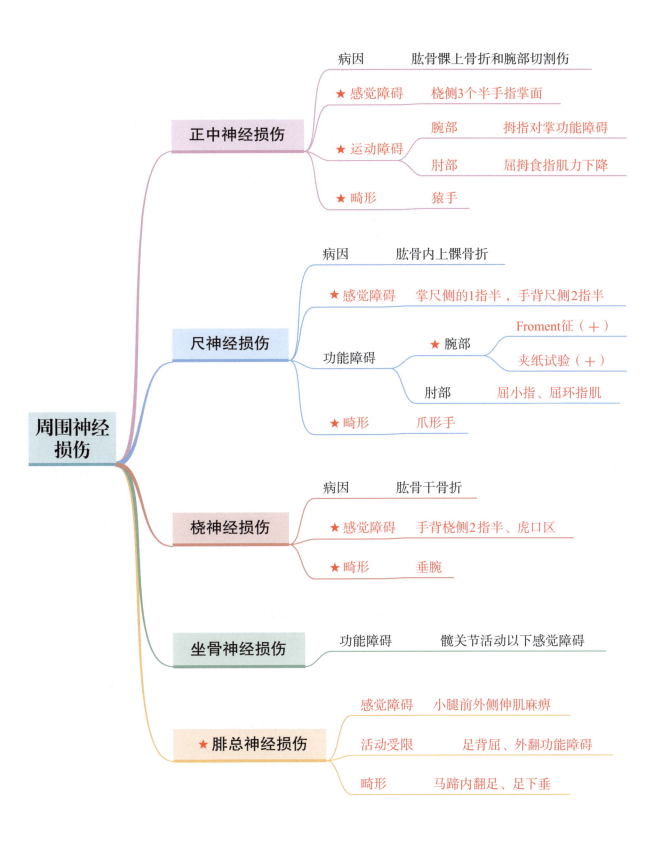

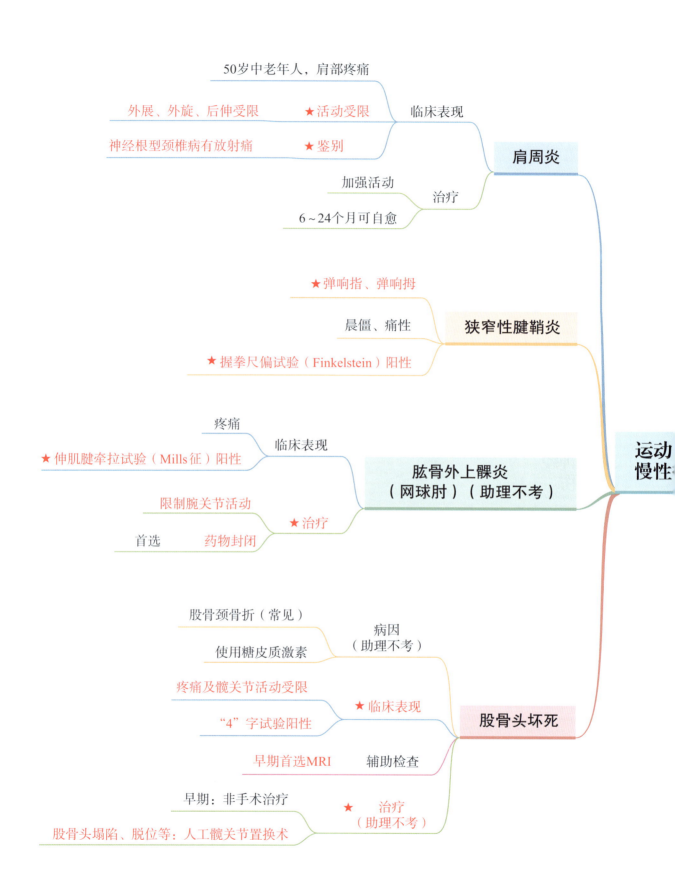

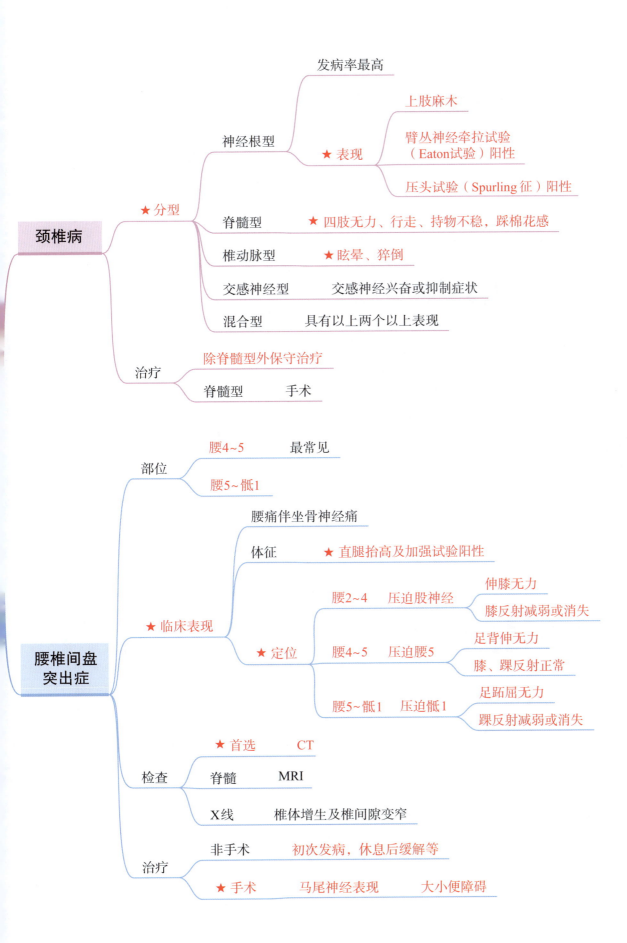

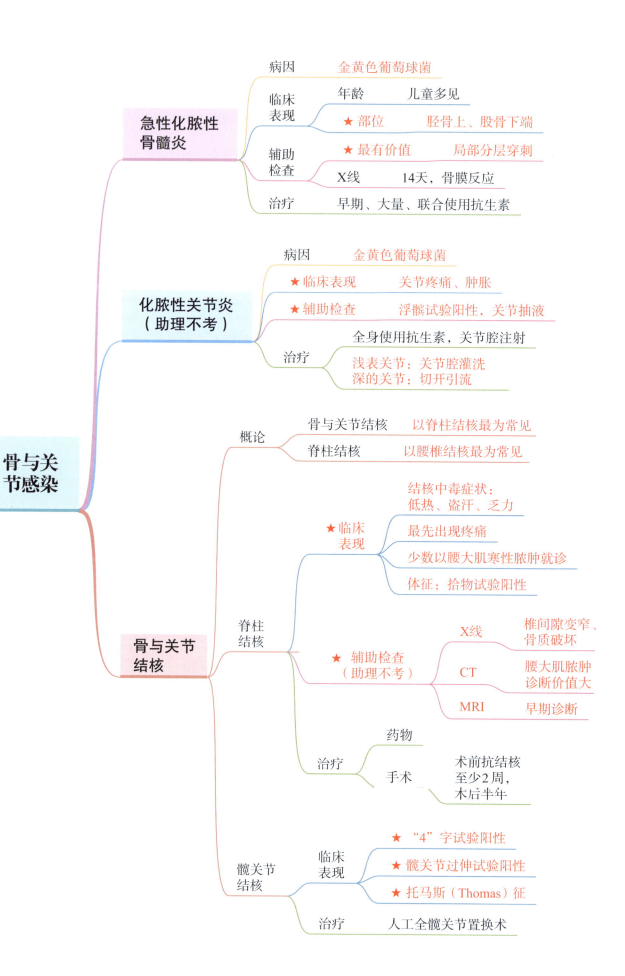

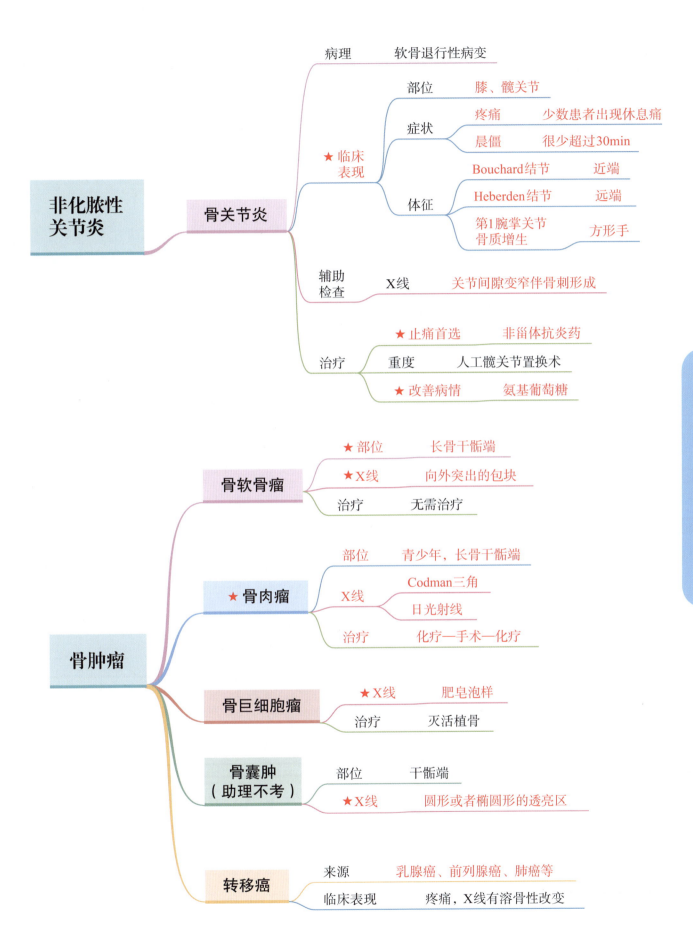

第二十二章 风湿免疫性疾病

- 第一节 概论
- 第二节 系统性红斑狼疮
- 第三节 类风湿关节炎
- 第四节 抗磷脂综合征（助理不考）
- 第五节 脊柱关节炎
- 第六节 高尿酸血症和痛风

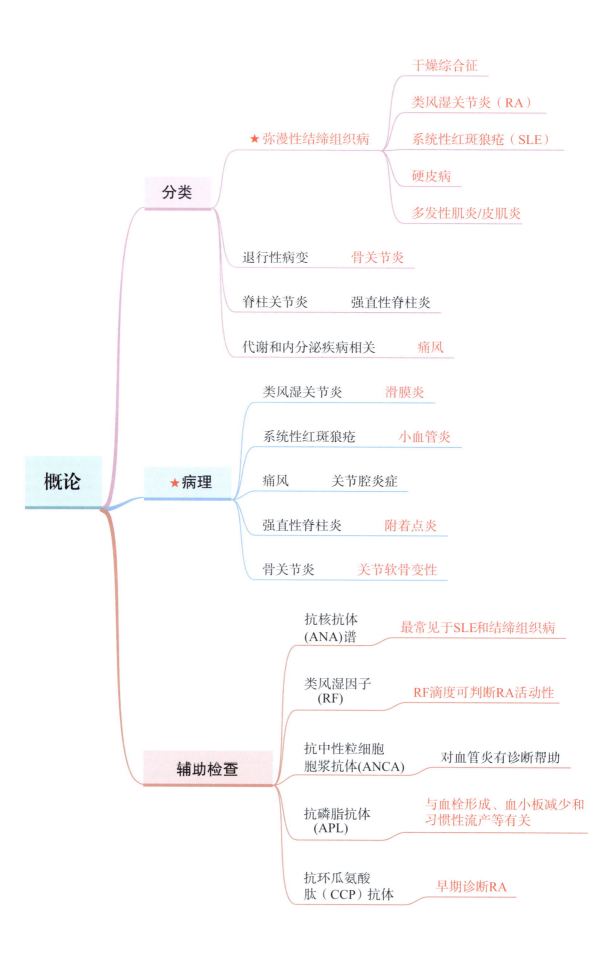

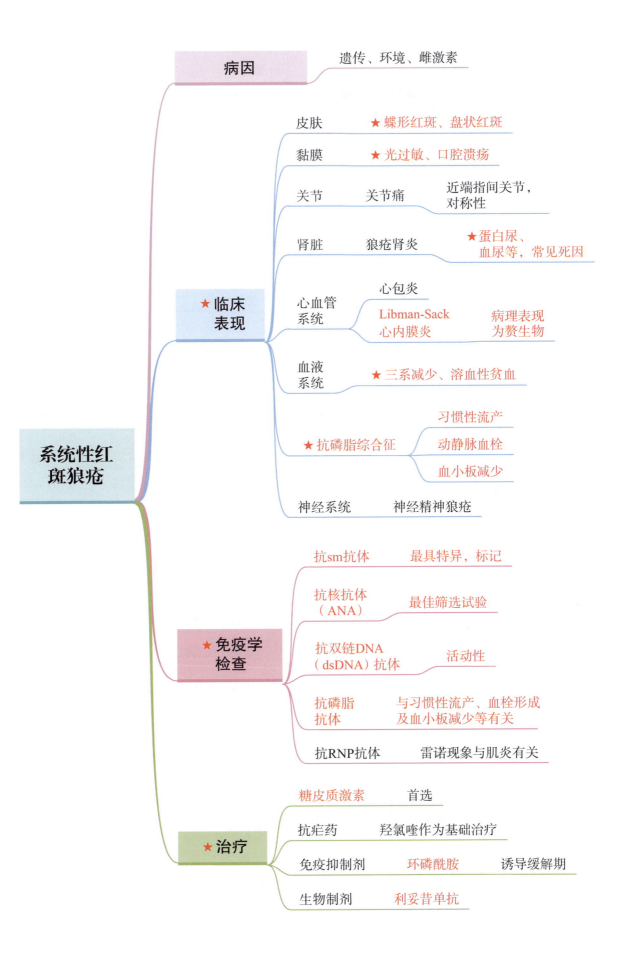

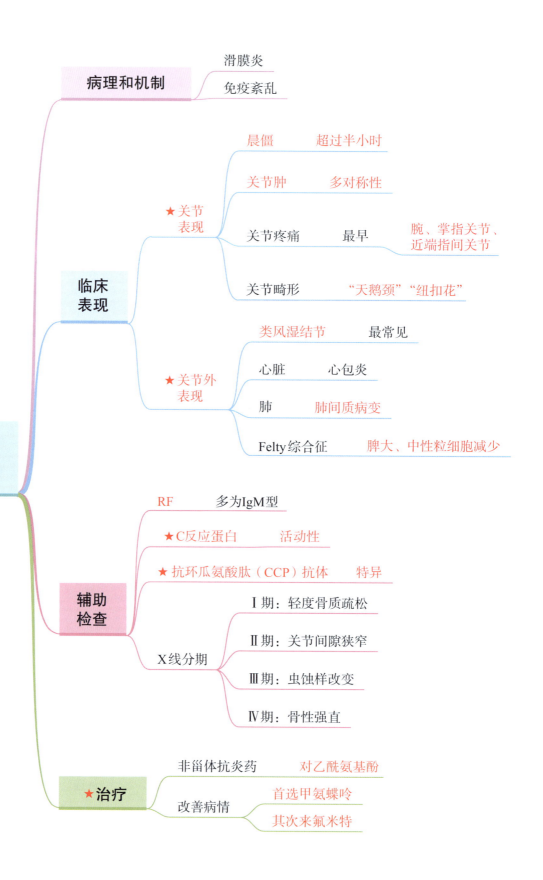

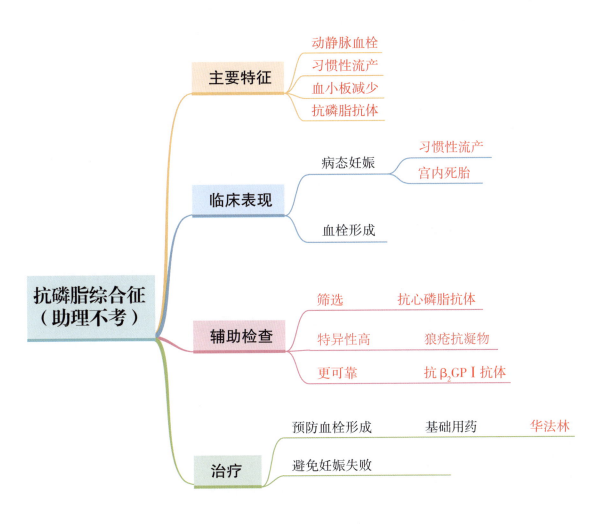
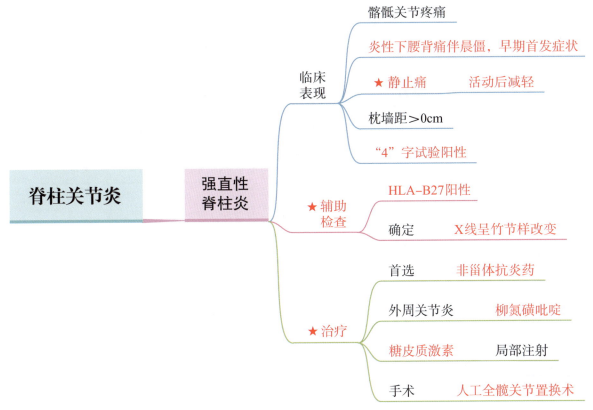

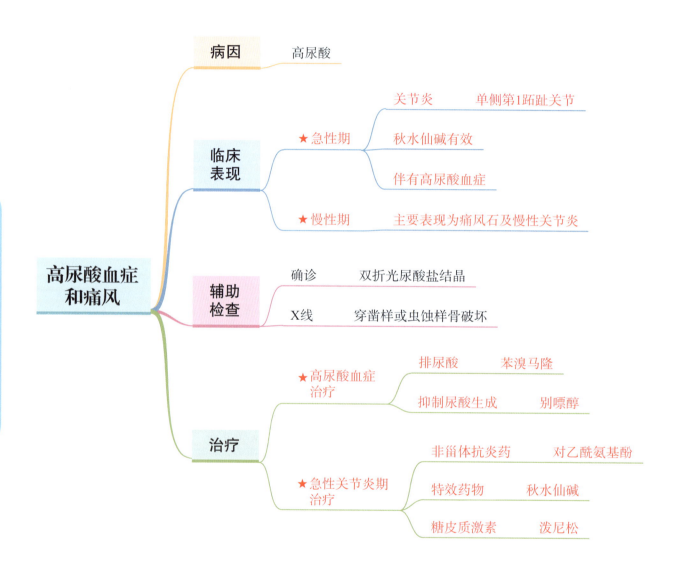

第二十三章 儿科学

- 第一节 绪论
- 第二节 生长发育
- 第三节 儿童保健
- 第四节 儿童营养和营养障碍疾病
- 第五节 新生儿与新生儿疾病
- 第六节 遗传性疾病
- 第七节 免疫性疾病
- 第八节 感染性疾病
- 第九节 结核病
- 第十节 消化系统疾病
- 第十一节 呼吸系统疾病
- 第十二节 心血管系统疾病
- 第十三节 泌尿系统疾病
- 第十四节 血液系统疾病
- 第十五节 神经系统疾病
- 第十六节 内分泌系统疾病

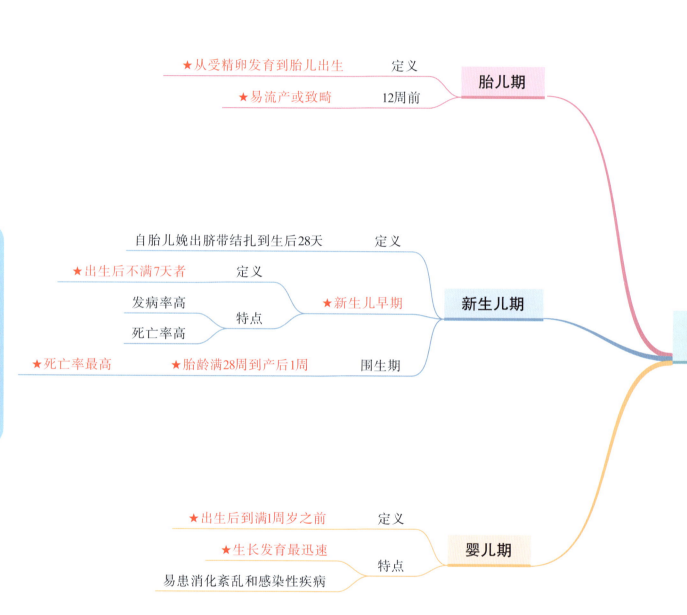

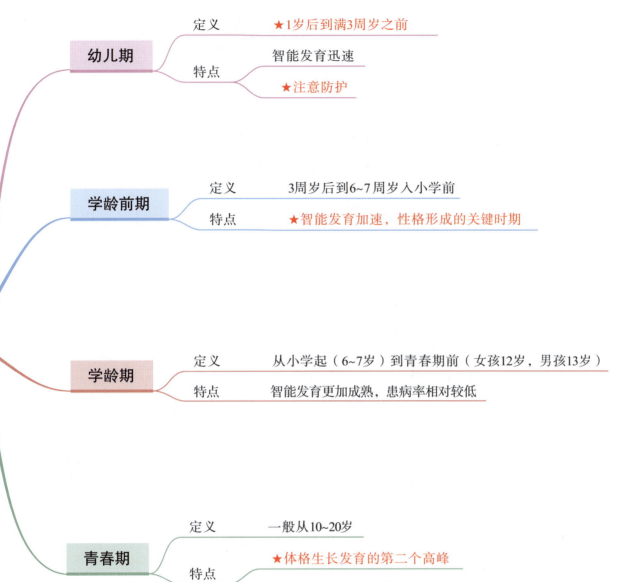

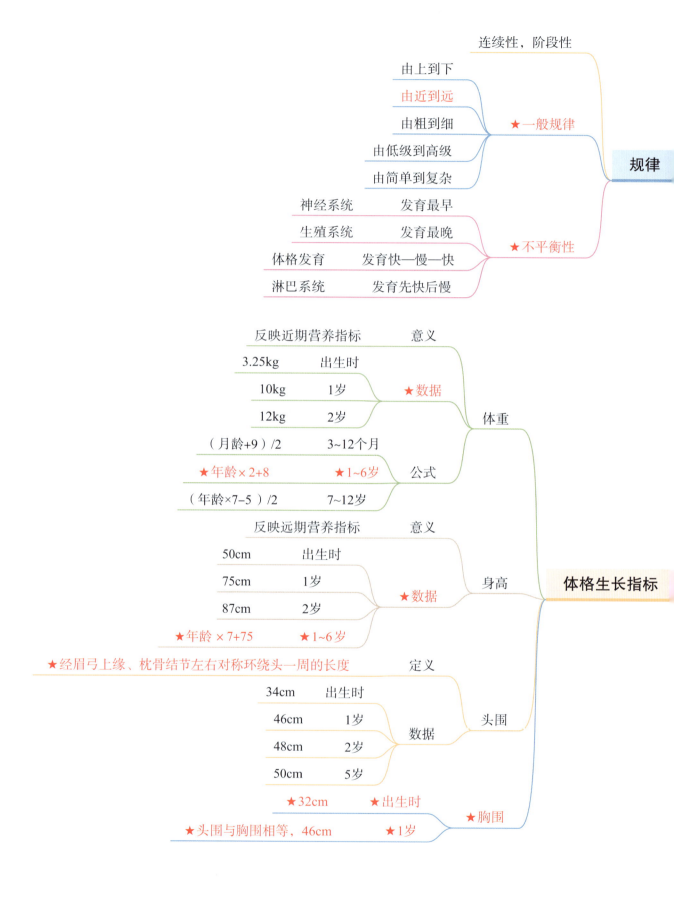

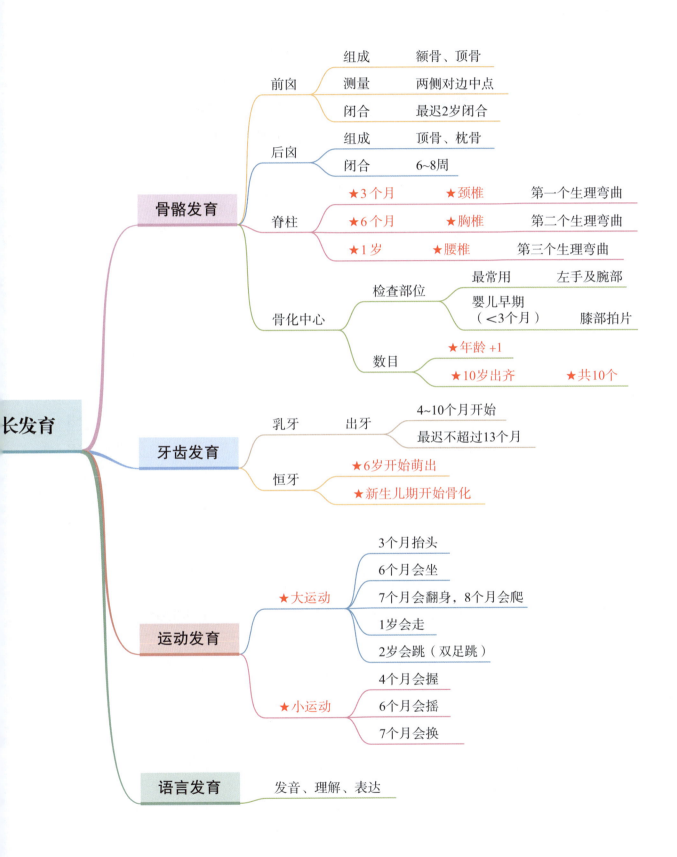

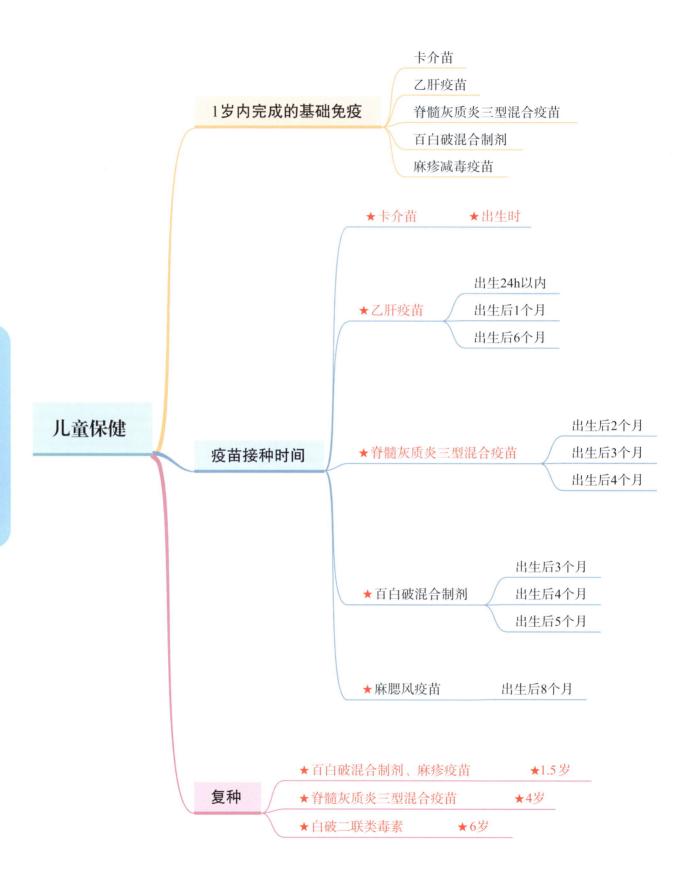

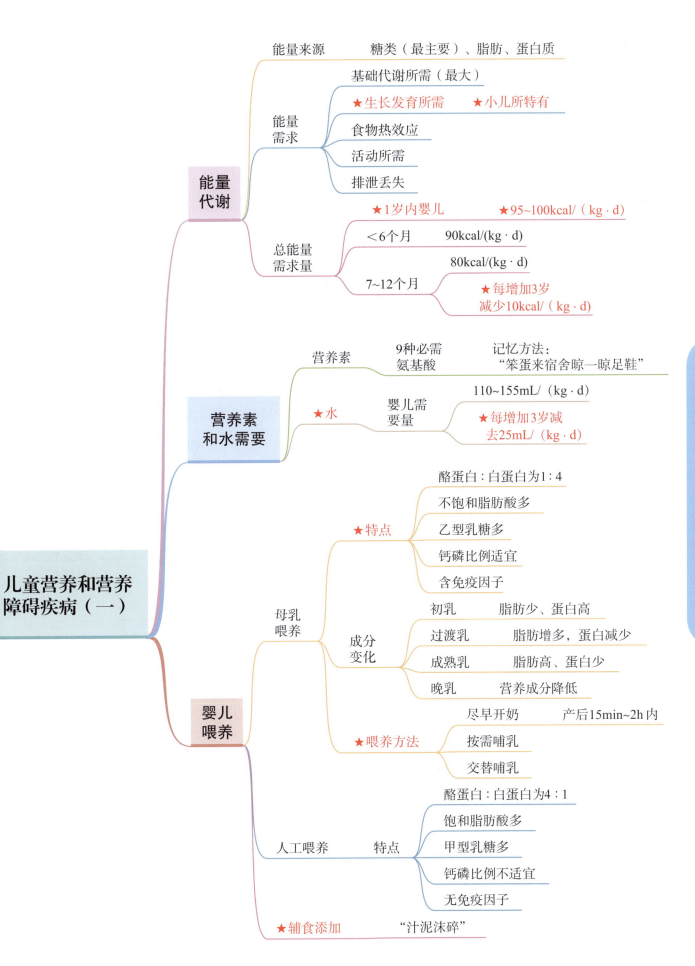

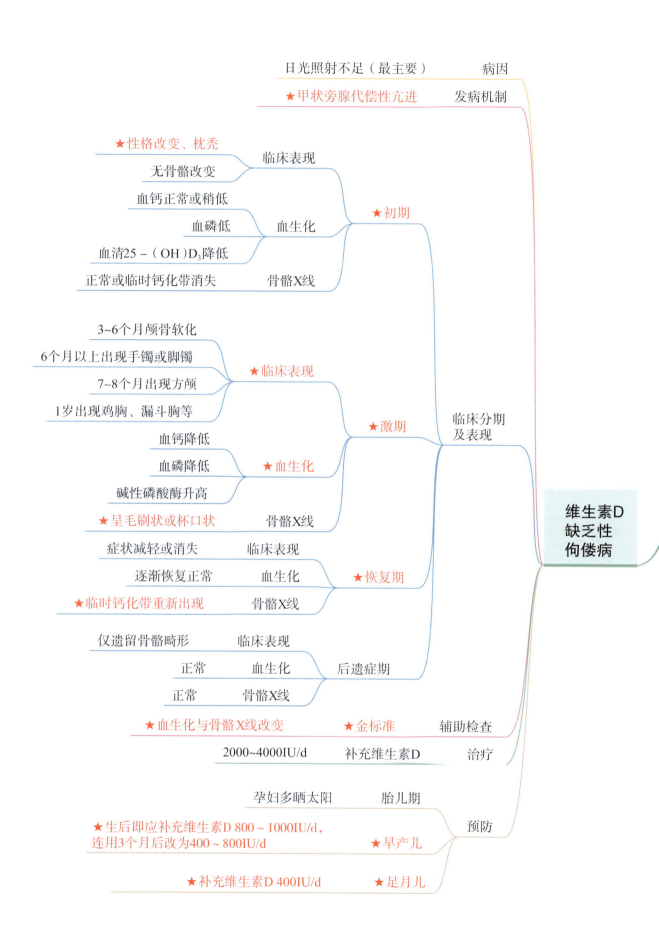

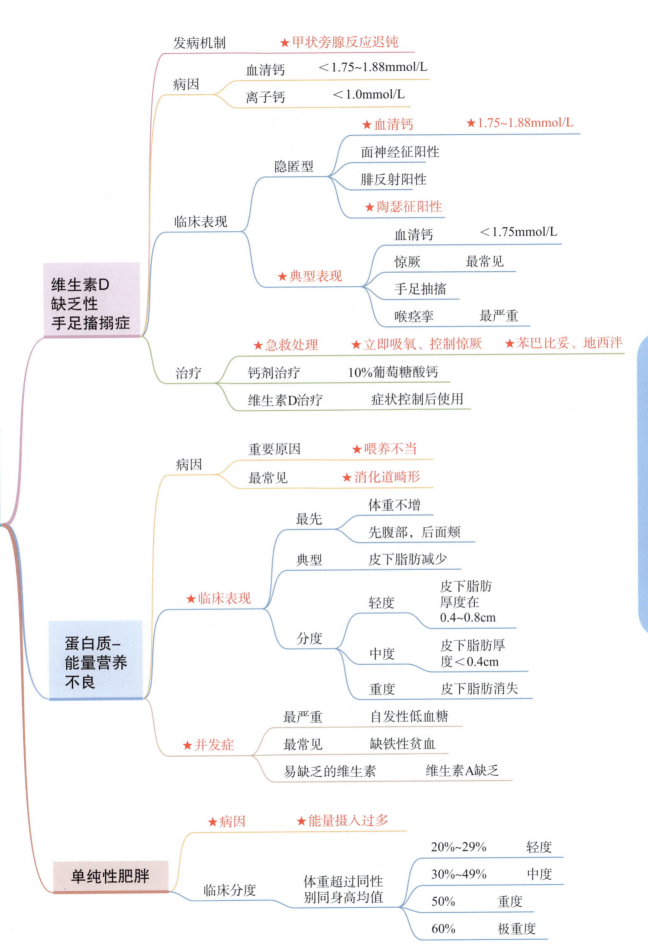

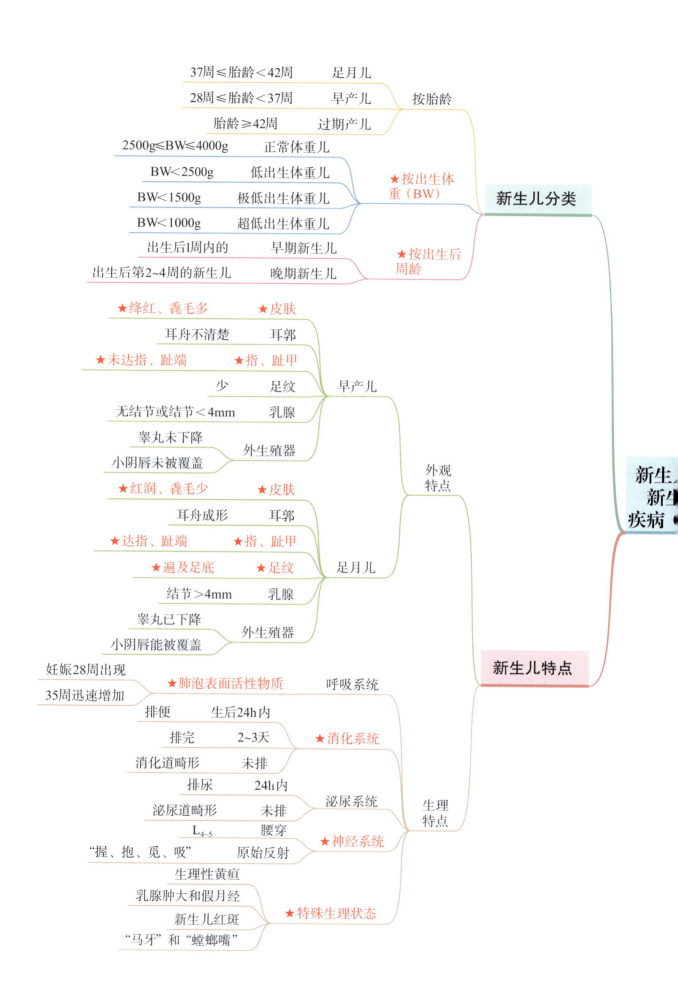

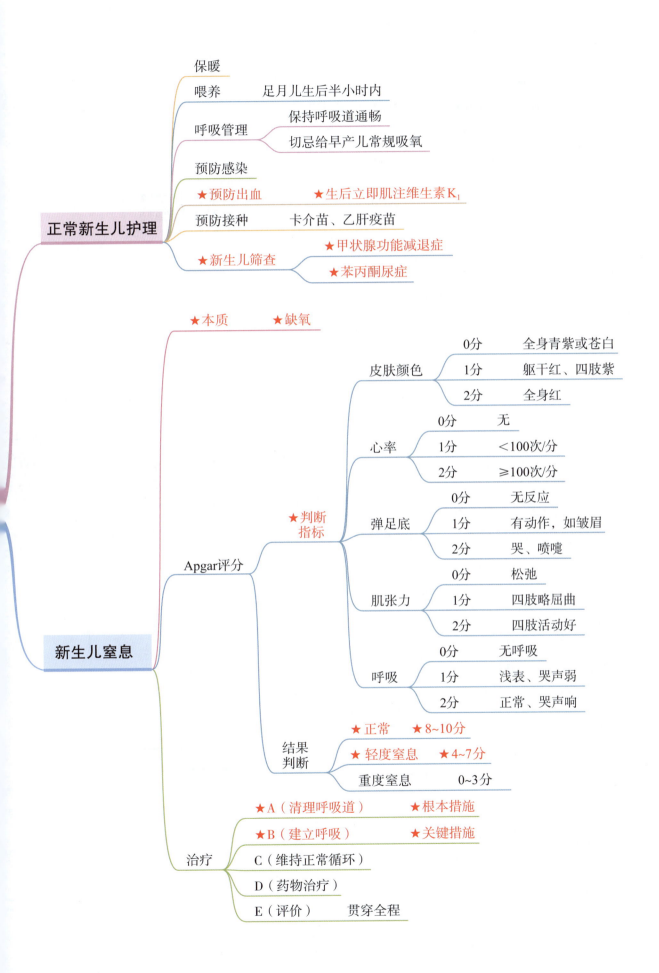

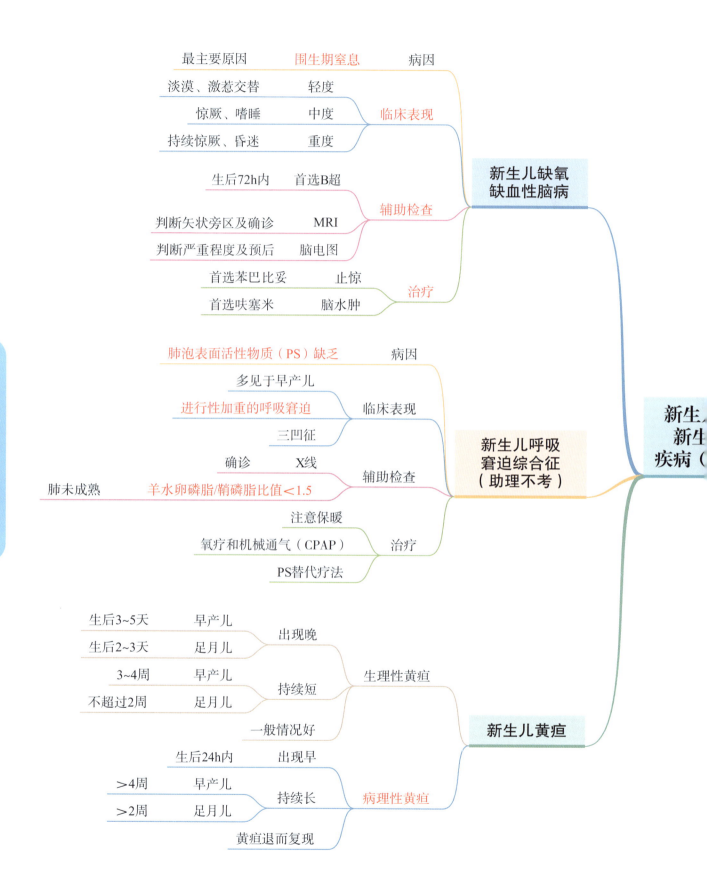

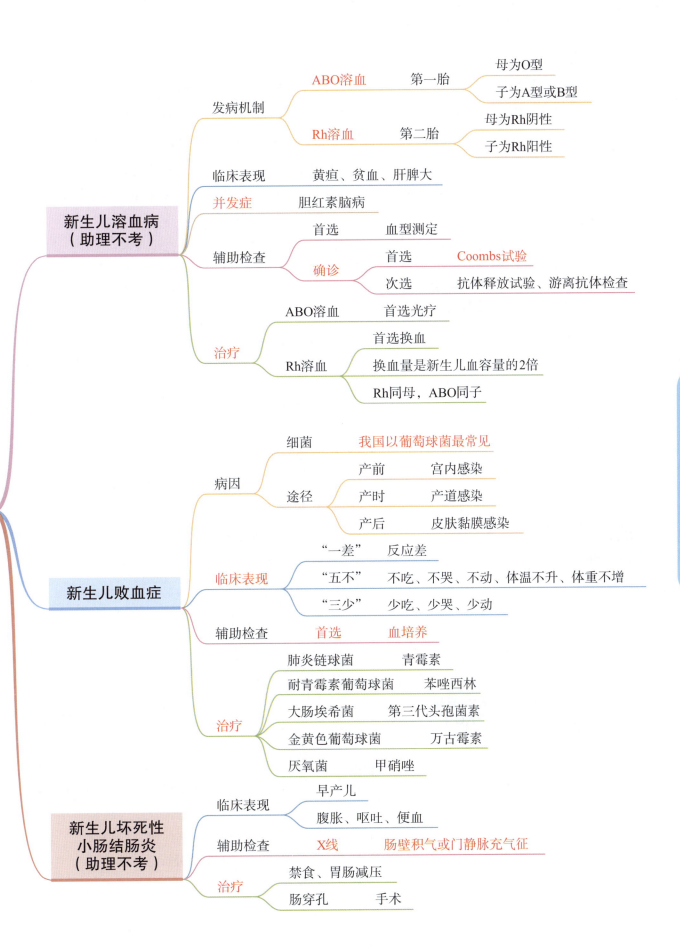

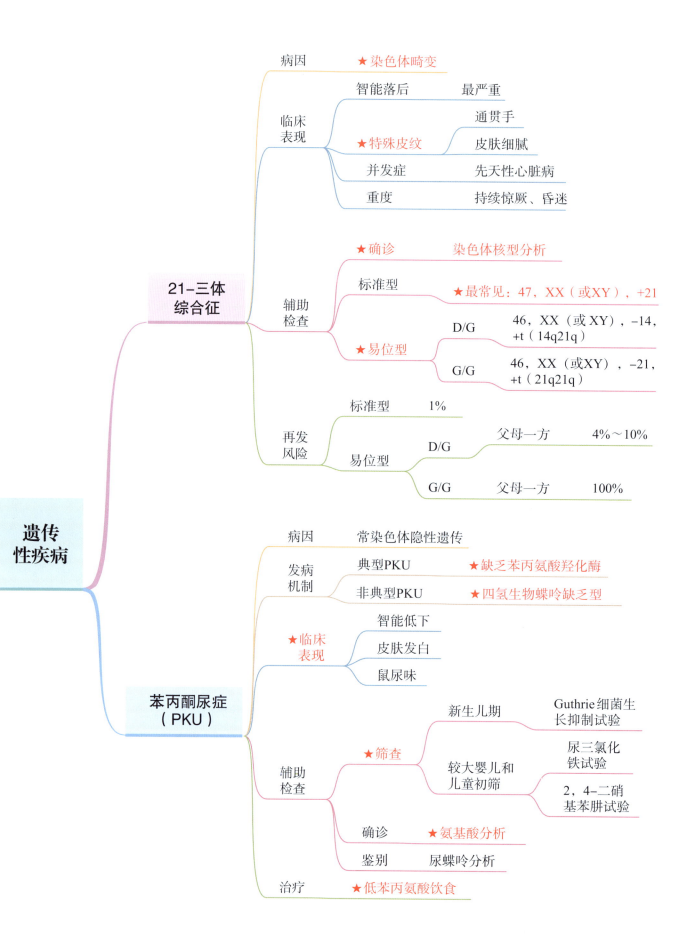

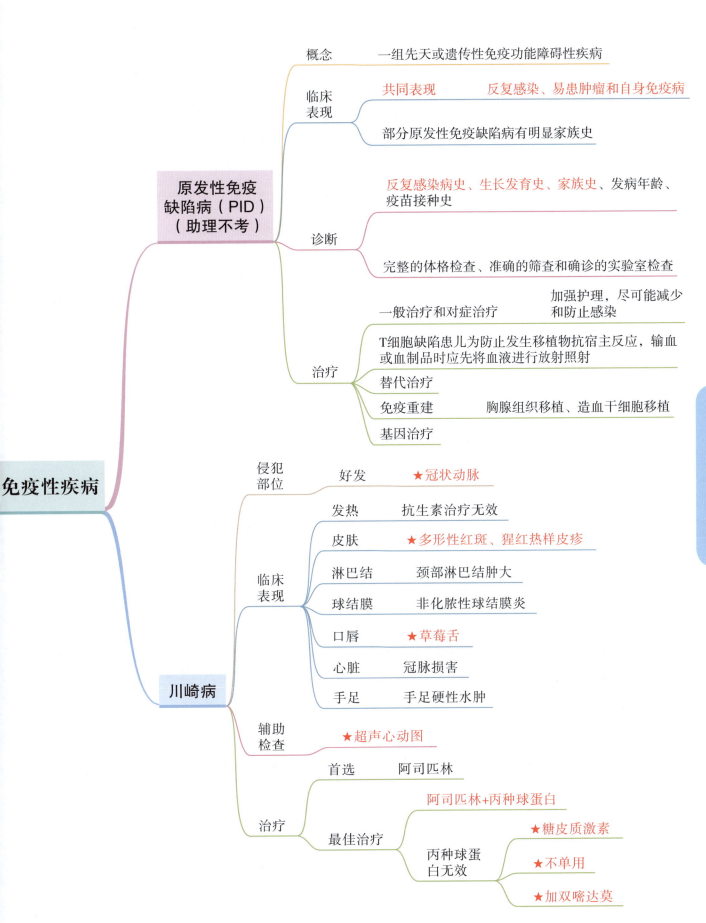

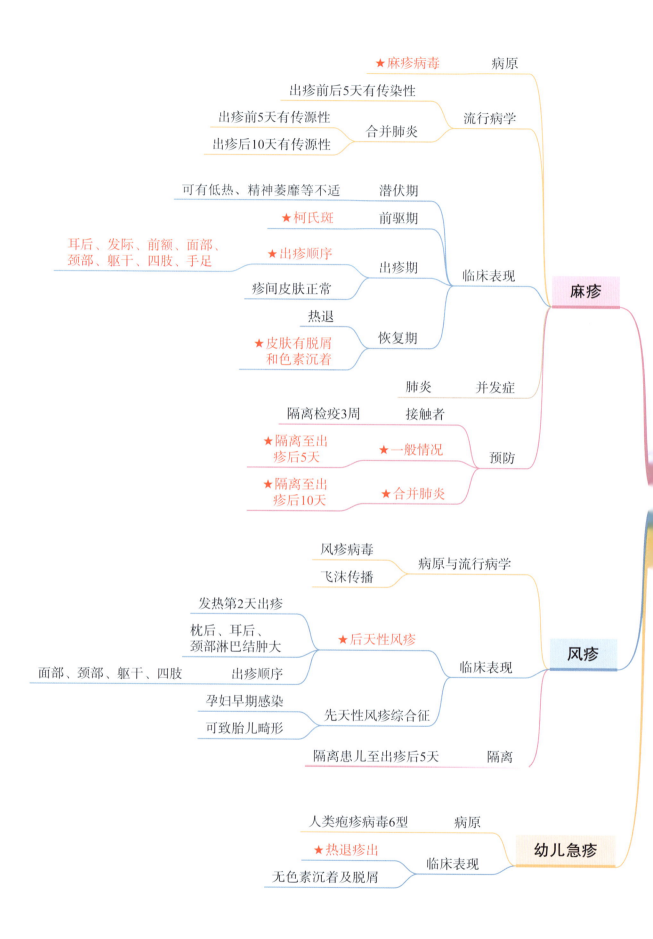

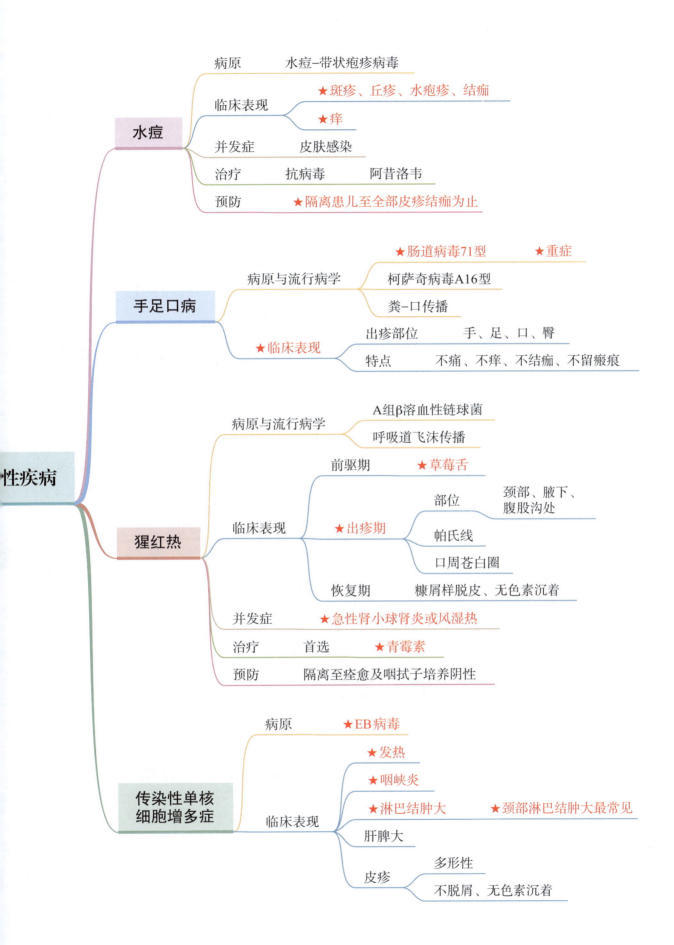

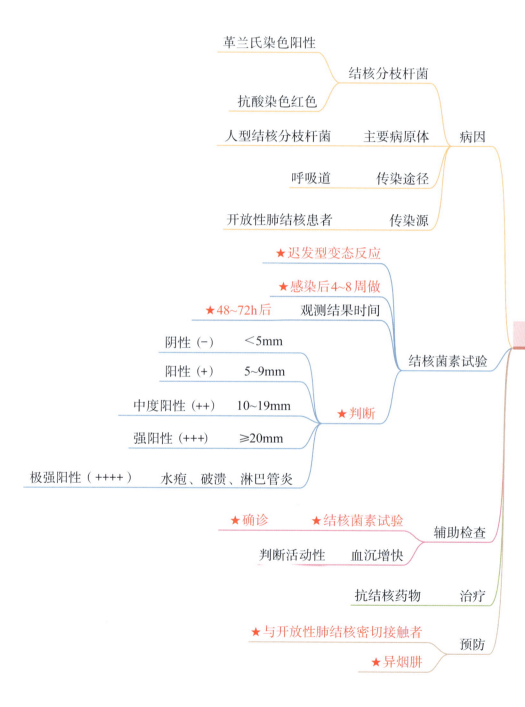

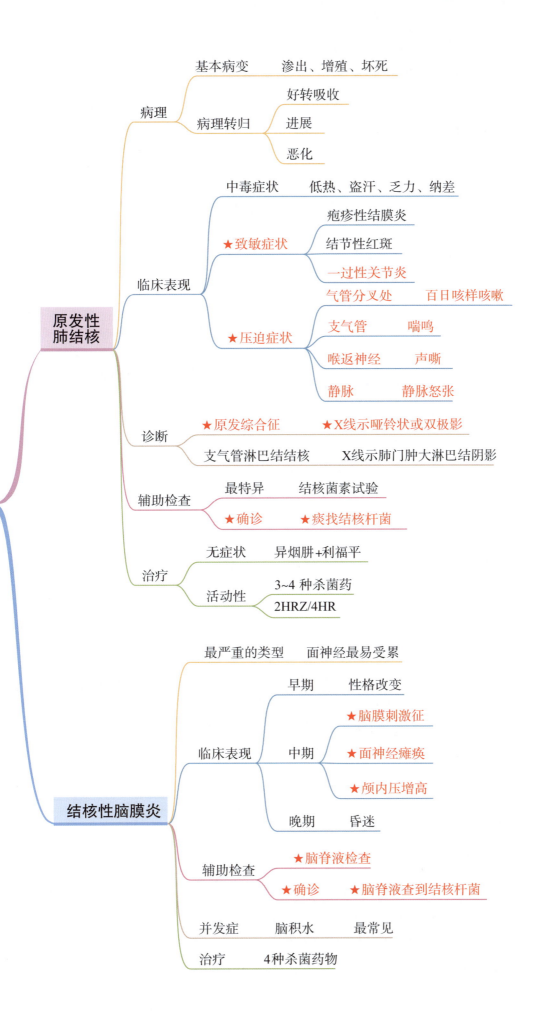

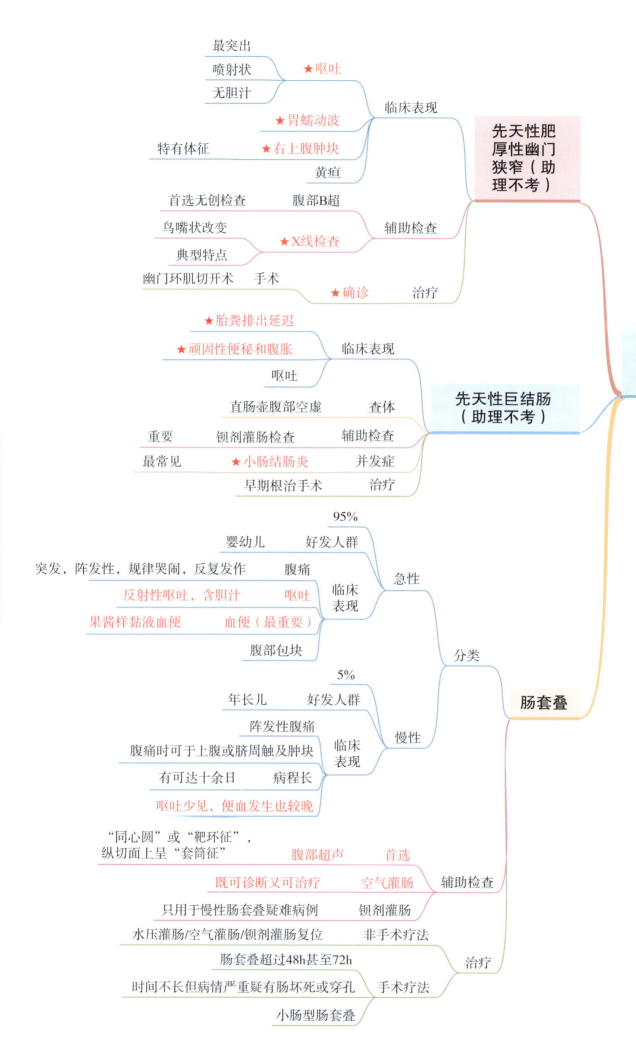

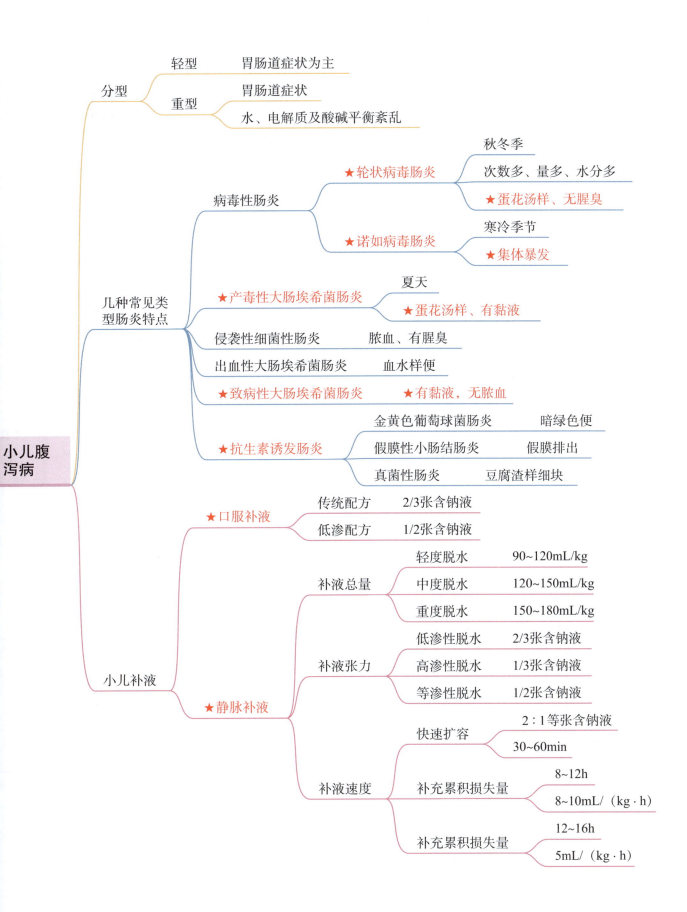

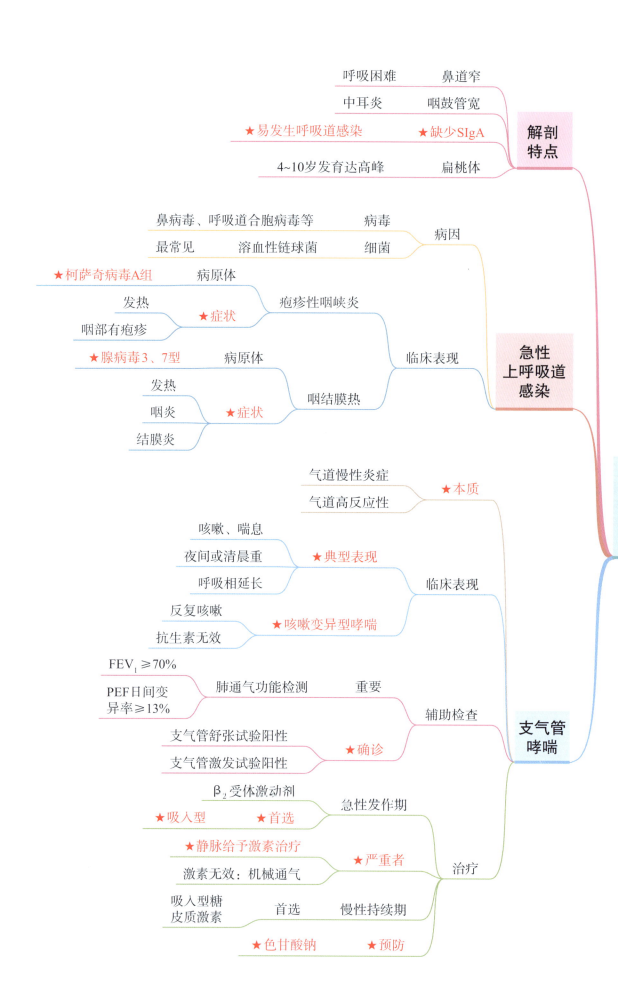

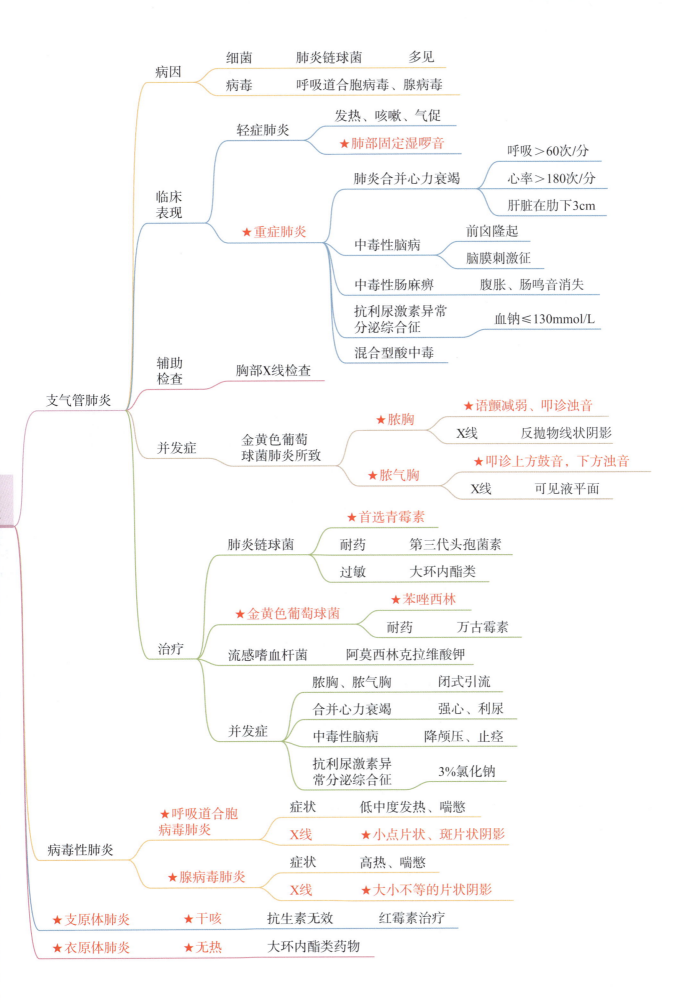

儿科学-呼吸系统疾病（二）

急性感染性喉炎

- **病因**：副流感病毒1型 最常见
- **临床表现**：犬吠样咳嗽+声嘶+吸气性呼吸困难+喉鸣等梗阻表现
- **喉梗阻分度**：
  - Ⅰ度：活动后出现吸气性喉鸣和呼吸困难
  - Ⅱ度：安静时亦出现喉鸣和吸气性呼吸困难
  - Ⅲ度：除喉梗阻外，还有烦躁不安、口唇及指/趾发绀等缺氧表现
  - Ⅳ度：渐显衰竭、呈昏睡状，无力呼吸
- **治疗**：
  - 保持呼吸道通畅，必要时雾化吸入湿化气道
  - 对症治疗，控制感染
  - 糖皮质激素与肾上腺素：
    - Ⅰ度或Ⅰ度以上喉梗阻者可口服地塞米松
    - 重症者可肌内注射或静脉注射地塞米松
  - 气管插管或切开术：严重缺氧或Ⅲ度及以上喉梗阻

毛细支气管炎

- **病因**：以呼吸道合胞病毒为主

- **临床表现**
  - 突出表现：喘息+肺部哮鸣音
  - 呼气性呼吸困难、呼气相延长伴喘息
  - 呼气相哮鸣音+中细湿啰音+叩诊过清音

- **辅助检查**
  - X线：不同程度的肺气肿，肺纹理增粗，可显现支气管周围炎征象
  - 血常规：白细胞总数及分类多在正常范围
  - 血气分析：较重患儿有$PaO_2\downarrow$、$PaCO_2\uparrow$以及代谢性酸中毒

- **治疗**
  - 给氧，保持呼吸道通畅，保证液体摄入量，纠正酸中毒
  - 控制喘息
    - 雾化吸入β受体激动剂或联合应用M受体阻滞剂
    - 雾化吸入糖皮质激素
  - 抗感染

儿科学-呼吸系统疾病（二）

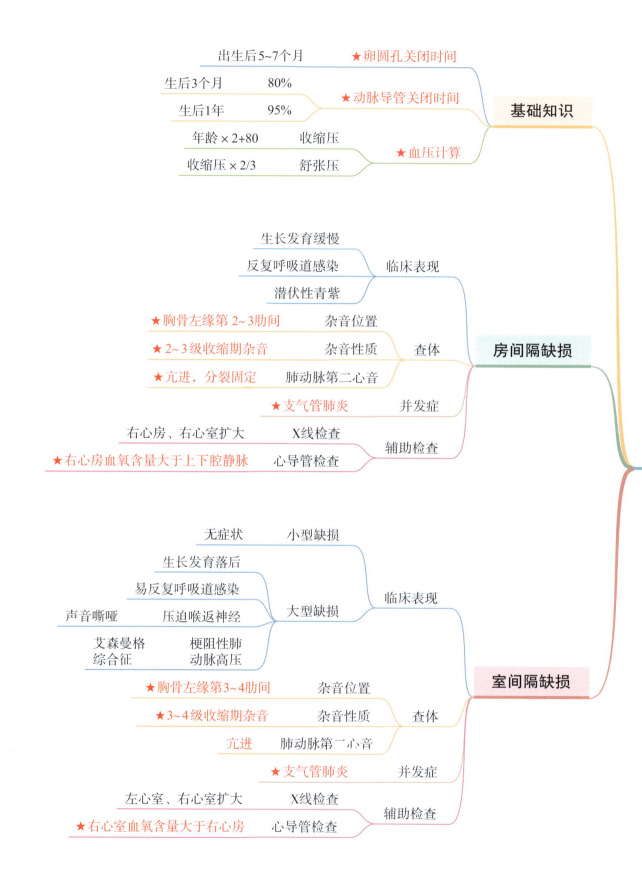

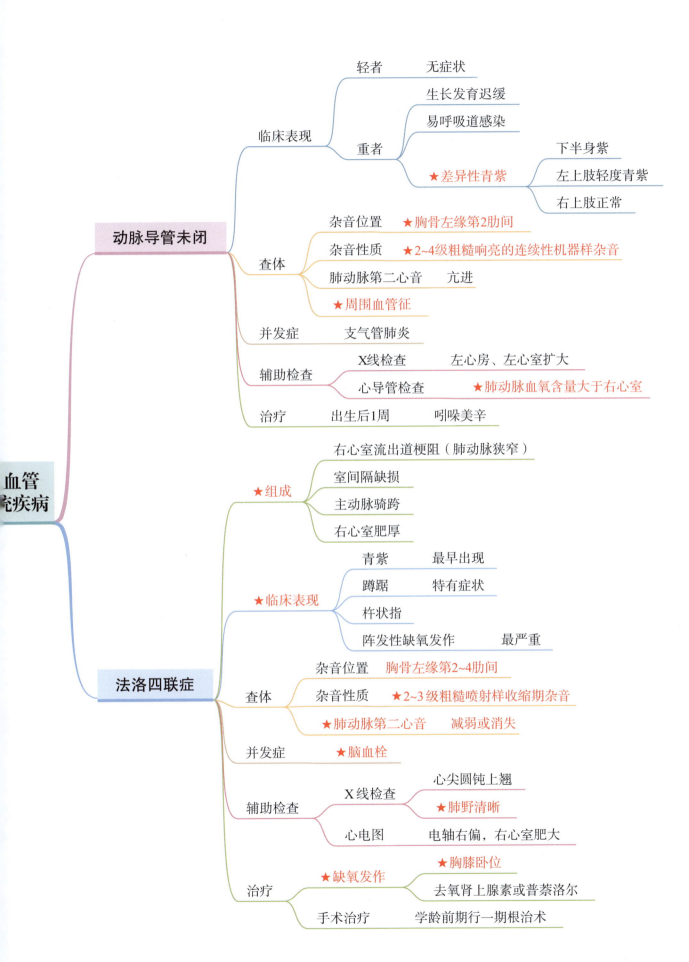

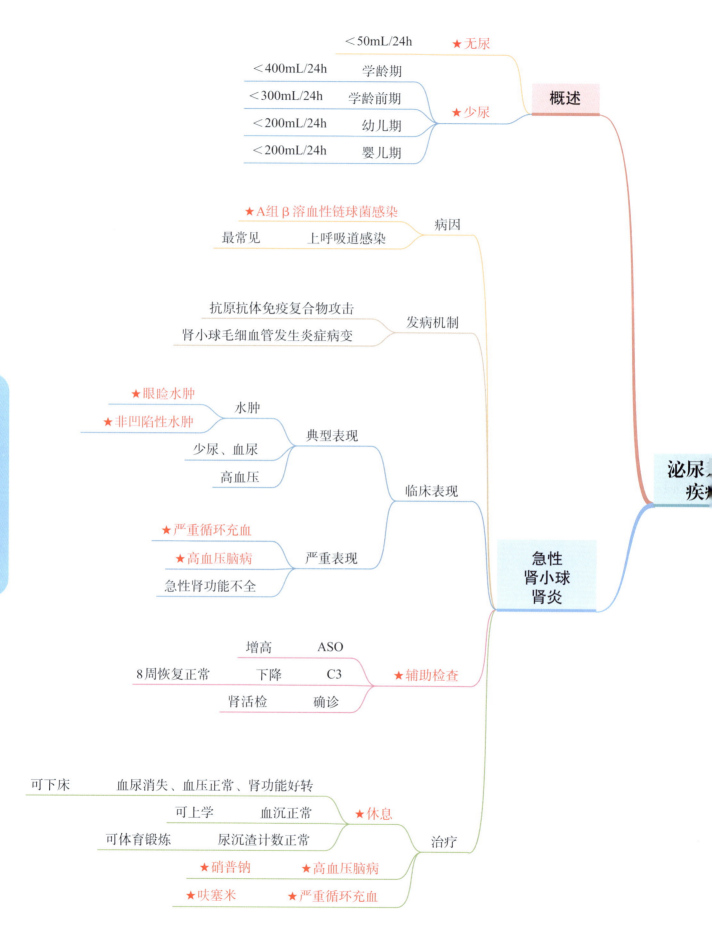

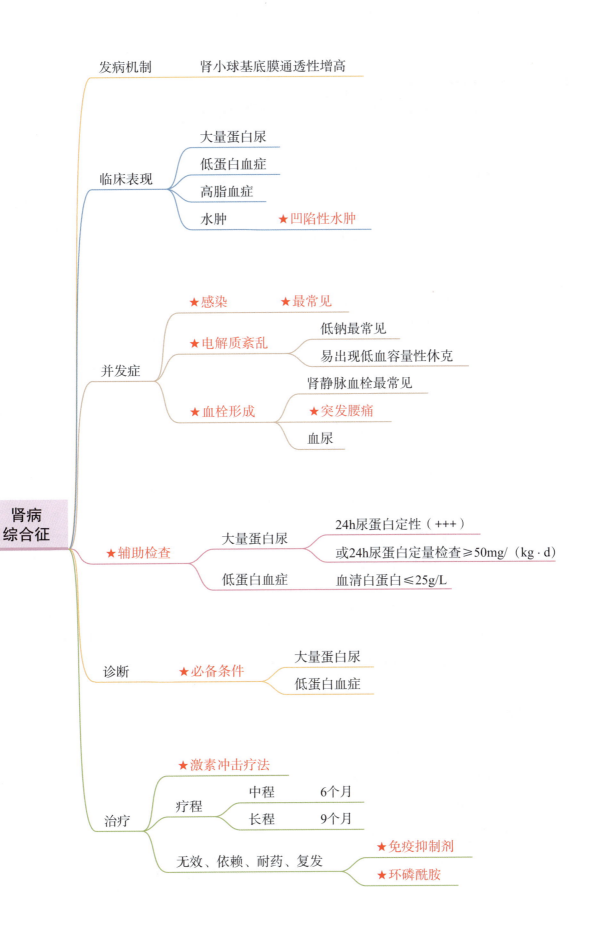

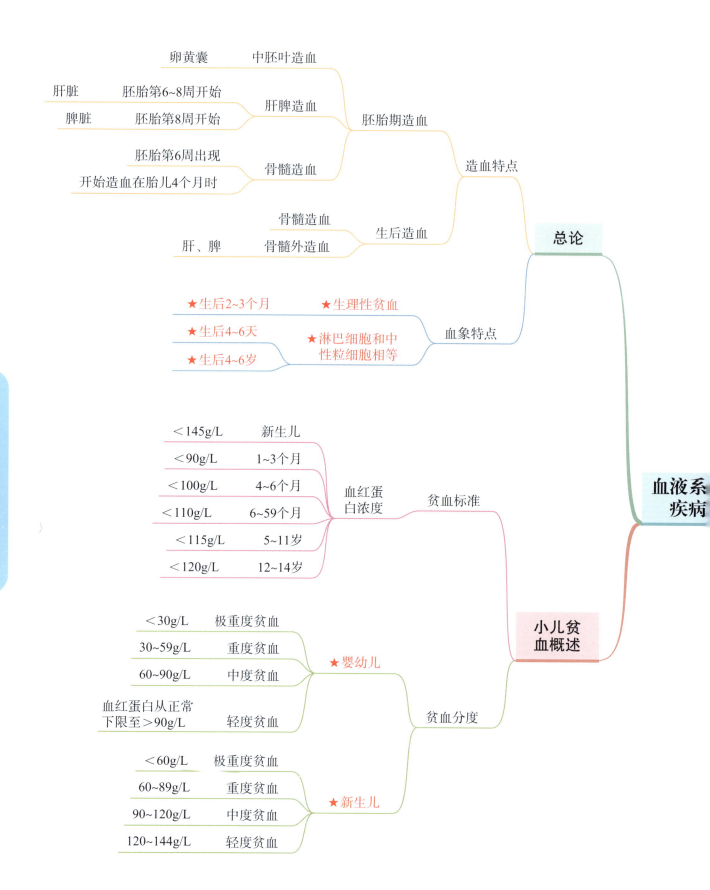

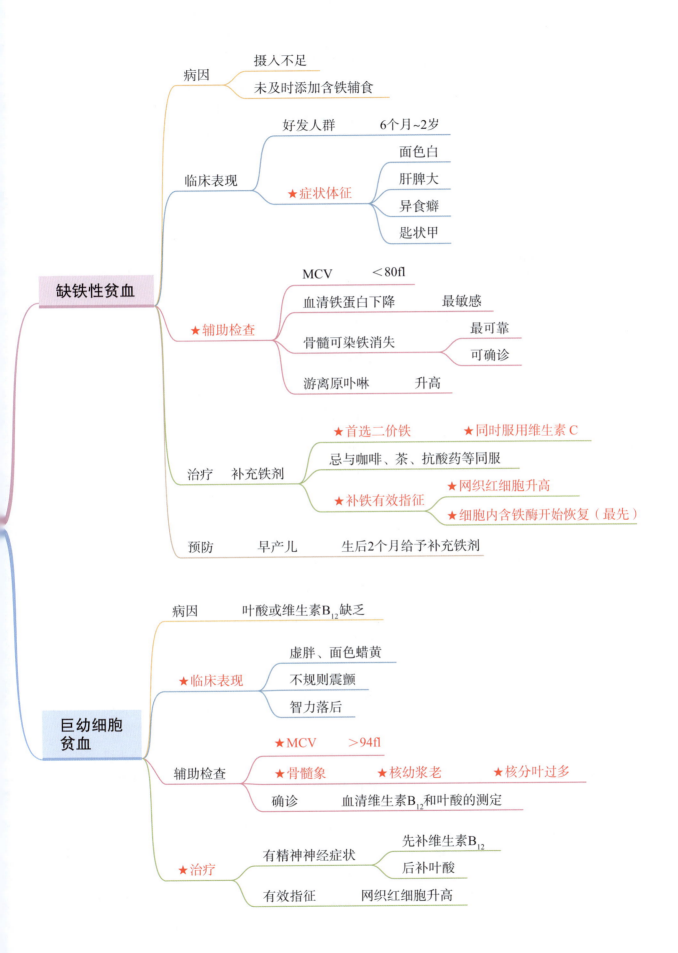

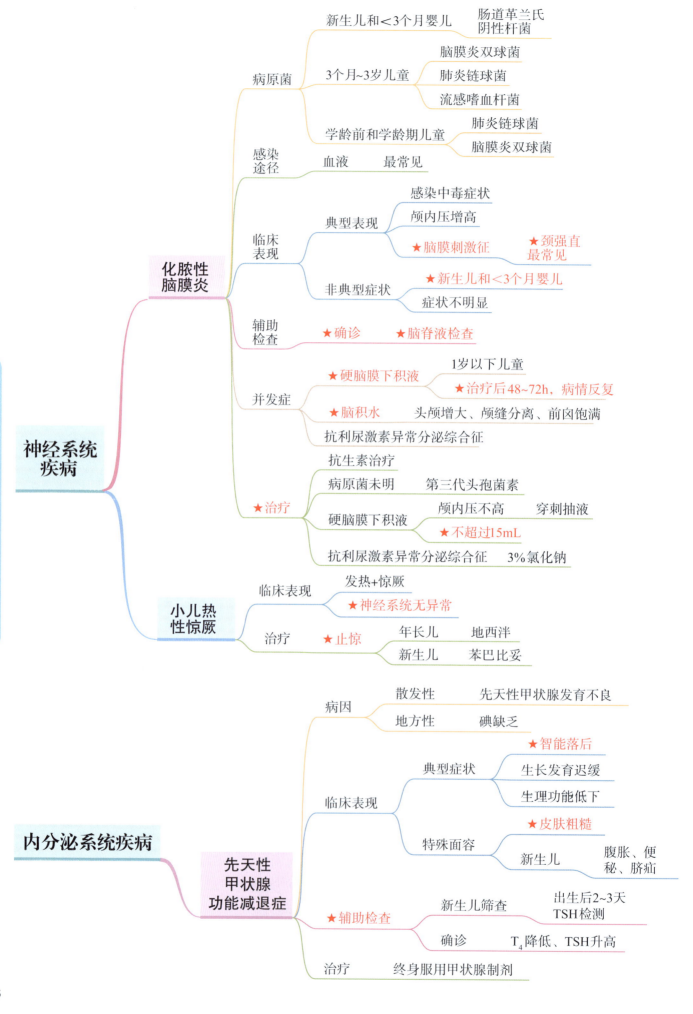

第二十四章 传染病、性传播疾病

- 第一节 传染病总论
- 第二节 常见传染病
- 第三节 性传播疾病

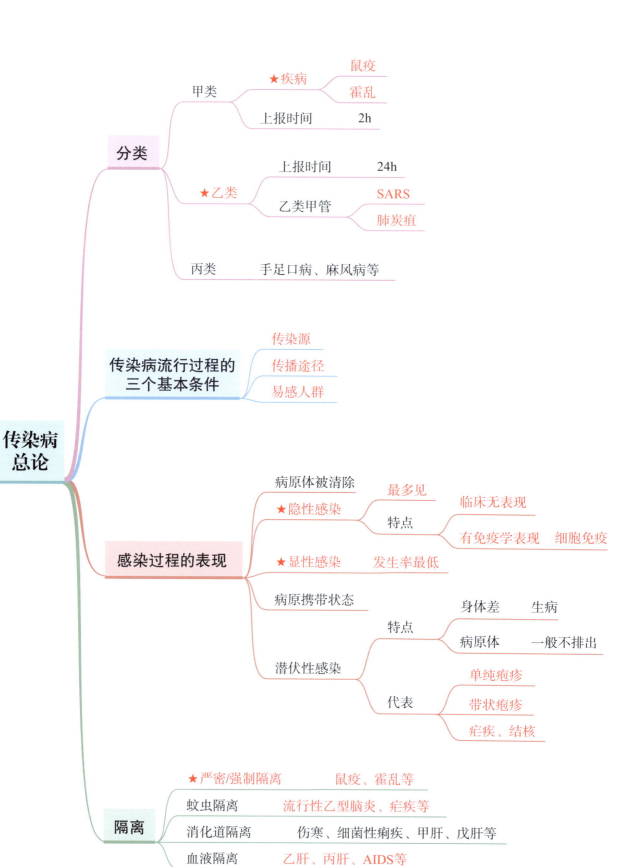

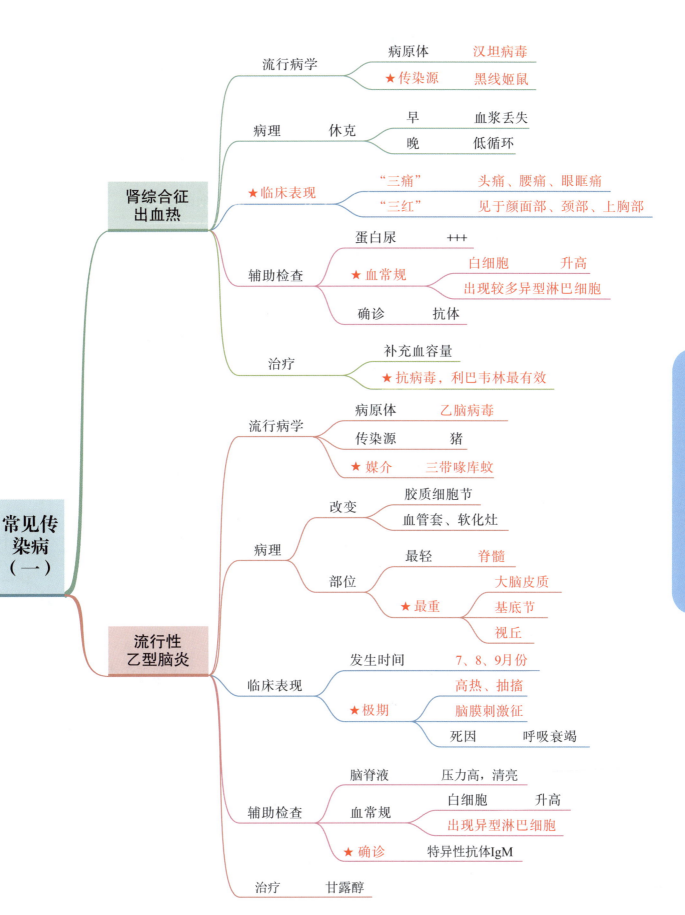

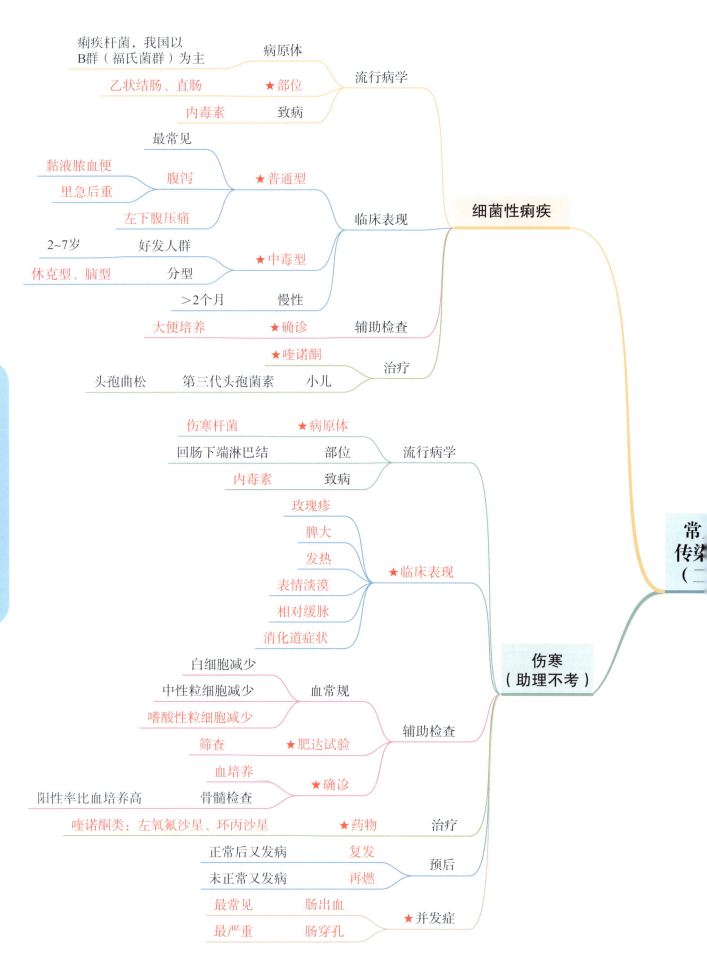

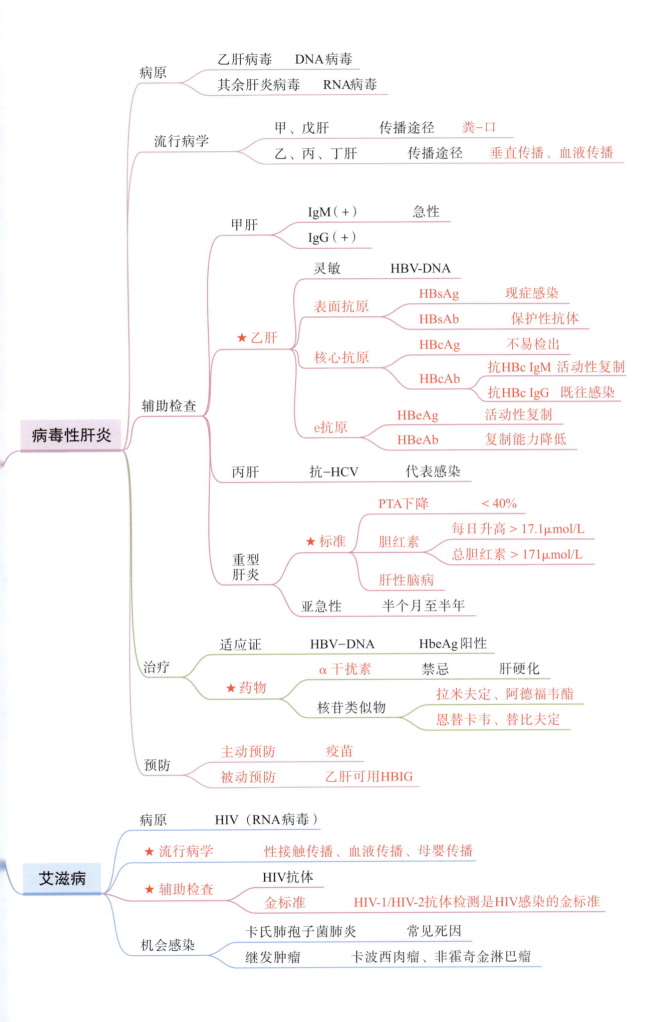

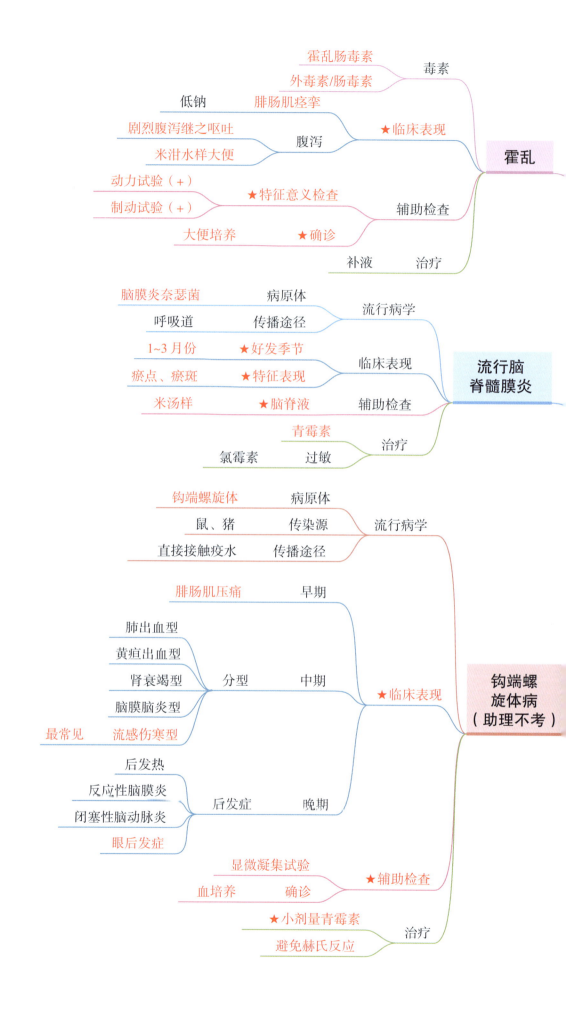

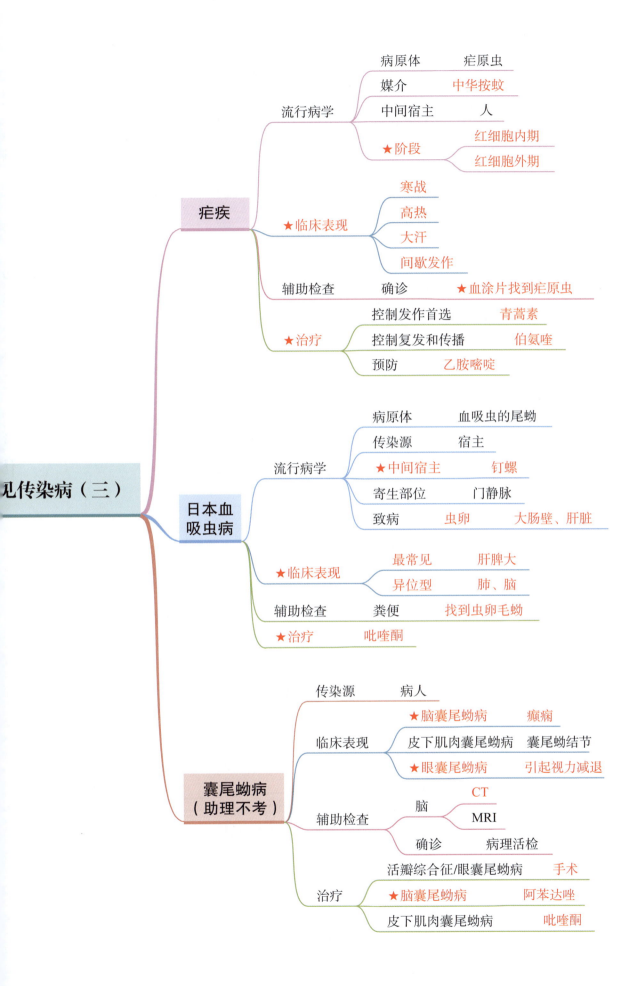

传染病、性传播疾病－常见传染病（四）

流行性感冒

- 病原体：流感病毒 — 负链RNA病毒
  - 甲（A）型 — 最易变异
  - 乙（B）型
  - 丙（C）型
- 流行病学：传播途径 — 飞沫传播；冬春季
- 临床表现
  - 单纯型（最常见）：高热、寒战、全身肌肉酸痛
  - 胃肠型：呕吐、腹泻、腹痛
  - 肺炎型：高热不退、气急、咯血
  - 中毒型：全身毒血症表现
- 辅助检查
  - 病毒分离
  - 核酸检测：方法快速、敏感且特异
- 治疗
  - 一般治疗：卧床休息、多饮水
  - 对症治疗：解热、镇痛、止咳、祛痰
  - 抗病毒治疗：奥司他韦、扎那米韦

登革热（助理不考）

- 病原体：登革热病毒
- 流行病学：埃及伊蚊和白纹伊蚊；夏秋雨季
- 病理：单核-巨噬细胞系统
- 临床表现
  - 发热：双峰或马鞍热
  - 全身肌肉、骨、关节痛，极度疲乏
  - 皮疹
  - 浅表淋巴结肿大
  - 束臂试验阳性
- 辅助检查
  - 血常规：中性粒细胞下降
  - 血清学检测：IgM、IgG
  - 病原学检测：反转录聚合酶链反应（早期快速诊断）
- 治疗
  - 原则：早发现、早治疗、早防蚊隔离
  - 一般治疗：卧床休息；流质或半流质饮食
  - 对症治疗：慎用镇痛退热药物、物理降温；不滥用静脉补液、及时口服补液
- 预防：防蚊灭蚊

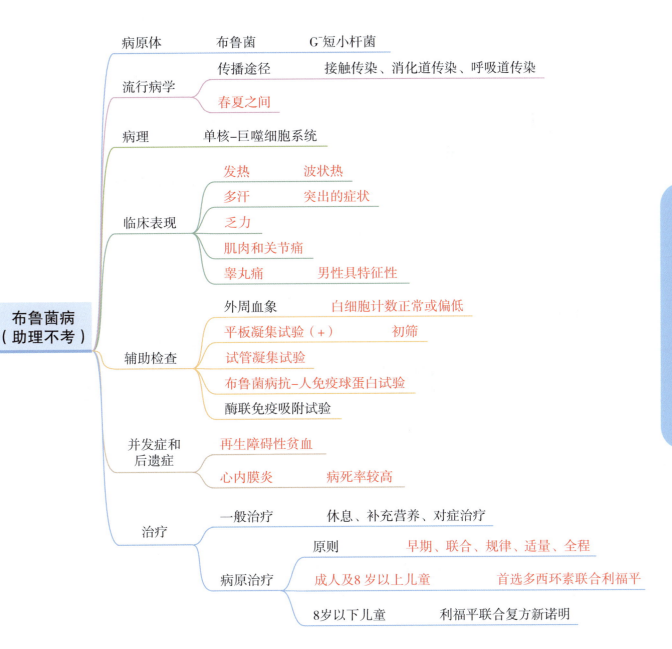

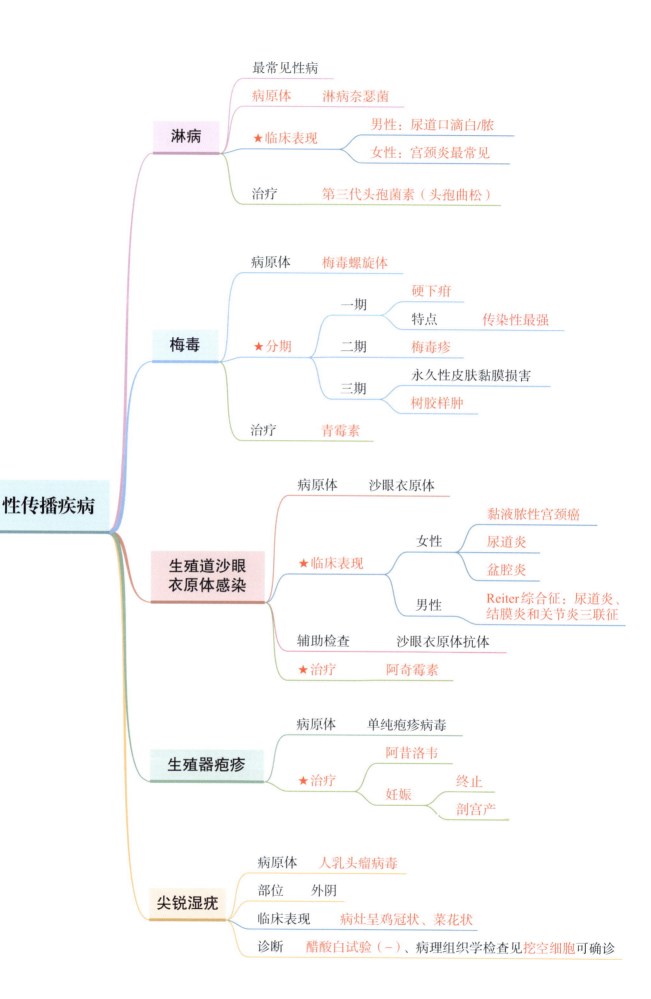

第二十五章　其他

- 第一节　围术期处理
- 第二节　营养
- 第三节　感染
- 第四节　乳房疾病
- 第五节　烧伤
- 第六节　中毒
- 第七节　创伤
- 第八节　中暑
- 第九节　无菌术

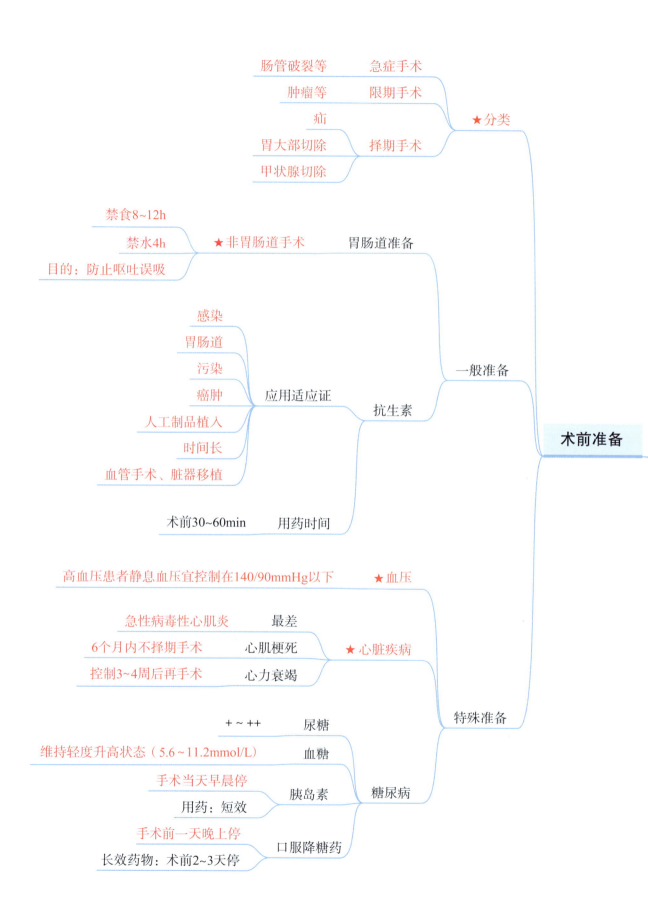

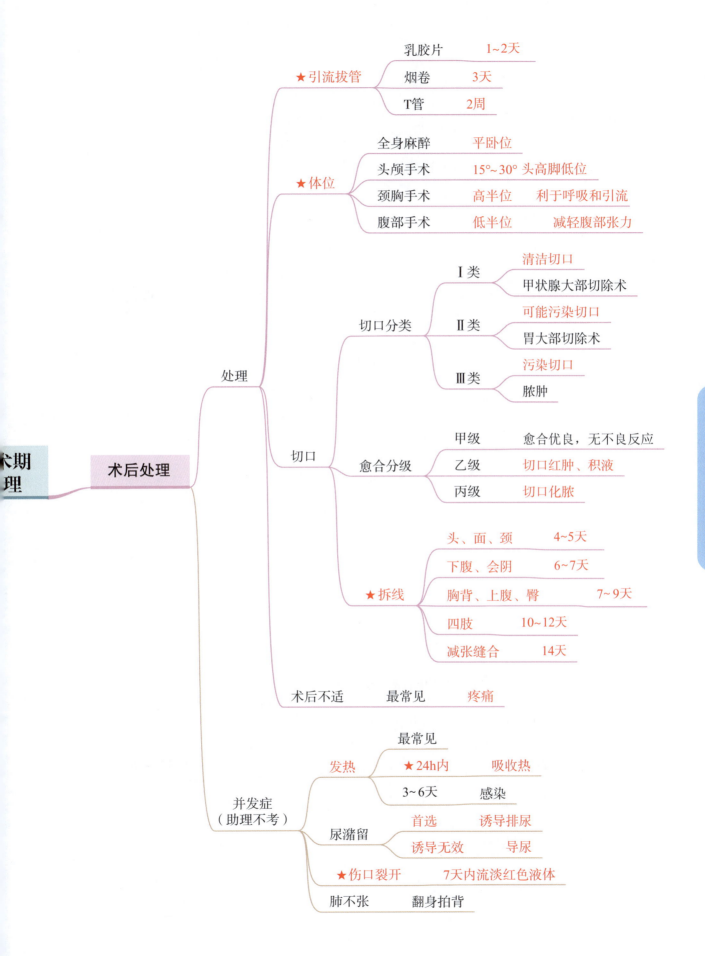

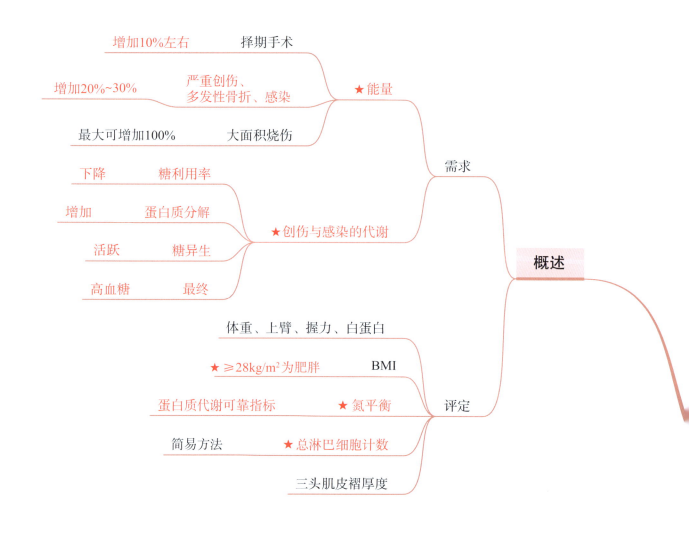
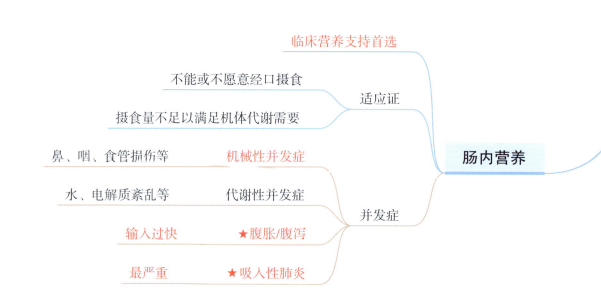

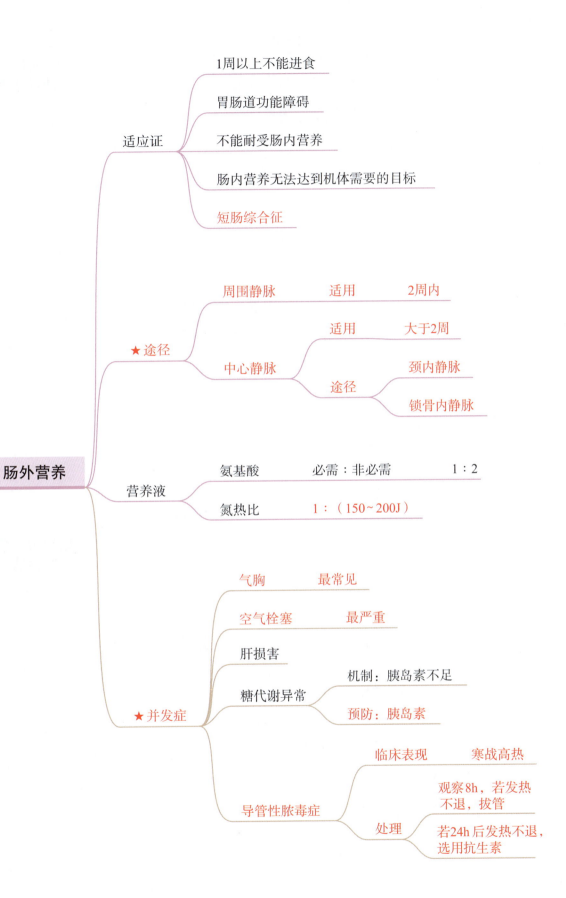

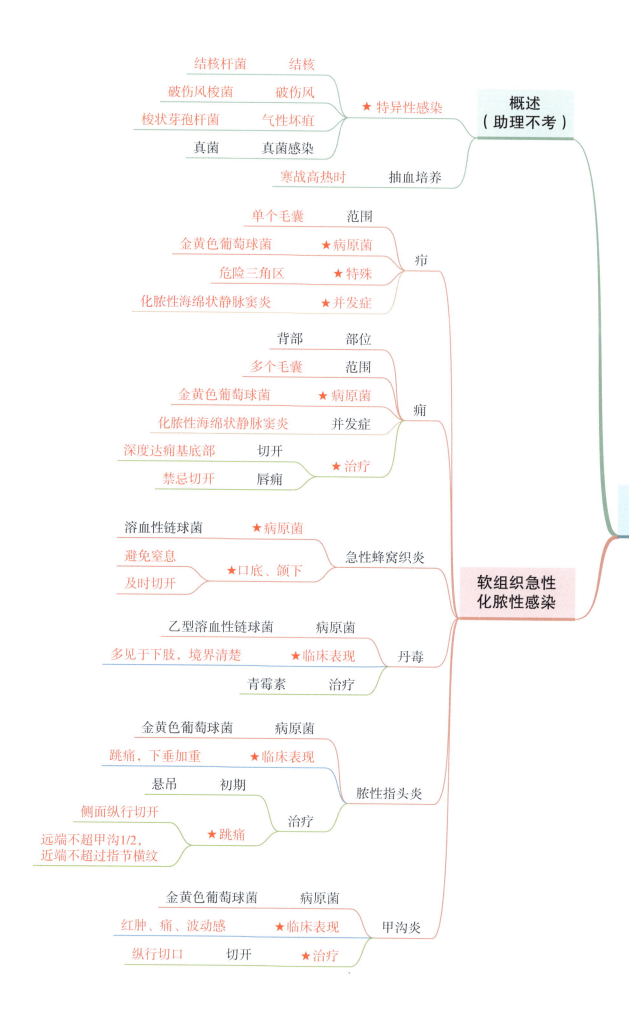

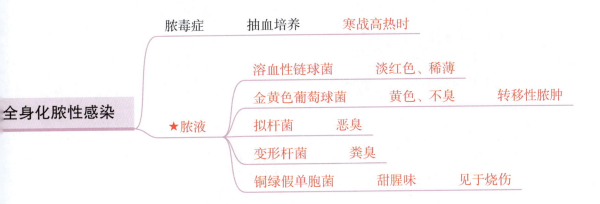

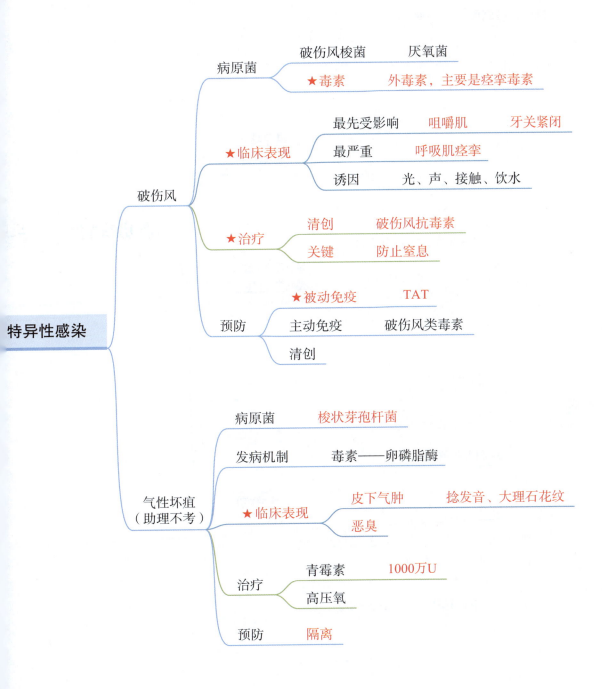

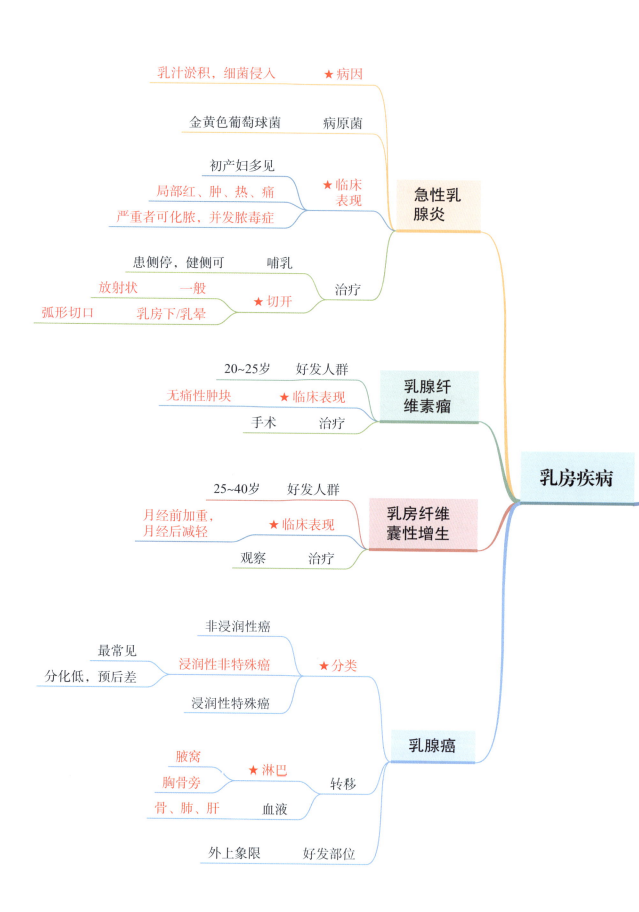

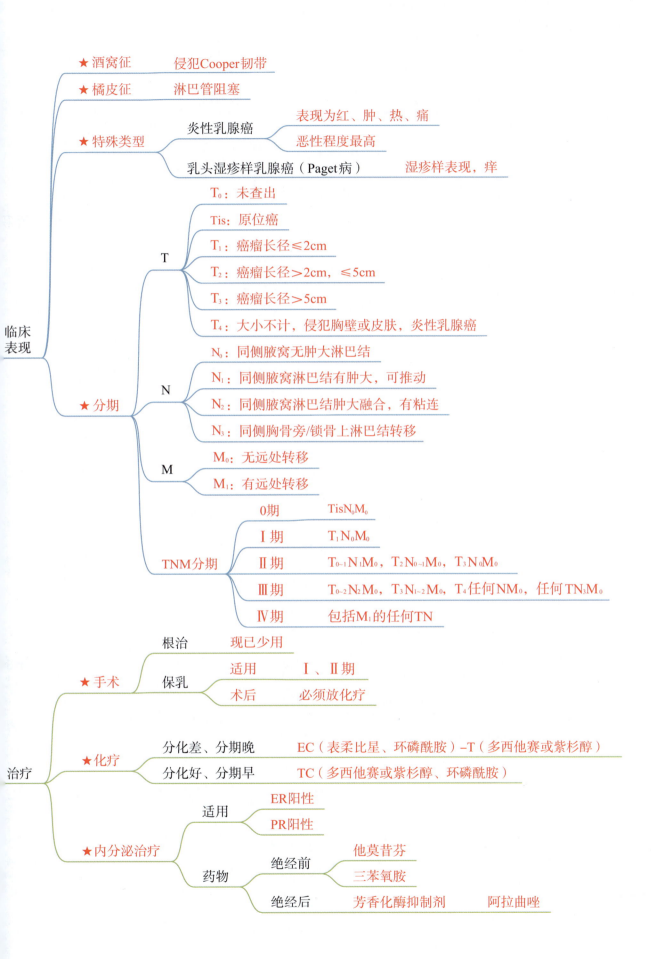

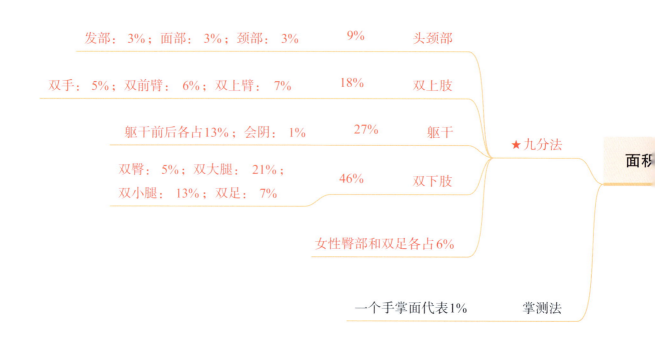

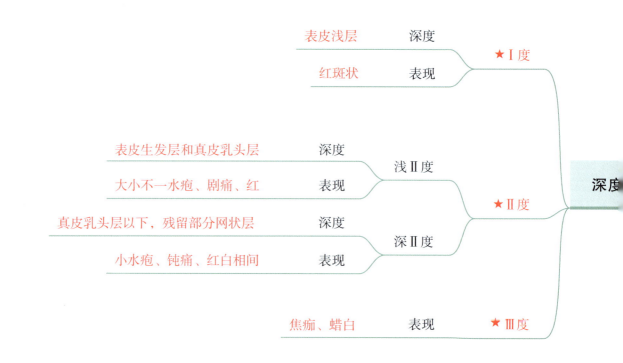

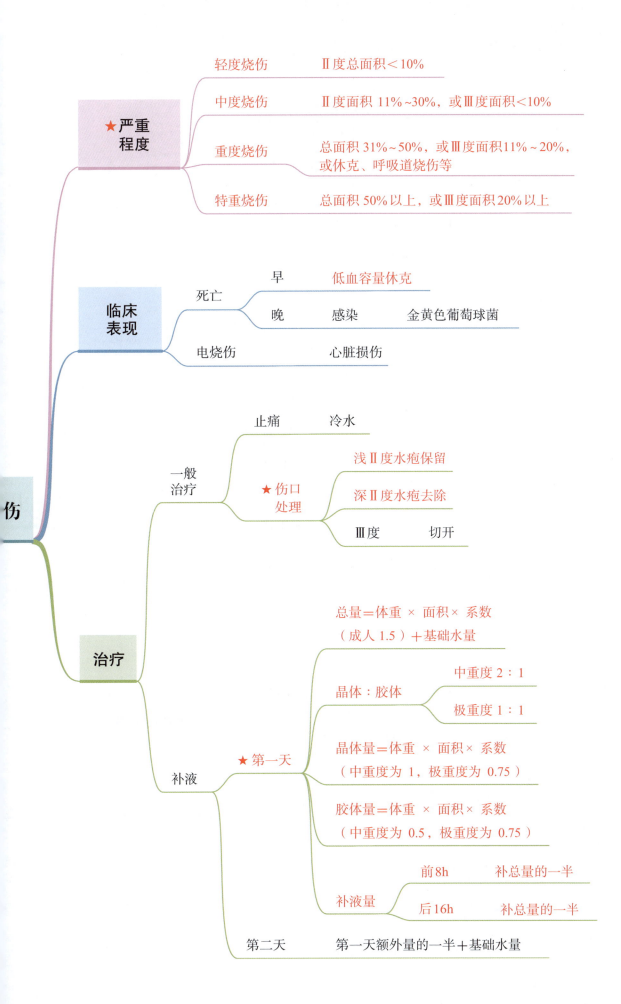

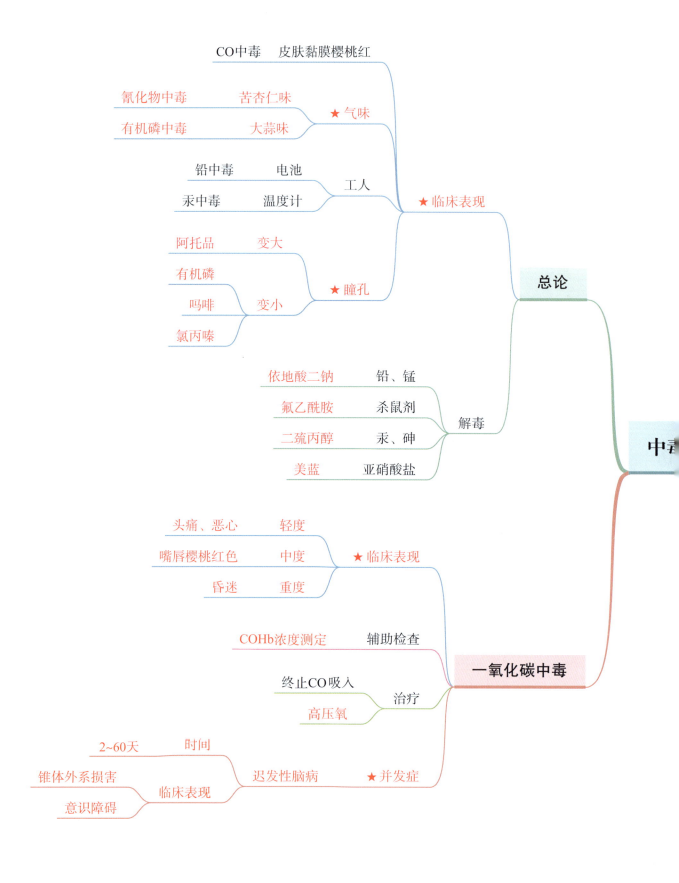

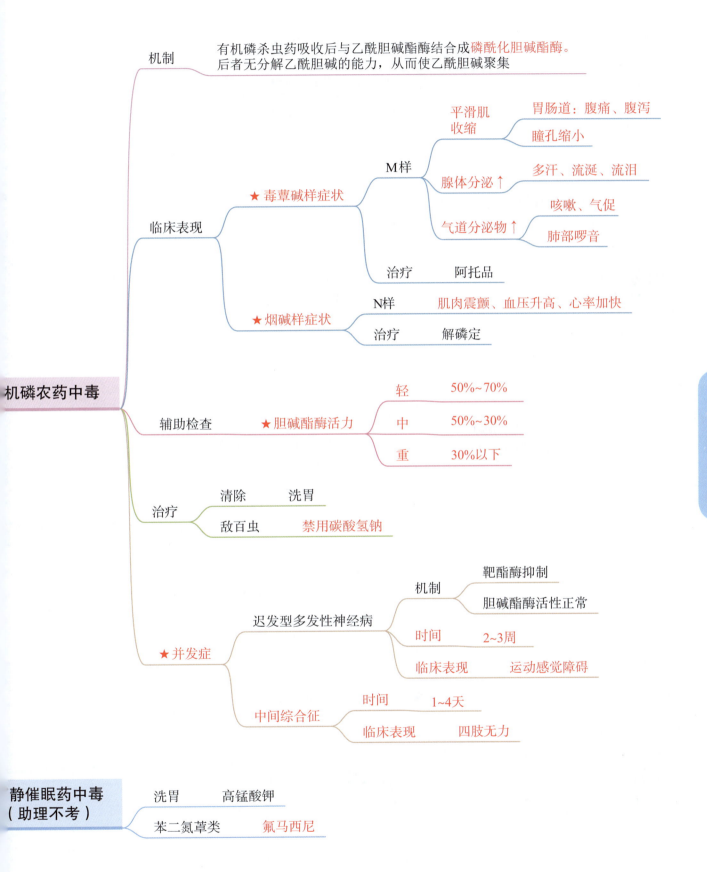

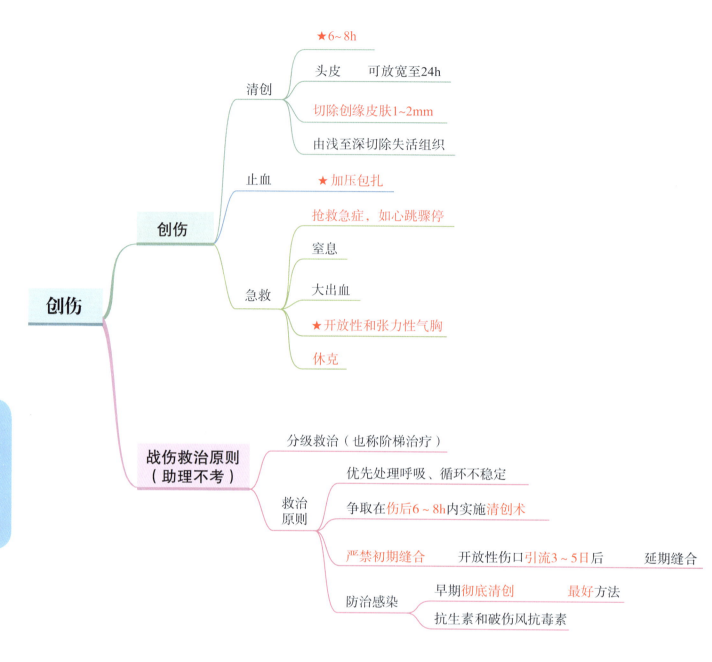
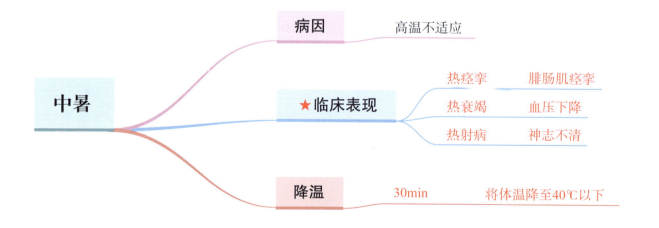

无菌术

概念
- 灭菌：能杀灭芽孢
- 消毒：不能杀灭芽孢

方法
- 高压蒸汽法
  - 最常用
  - 温度121~126℃
  - 30分钟
  - 包内无菌2周

手术人员
肩以下、腰以上、两侧不过腋前线、双上肢

手术区消毒
- 由手术区中心部向四周涂擦
- 至少15cm

手术中的无菌原则
- 手术台面以上
- 开始前要清点器械、敷料
- 结束时核对器械、敷料数无误后，关闭切口

手术室的管理
- 先做无菌手术，后做污染或感染手术
- 参观手术的人员不宜超过2人